中原历代中医药名家文库

现当代卷

毛德西

主 审◎毛德西

主 编◎禄保平

总 主 审◎毛德西

总 主 编◎郑玉玲 朱 光

副总主编◎禄保平 张 瑞 金 杰 常学辉

河南科学技术出版社

·郑州·

内容提要

本书是对首届"全国名中医"毛德西教授临床经验的系统总结。全书共分六个章节：第一章"医家传略"，介绍了毛老的成长历程和近60年的从医之路；第二章"学术思想"，介绍了毛老学术思想的整体特点，以及对部分疾病诊疗的认识；第三章"临床精粹"，通过临证验案真实记录了毛老运用经方、时方、经验方治疗疾病的经验；第四章"方药心悟"，介绍了毛老对部分方剂与中药的应用体悟，以及其临床常用对药；第五章"诊余随笔"，是毛老关于医德、读书、临证等方面的医学小品；第六章"养生杂谈"，介绍了毛老对养生保健的认识及其养生经验。书末"附录"，收录了部分弟子对毛老临床经验的认识和体会，并附有毛老的墨宝及其学术年谱。

图书在版编目（CIP）数据

中原历代中医药名家文库. 现当代卷. 毛德西 / 郑玉玲, 朱光总主编；禄保平主编. — 郑州：河南科学技术出版社，2019.10
ISBN 978-7-5349-9515-6

Ⅰ. ①中… Ⅱ. ①郑… ②朱… ③禄… Ⅲ. ①中医临床—经验—中国—现代
Ⅳ. ①R249

中国版本图书馆CIP数据核字（2019）第075718号

出版发行：河南科学技术出版社
　　　　　地址：郑州市郑东新区祥盛街27号　　　邮编：450016
　　　　　电话：(0371) 65788613　　　65788629
　　　　　网址：www.hnstp.cn
策划编辑：马艳茹
责任编辑：邓　为　曹雅坤
责任校对：司丽艳
整体设计：张　伟
责任印制：朱　飞
印　　刷：洛阳和众印刷有限公司
经　　销：全国新华书店
开　　本：787 mm×1092 mm　1/16　　彩插：24　　印张：16.5　　字数：270千字
版　　次：2019年10月第1版　　2019年10月第1次印刷
定　　价：80.00元

中原历代中医药名家文库·现当代卷

总 主 审　毛德西

总 主 编　郑玉玲　朱 光

副总主编　禄保平　张 瑞　金 杰　常学辉

中原历代中医药名家文库·现当代卷

毛德西

主　审　毛德西

主　编　禄保平

副主编　毛峥嵘

编　委（按姓氏笔画为序）

　　　　毛峥嵘　孙巧玲　张文宗

　　　　张海杰　金　杰　索红亮

　　　　理　萍　曾垂义　禄保平

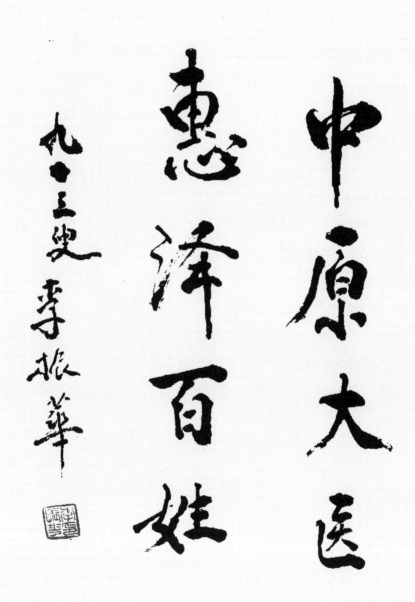

中原大医
惠泽百姓

九〇三叟李振华

国医大师李振华题词

毛德西教授简介

毛德西（1940—），男，河南省巩义市人，河南省中医院（河南中医药大学第二附属医院）教授，主任医师，研究生导师。系首届"全国名中医"，全国第三批、第六批老中医药专家学术经验继承工作指导老师，全国名老中医药专家传承工作室指导老师，首届全国百名中医药科普专家，获全国中医药科学普及金话筒奖、河南省中医事业终身成就奖。

从事中医临床工作近60年。治学严谨，明辨善思，谙熟经典，旁及各家。擅长诊治心脑血管病、消化系疾病及疑难杂病。提倡"经方为先，时方为续，名方优选，验方创新"。用药主张轻灵取胜，善用相反相成方药治疗疑难杂病。

发表学术论文150余篇；出版学术著作30余部，主要著作有《中国现代百名中医临床家丛书·毛德西》《毛德西临证经验集粹》《毛德西方药心悟》《毛德西用药十讲》《老中医话说灵丹妙药》《名老中医话说中药养生》《消渴病中医防治》等；获河南省中医药科技成果奖、河南省自然科学优秀著作奖等8项。

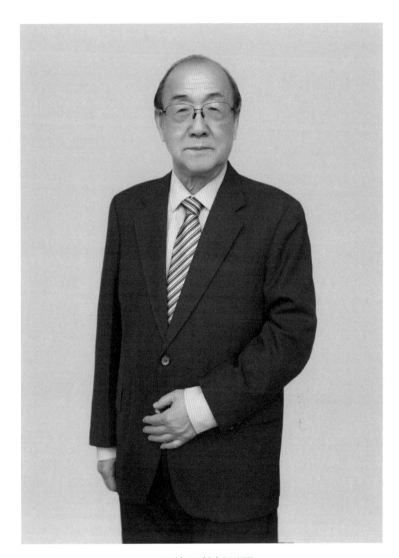

毛德西教授近照

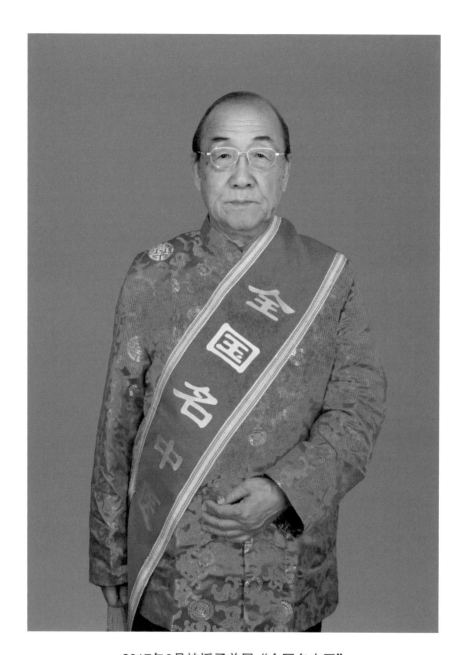

2017年6月被授予首届"全国名中医"

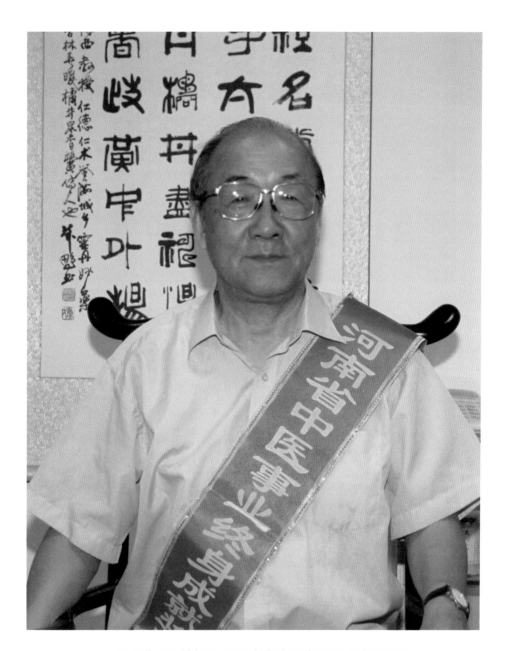

2008年6月被授予"河南省中医事业终身成就奖"

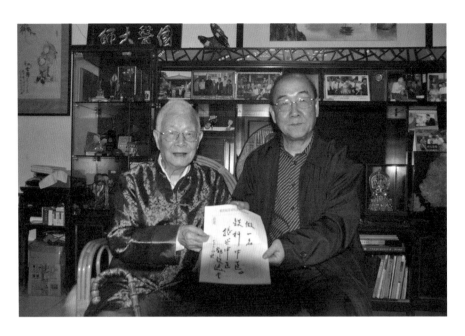

国医大师邓铁涛书赠毛德西教授

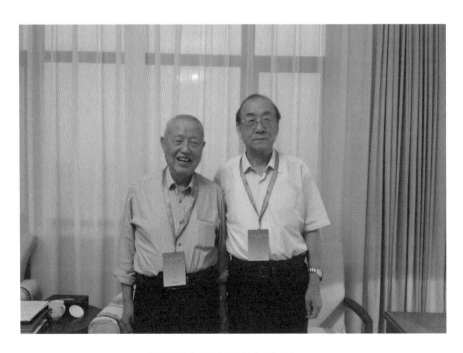

与国医大师张磊教授合影

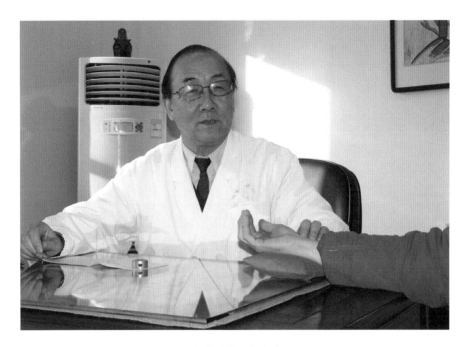

为患者把脉诊病

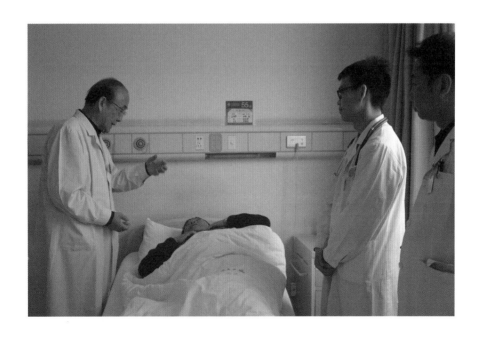

进行教学查房

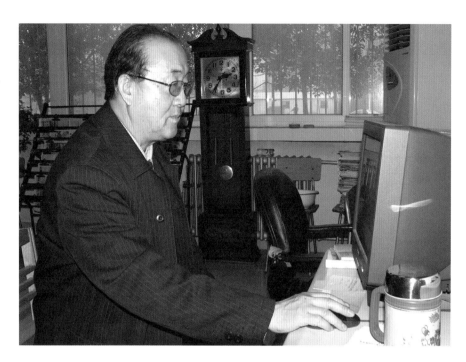

使用电脑撰写文稿

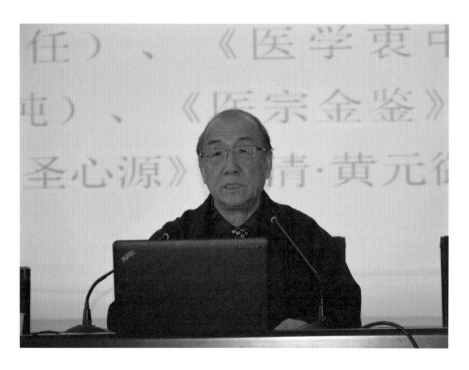

开展学术讲座

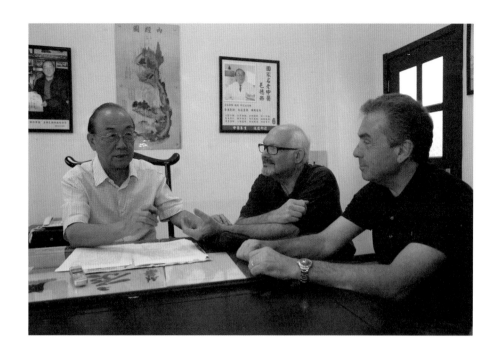

为意大利医师讲解脉学

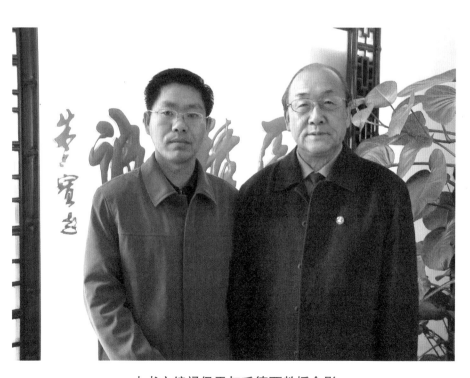

本书主编禄保平与毛德西教授合影

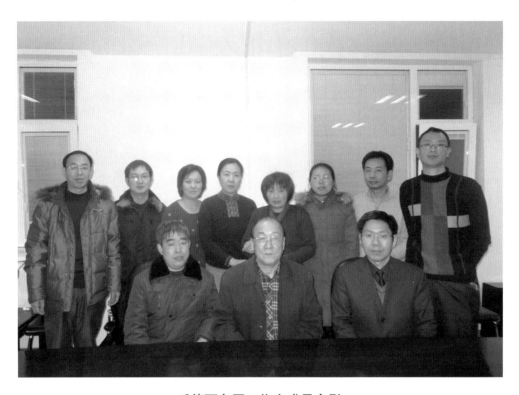

毛德西名医工作室成员合影

経典為根

臨床是本

道法自然

毛德西書

莫言大道人難得

自是功夫不到頭

唐代吕岩詩句 毛德西

人百病首中風驟然得八方通閉與脱大不同

開邪閉續命雄固氣脱參附功顧其名思其義

若舍風非其治火氣痰三子備不為中名為類

合而言小家佉瘖喎斜昏仆地急救先柔潤次

填窍方宗金匱消渴症津液乾七味飲一服安

金匱法別三般二陽病治多端少陰病腎氣寒

厥陰病烏梅丸變通妙燥熱餐

節錄陳修圓醫學三字經毛德西書

治學三境

古今之成大事業大學問者必經三種之境界

昨夜西風凋碧樹獨上高樓望盡天涯路此
第一境也衣帶漸寬終不悔為伊消得人憔悴
此第二境也眾里尋他千百度驀然回首
那人卻在燈火闌珊處此第三境也

王國維 人間詞話

丁酉仲秋 毛德西捉筆

序

  中医药学历史悠久，源远流长，涌现出灿若繁星的医药学家。正是由于他们的辛勤耕耘与绵延传承，才使得中医药学在世界医学体系中独树一帜，影响寰宇并造福人类。

  河南地处中原，人杰地灵，是中华民族优秀文化的重要发祥地之一，自古及今医药大家更是层出不穷。诞生于河南南阳的张仲景，被后世尊崇为"医圣"，以其巨著《伤寒杂病论》及其独特的辨证论治思维，深远地影响着中医学的传承与发展，至今仍然在指导着中医理论研究与临床实践。其后，河南历代名医名著辈出，比较著名的如褚澄的《褚氏遗书》、王怀隐的《太平圣惠方》、郭雍的《伤寒补亡论》、张子和的《儒门事亲》、滑寿的《十四经发挥》、李濂的《医史》、景日昣的《嵩崖尊生书》、吴其濬的《植物名实图考》、杨栗山的《伤寒瘟疫条辨》等，对中医药学的发展和提高，发挥了承前启后的推动作用，产生过重要影响。

  新中国成立以后，河南的中医药事业又得到了长足的发展，在业内占有较重要的地位。著名中医学家李振华是第一批国医大师，我与他交好多年，深知他理论功底深厚，临床经验丰富，治学严谨，桃李遍天下，他对河南中医药学的教育、科研、临床工作，做出了非凡贡献；还有石冠卿、吕承全、赵清理、邵经明、杨毓书等，都是闻名全国的中医药学家。

  中医药这一伟大宝库有三个组成部分：浩如烟海的典籍，名老中医的经验，民间的验方绝技。其中名老中医的经验是最接近临床实践的，是理论与实践相结合的典范，也是我们亟待传承的中医精华。而随着时间的流逝，名老中医越来越少，中青年能用中医思维去认识疾病、防治疾病的也越来越少。所以现在的问题是抓紧将这些名老中医的经验继承下来，学习他们的学术思想，学习他们的临床经验，学习他们的医德医风。这是时代的需要，是发展中医的需要，是培养年轻一代名中医的必由之路。

  我过去曾讲过要做一名"铁杆中医"，有人对此产生误解，认为这是保皇党、保守派。我所说的"铁杆中医",就是要立足自身,坚信中医,坚守中医,同时要做好与现代尖端科学的结合。中医本身就是尖端科学,两个尖端科学结合,那就是更好更高的医学。中医药在治疗 SARS 中的作为、国医大师王绵之教授对航天员的养生调护及其特效药用于航天员,这不是很能说明一些问题吗?我所说的"铁杆中医",不是不学习科学,而是要站在现代科技的尖端上面,这样结合,中医就会发展。我们应该相信,只要特色不丢、优势常在、传承不息,中医药必将为呵护人类健康再立新功。

要学习好中医,就要从经典入手,因为经典是中医学之根,是后世各家学说之源头,必须下一番功夫才能学好。"不经一番寒彻骨,哪得梅花扑鼻香"!而要学习好经典,还必须注重临床实践。老百姓之所以对中医信赖,是因为中医疗效是肯定的,是经过几千年临床实践所证明了的。临床实践是中医的生命线,离开临床实践,就无从证明中医理论的正确性。中医学的方法论,是完全符合唯物辩证法的实践论、符合哲学的系统论的。

十年树木,百年树人。要发展中医,就要抓紧抢救老中医学术经验,许多老中医带徒,办名医传承班,这是很好的传承方法。抓紧时间整理老中医的经验,上对得起祖宗,下对得起百姓,这不但是对中医学术发展的贡献,也是对人们健康事业的积极奉献。希望更多的名老中医毫无保留地将自己的学术经验撰写出来,传承下去;也希望更多的中青年学子虚心地、踊跃地加入师承的队伍,使岐黄之术薪火相传,不断发扬,更好地为全人类的健康服务!

说起来,我在河南有两位祖宗,一位是医圣张仲景,算是我们中医人的共同祖宗;一位是邓氏的祖宗,邓氏祖地在河南邓县(现邓州市),从中原南迁广东珠玑巷,我是第 25 代,500 年前我们是一家。所以我对河南有一种自然的亲切之感,对河南中医更是有着特别的关注之情。

今闻河南同仁计划编纂《中原历代中医药名家文库·现当代卷》,我非常高兴,这不但是河南中医界的盛事,也是我们国家中医界的盛事。这部巨著,是为名老中医学术经验的传承做了一件大好事,值得庆贺。在其出版之际,聊述几句,以表一位期颐老者的意愿心境。

是为序!

国医大师 邓铁涛

2017 年 11 月

前　言

中华医药，肇之人祖，岐黄问对，仲景垂法。

中原大地，是中华灿烂文化的重要发祥地，也是中医药文化的发源地、医圣的诞生地。在这片沃土上，有两部著作名垂青史，流传千古。一部是《黄帝内经》，它是中医学第一部经典大作，为中医学的传播与发展奠定了理论基础。其具体编著者虽无可考，但与中华民族的先人——黄帝是密不可分的。书中采用黄帝与大臣岐伯等对话的方式，对人类生命科学进行了详尽而科学地讲述。而黄帝出生于河南新郑，他的智慧使得中医药学跻身于世界医学之林。另一部是《伤寒杂病论》，该书创立了中医基本理论与临床实践相结合的辨证论治体系，为中医临床学科的发展开辟了无限法门。其作者是东汉时期河南南阳人士张仲景，他的治学态度是尊重先人，尊重实践，独立思考，敢于创新，用他的话说就是"勤求古训，博采众方，……并凭脉辨证"。书成之后被奉为中医经典之作，张仲景则被后世尊为"医圣"，为人们所景仰。

继"医圣"张仲景之后，中原大地以其悠久的历史及丰厚的文化底蕴，为中医药事业的继承与发展做出了卓越贡献。当我们站在黄河岸边回溯历史的时候，历代名医包括他们的名著犹如灿烂的星光闪烁在我们面前。比较著名的如南朝时期的褚澄与其《褚氏遗书》，隋代甄权与其《针经钞》，唐代孟诜与其《食疗本草》，宋代王怀隐与其《太平圣惠方》，金代张子和与其《儒门事亲》，元代滑伯仁与其《十四经发挥》，明代李濂与其《医史》，清代杨栗山与其《伤寒瘟疫条辨》、吴其濬与其《植物名实图考》等；还有近代陈其昌与其《寒温穷源》、陈青云与其《痘疹条辨》、刘鸿恩与其《医门八法》、龙之章与其《蠢子医》等，他们为河南乃至全国中医药事业的发展与提高做出了不可磨灭的贡献。

目光回到新中国成立以后，河南中医药事业得到了长足的发展。随着河南中医药大学（原河南中医学院）以及各级中医院的先后建立，一大批名家出现在教学与临床岗位上，他们为河南中医药的教育、医疗和科学技术的发展，倾尽全部心血，可谓"鞠躬尽瘁，死而后已"。他们中的杰出代表有国医大师李振华，国家级名医石冠卿、赵清理、杨毓书、高体三、吕承全、邵经明、武明钦、郭维淮、乔保钧等。他们秉承张仲景、孙思邈"大医精诚"之旨，怀仁心仁术，志存高远；为人民服务，任劳任怨；教年轻学子，挑灯备课；为病人除恙，废寝忘食；他们学术渊博，通晓经典，经验丰富，技术精湛；他们在百姓心中，犹如华佗再世，高山景行。他们教书育人，桃李满天下，我们为有这样的先辈、老师，感到骄傲、自豪。

时光荏苒，岁月飞逝。一批老前辈已经驾鹤西去，健在的专家、学者多已垂垂老矣。如何将他们的学术思想与临床经验记载于史，传给后人，将是摆在我们面前的迫切任务。我们要以抢救"国宝"的紧迫感去承担这项任务，以完全敬畏的心态去承担、去做事。初步统计，急需整理的全省著名专家约有近百名，我们将分批整理，全部出版问世大约五六年时间。这次整理工作必须以严谨的科学态度，精细的工作程序，一丝不苟地去设计，去编撰。要坚持"信、达、雅"的写作态度，做到内容准确可信，行文畅达通顺，词语得体文雅。而要做到这一点，认真是第一位的。正如中医大家岳美中先生在《名老中医之路》第二辑"序"中说，对于编辑老中医经验这样的书，要有"手里如同捏着一团火"的责任心，看准了的事就要做到底，做出成果来，精心设计，虚心征求、细心组织。

对于本丛书的学术与临床价值，我们总编委员会在召开第一次会议的时候，就有所评议。这种评议是从上世纪八十年代出版的《名老中医之路》谈起的。当时中医宿老吕炳奎在该书"序"中写道，"这有利于鼓励广大青壮年中医师进一步下苦功深入研究和精通中医药学，有助于当今一代名中医的成长，而这正是青壮年同道们应当努力的方向"。该书"编者的话"中谈到，这样的书有利于一代新名医的成长，有利于改善中医教育工作，有利于中医学术"与时俱进"地发展。反复阅读老前辈的话语，如同当面教诲，沁人心脾。本丛书虽然只是记载河南省现当代名医的经验，但它的影响会波及全国，甚至于海外。这对于传承中医、培养中青年中医名家，是教科书，是经验书，是师承必读之书，必将在河南中医药事业发展史上留下浓墨重彩的一笔。

对于本丛书的编写与出版，还有一位老人在默默地关心着，他就是为这套丛书作序的国医大师、年高一百零一岁的邓铁涛教授。丁酉初秋，在总主编郑玉玲教授的带领下，我们一行四人南下羊城，专程拜访了邓老。当天上午十时许，邓老在其子邓中光教授的搀扶下，高兴地在客厅接见了我们。只见邓老红光拂面，精神矍铄，在我们问候邓老之后，邓老开口道："丛书进程如何？"又问道，"何时可以出版？""希望这套丛书能走向全国！"邓老的关心使我们非常感动。回郑后，总编委员会及时召开了会议，对邓老的关怀做了传达。并表示，不辜负老前辈的关心与期望，希望尽快能让邓老看到这套由他作序的丛书。

在此，谨对邓老表示诚挚的谢意！并遥祝邓老椿龄无尽，福寿康宁！

同时，对河南中医界的老前辈，关心中医药事业发展的老领导，关心、参与丛书编著、出版的同仁，表示衷心的感谢！

《中原历代中医药名家文库·现当代卷》总编委员会

2017 年国庆

目　录

第一章

医家传略

一、弃文从医

1940年10月29日，毛德西教授（以下称"毛老"）出生于陕西省西安市。在西安的3年中，其父靠卖煤球、卖香烟艰难地维持着一家人的生计。1943年闹饥荒，饥寒交迫，生活难以为继，全家只得回迁至老家河南巩县（今巩义市）白沙村，靠九分薄田勉强度日。生活虽如此困顿，父母却希望儿子上学成才，不受歧视，长大后能过上好日子。

1947年9月，毛德西进入巩县孝义完全小学就读，1953年秋小学毕业。那个时候学校很少，考初中不那么容易，考上了就可以继续学知识，一步一步地向前走；考不上，就只能回家种地，没有复读班，更没有再考的机会，用现在的话说，就是"一锤定音"。毛德西感觉有点儿迷茫，于是找到当老师的二舅妈讨主意。二舅妈说："考学靠的是自己的本事，只要肯努力，就会有希望！"看来只有好好读书学习，才有希望。毛德西回到家里，天天挑灯读书，那个时候用的是小煤油灯，晚上提着小煤油灯上自习，回到家里已经是9点多了，还要再复习1小时。鼻孔被煤油灯熏得黑黑的，早上起来邻居小朋友见了就发笑地说："你昨天下煤窑了？！"

到了考试的时候，几个朋友想来想去，决定到郑州去考，一是城市的学校多，考取的机会也多；二是没有坐过"绿钢皮"客车，可以看看大城市，开开眼界。考试结束，回到家里没有几天，母亲就忙着做被褥，毛老问："为何做被褥？"母亲直言道："你到郑州上学用！"毛老说："还没有发通知书，考不上怎么办？"母亲说："叫你去考，就得给我考上！"毛老听了心里一阵紧张，天天提心吊胆地等通知书。那个时候没有正式通知书，是到县教育科看《郑州日报》。到了1953年7月下旬，几个朋友起早就上路了，离县城10公里的路程，连走带跑1小时就到了。当看到《郑州日报》上的录取名单里有自己的名字时，那个高兴劲儿真的无法用语言形容。

1953年9月，毛老进入郑州市第二中学读书。1956年3月，加入中国共产主义青年团。1956年7月初中毕业，9月又进入郑州市第九中学读高中。中学6年的学习期间，毛老对文学、历史等文科特别感兴趣。到了高中阶段，他的作文常被当作范文，受到老师的好评。作为语文、历史、地理、俄语四门文科课课代表，其文科考分也总是名列前茅。直到现在，毛老仍能大段背诵高中语文课本中杜甫的《兵车行》、白居易的《琵琶行》、鲁迅的《故乡》，以及《水浒传》等课文的章节。

到了高考的时候，毛老满以为凭借自己的文科实力，考上大学文科不会有什么问题，所以很自信地报考了18个文科院校的文学系。谁知却以"学习目的不明确"为由，而被大学拒之门外。到了将要开学的日子，却意外地收到了河南省卫生厅中医本科学徒班的录取通知。是去还是不去？这本不是毛老自己喜爱的专业。在家犹豫了几天，最后在父母与兄长的劝导下，毛老才以"飞鸟归巢"的心理，走进了学习中医的殿堂。从此，便与中医药结下了一生之缘。

二、背诵经典

1959年10月，毛老与其他三位同学一起被分配到开封医学高等专科学校（现河南大学医学院）中医教研室学习。除听课外，还跟老师上门诊，查病房。带教老师是知名的武明钦和张文甫先生。武明钦老师曾在江苏省中医学校（南京中医药大学前身）师资研修班学习，他祖籍山东，六代中医世家，讲课清晰，方药简练，善用经方治疗大症。其治疗内科杂病，善从肝入手，认为"肝为五脏之贼，郁为生病之源"。张文甫老师是祖传六代世医，他弱冠之年，便一边教书，一边行医，在巩义、荥阳等地，早有声望。提起经典与历代医家，如数家珍，并能通背《医宗金鉴》所有歌诀。其临床经验丰富，在开封、郑州地区的中医药界，颇有影响。

毛老与同学们拜见老师之后，却遇到了意想不到的问题。老师说："你们必须在三个月内背会'四小经典'（即《医学三字经》《濒湖脉诀》《药性赋》《汤头歌诀》）。"还当场把"四小经典"交到他们手里。当时大家面面相觑，不知所措，顿生几分怯气。毛老还是壮起胆说道："一定背会。"待回到宿舍，翻开书一看，什么"医之始，本岐黄""诸药赋性，此类最寒""四君子汤中和义""浮脉唯从肉上行"等，像无序的数字，搞得大家眼花缭乱，几天都看不下去。后来老师知道了，把毛老等叫去，给他们讲解背诵的方法，并亲切地说："背会就有用，终身受益。"经老师这么一点拨，大家茅塞顿开，下决心要背会它。毛老回忆那个时候的背诵，简直是囫囵吞枣，不理解也得背。大家忍受着饥饿和寒冷的煎熬，经过两个多月夜以继日地苦读，终于背会了。老师考核后，感觉还比较满意。

毛老曾拿出当年所背诵的读本给年轻人看，几乎像发黄的老黄历。毛老还保存着当年学习时用的教材，如《内经辑要》（南京中医学院编著）、《伤寒论讲义》（安徽中医学院编著）、《中医内科学讲义》（上海中医学院编著）等，书里张贴了许多字条，上面写着密密麻麻的小字，多是解释与注音，主要条文都用红笔画线，都是背诵的条文。毛老在学习期间，还背会了《医宗金鉴》里的杂病、妇科、儿科要诀及《瘟疫安怀集》歌诀。老一辈专家还相继给他们教授了四大经典、中药学、针灸学、中医内科学、中医妇科学、中医儿科学、中医外科学，还讲解了《温病条辨》等。由于背书早，临床早，所以3年后，毛老他们就能单独出诊，诊治一些常见病了。

回忆5年的学习，还有两位老师对毛老启发很大。一位是中医教研室主任李宝璋老师，他是河南林县（今林州市）人，朴实无华，备教认真，是一位既熟悉中医，又略通西医的老师。他对疑难病的诊断，常常是先用望、闻、问、切四诊，后用血压计、听诊器检查，搞不清楚的病，就请西医会诊。他对患者认真负责、科学细致的工作态度，给毛老留下了深刻的印象。李宝璋老师常说：当医生要学点辩证法，只有懂辩证法的人，才能当一名好医生。至今毛老还常用这句话来教导年轻人。另一位老师是李振中，河南荥阳人，在附属医院工作，他对中医学的理解颇有张锡纯的味道。李振中老师治病注重实效，不主张恪守经验方。记得他治疗一例患盆腔炎的患者，开了一张傅青主的完带汤，加了两味药，即白芷和败酱草，问其何故？他说：白芷辛温祛湿，可以抑制分泌；败酱草清热解毒，有抗菌消炎作用。用现代的话说，就是在辨证论治的基础上，加上了药理研究的成果。有的老师虽然接触不多，但他们的一堂课、一例治验，都给毛老留下了永远的回忆。毛老说，每当在临床上遇到困难时，这些老前辈的言谈话语就会在脑海中浮现，感觉是那样的亲近，那样的贴切，帮助他拓展思路，坚定信心，较快地解决问题。

学习期间，毛老常随老师下乡防病治病，使所学医学理论知识能够与临床实践结合得更为紧密。如1960年7月，毛老曾随老师赴河南省虞城县参加救灾医疗队，工作半年。1964年10月，经河南省卫生厅统一组织理论与临床考试，毛老考核成绩优秀，顺利出师，由河南省卫生厅颁发出师证书；并被分配至开封地区卫生处中医进修班任课，主讲经络学说等课程。

三、赴京学习

参加工作后，毛老一边教授课程，一边仍如饥似渴地读书学习。同时，积极参加疾病防治工作。1965年3月，毛老被指派到河南省登封县（今登封市）卢店乡卫生院跟随耿彝斋老中医学习，临床水平进一步提升。1966年1月，调至河南省开封地区人民医院（现河南大学淮河医院）中医科工作。1968年6月，毛老带"6.26"医疗队到河南省尉氏县大营乡卫生院工作半年。1971—1973年，带医疗队到河南省杞县葛岗乡卫生院进行防治慢性支气管炎工作，并于1972年6月，赴北京参加全国防治慢性支气管炎经验总结大会，代表"棉花根"防治组（四省两军区）在大会上发言。1975年9月至1976年2月，到遭受水灾的河南省项城县（今项城市）李寨乡卫生院工作。1978年8月，毛老晋升为中医主治医师。

经过十几年的临床实践，虽然在理论与实践的结合上有所收获，但毛老仍深深感到，学习一刻也不能停歇！若不学习深造，就会退步落伍，跟不上时代的步伐。1980年6月，经过推荐，毛老得以赴京进修学习。在中国中医研究院（现中国中医科学院）西苑医院，见到了久负盛名的岳美中、方药中、时振声、王占玺等中医大家，并有幸跟随他们出门诊、查病房。老专家们高尚的医德医风、深邃的学术理念、经验的丰富多彩、诊治的入微精细，以及对年轻人循循善诱的学风，对毛老启发很大。至今每谈及此，毛老仍久久难以忘怀，感到终身受益！毛老经常对弟子们说，在他们面前，不能有取巧之心，有的只能是踏踏实实地学习。要认真地去读他们的著作，从中吸取理论与实践的营养，经过反复实践，反复阅读，才能使自己得到升华。对岳美中先生关于如何读经典、怎样用经方的讲解；方药中先生查房时的严谨认真，特别是在会诊中能恰如其分地引用经典原文；时振声老师灵活的方药、精练的学术论文，以及对肾病的独到经验；王占玺老师对《伤寒杂病论》的深入研究和实践，毛老常在心中默默赞叹：这才是大师的风范！至今想起来仍觉在眼前。毛老还多次聆听脾胃病专家步玉如老师的经验讲座，步老说道："不能把前人的经验方加一二味药，就说成是自己的，那是很羞耻的事。"这句话说的是做医生切勿沽名钓誉，更不可拿经方或别人的经验来装点自己的门面，毛老常常以此来教育年轻一代。

当时每周在北京中山公园的礼堂，由农工民主党举办中医临床讲座，讲课的都是北京市的老专家。那里离西苑医院比较远，要转换两三次车。尽管如此，在一年的进修时间里，毛老却从未间断去那里听课。一年学习结束，写了四本临证笔记，阅读了几十本珍本医籍。如今，毛老还保存着最早版本的《岳美中医案集》，翻开书页，有许多宝贵经验，在临床上常常引用。后来毛老参加了《中医症状鉴别诊断学》《中医证候鉴别诊断学》等书的编写工作。其间曾带一篇文章请路志正老师修改，走进路老的书房，迎面看到一副书联，写的是："板凳要坐十年冷，文章不写一字空。"路志正老师还讲解了这副书联的含义，以及怎样做学问，怎样写文章。

在北京的进修学习，是毛老从医道路上的转折点。毛老经常对弟子们说，进修学习可以不断地开阔眼界，明确思路！年轻中医要想有所提高，特别是要想成为一代名医，就必须多拜名师，从临床上学起。从当前中医临床水平来看，拜名师与否，其结果是大不一样的。可以说，拜名师是学习的捷径，是中医教育的特色，也是中医成才的必由之路。

1981年6月，毛老结束进修回到单位，任中医科主任。之后，继续在中医药学的海洋中遨游并不断汲取知识的营养。1986年7月，晋升为副主任中医师、副教授，并任开封医学高等专科学校中医基础学等课程授课教师。1991年7月，调至河南省中医院工作，同年晋升为主任中医师、教授，并任心血管病区主任；1993年3月，任内科门诊主任；1994年6月，任中医内科学专业硕士研究生导师。2000年10月，毛老正式退休，并被聘至医院名医堂工作。他依旧坚持读书、临证、学习，传道、授业、解惑，直至今天。

四、笔耕不辍

毛老在上中学的时候，就非常喜爱文学和历史。高中学习阶段，曾聆听著名作家李准先生的写作方法报告，现在他还记得李准说的一句非常形象的话："写文章，就像生孩子，十月怀胎，一朝分娩。没有很好地观察生活，肚子里不装些五谷杂粮，是写不出文章来的。"为此，毛老还抄写了几百条河南地方歇后语和谚语，并学着写一些豆腐块样的文章。毛老认为，这为他后来学习中医经典著作起到了一定的引导和启发作用。

"文革"期间，所有的医学杂志都停刊了，包括《中医杂志》。后来《中医杂志》恢复办刊，但名称却改成了《新医药学杂志》。毛老把所能见到的文章拿来一篇一篇地看，从文章题目到起承、论述、结语，逐一分析、归纳，并写在笔记本上，依样画葫芦地写一些小文章，投给《赤脚医生》《中原医刊》《新中医》等杂志，其中有的发表了，有的被退了回来。对于退回来的稿子和编辑部所写的退稿原因，毛老都认真阅读，找出不足。后来毛老担任《中原医刊》等杂志的编审，阅读大量的稿件。他把每一篇文稿的优点与不足都记在笔记本上，以便提高自己的编写能力。看得多了，写得也多了，毛老就尝试着给《中医杂志》和其他中医刊物投稿。第一篇刊登在《中医杂志》上的文章是《对〈伤寒论〉中相反相成配伍的认识》，发表在1978年第12期。这一篇学习经典文章的发表，对毛老是一种鞭策和鼓励。

1981年秋，毛老参加了《中医症状鉴别诊断学》的编写工作。那时家庭还比较困难，连张桌子都没有，只得伏在床上写，这样夜以继日地撰写了三个月，如期完成了任务。随后，在无锡召开统稿会议，听取许多中医专家的发言，获益良多。1982年4月，在上海南京饭店召开审稿会议，在近半个月的时间里，毛老在论文的校正、修辞、引经，以及语言逻辑的表达等方面，都获得了不少新知。毛老清楚地记得，有一次将修改过的稿子交给张震老师（任副主编，2017年被评为第三届国医大师）批阅，张老亲自把他叫到住室，一段一段地讲解怎样修改段落和文字，显示出老一辈对青年人的关爱和希望。后来毛老又参加了《中医证候鉴别诊断学》与《中国基本中成药》等著作的编写和统定稿工作，得到更多前辈的指导，这为毛老后来主持编写中医专著打下了扎实基础。

一分耕耘，一分收获。自20世纪80年代以来，毛老共发表学术论文150余篇，参加或主持编写学术专著30余部。特别是2000年退休以后，他每天上午应诊，下午看书和写文章。毛老常说，一日不看书，不提笔写点什么，就好像虚度光阴一样，食不甘味，卧不安席。近年来，他在中医药报刊上相继发表养生科普文章50余篇。2006年10月，被中华中医药学会授予"全国首届百名中医科普专家"称号；2010年11月，荣获"全国中医药科学普及金话筒奖"。

毛老认为，通过写文章，不但提高了自己的理论水平，及时总结了自己的临床经验，同时也扩大了视野，获得了更多的知识，为提高疗效积累了丰富的资料。他所写的文章，都是读书和临证的心得体会，读起来通俗易懂，颇受读者青眛。毛老说，所谓学问，就是既要学，又要问。不学不问，必然是坐井观天，孤陋寡闻。他非常推崇裘沛然先生（首届国医大师）的论文集《壶天散墨》，自己每年都要阅读几遍，觉得每读一次，都有新的感悟，都有新的收获。2002年8月，得知弟子禄保平将赴上海中医药大学攻读博士研究生，毛老一再叮嘱，如有机会，一定要听听裘老讲课，读读裘老的著作。

"文章千古事，得失寸心知"（杜甫诗句）。毛老对自己所写的文章，轻易不出手，时常是放一两个月或更长时间才会拿出来；其间要修改三四次或更多次，有的还征求同道的意见，即使这样，仍难免会有瑕疵。他告诫后学者，只有不断地否定昨天，才能有所进步，这大概就是陶渊明《归去来兮辞》中所说的"觉今是而昨非"吧。

五、温故知新

毛老非常重视对古典医籍的学习，讲义里边的知识是引导入门的，要想有所提高，有所作为，就必须学习经典，只有踏踏实实地去钻研经典，才能做到理论上明确，临床上入细。自1959年跟师学习至今，毛老从事临床工作已近60年，期间从未间断读书学习。即使是在"文革"时期，毛老也总是想尽办法坚持阅读和背诵，复读了四大经典、金元四大家著作、温病四大家著作等医学名著。毛老还给自己开出读书目录，如成无己的《注解伤寒论》、张景岳的《类经》、李时珍的《本草纲目》、吴又可的《瘟疫论》、柯韵伯的《伤寒来苏集》、王清任的《医林改错》、周岩的《本草思辨录》、吴谦的《医宗金鉴》、陈修园的《陈修园医学全书》、江瓘的《名医类案》、叶天士的《临证指南医案》、王孟英的《回春录》、何廉臣的《全国名医验案类编》、赵守真的《治验回忆录》、罗止园的《止园医话》、陆以湉的《冷庐医话》、周学海的《读医随笔》、张锡纯的《医学衷中参西录》，以及《秦伯未医学全集》《蒲辅周医疗经验》《岳美中医学文集》《赵锡武医疗经验》等。没有的就到学校图书馆借阅，那里的中医书籍也非常多，原因是这个学校的前身是河南大学医学院，所以存有许多中医书籍。

孔子在《论语》中说："温故而知新。"所谓"温故"，就不是读一遍两遍，而是读十遍百遍，"书读百遍，其义自见"。年轻时读经典，只是字面上的理解；临证中去书中寻找答案，只是权宜之计；到了年老反复去读，才能领会书中的奥义，才能从中有所"知新"。这种"新"，不是新的方药，而是新的理解，新的应用。毛老说，他在当学生时就知道达原饮治疗瘟疫的功效，但不理解为什么要用辛温药（草果、厚朴、槟榔）去治疗热性病，那样用岂不是火上浇油？后来学着去用，或然有效，但把握不大，心中无数；这样断断续续地去用，一直到2003年"非典"流行，看到达原饮对这种烈性传染病那么有效，又去重读《温疫论》，才算真正理解这三味药的特殊作用及其奥义，那就是"湿去热孤""使邪溃散速离窝"。此后，再用达原饮治疗热性病，虽非"效如桴鼓"，但失误甚少。

毛老喜用老子《道德经》里的一句话，即"天下大事，必作于细"。诊病除疾是件大事，读书要粗中有细，快中有慢；治病更要精益求精，不可有半点马虎。岳美中先生说，读书要"有恒""专一""入细"，他还把学验俱丰的医生叫"入细医生"，可见"入细"是读书的需要，也是临证的需要。毛老最喜欢的事是买书、读书。他说，人站在知识的海洋面前，显得非常渺小。用有限的生命去读无限多的书，要求有计划、有目的地去读，更要"入细"地读，马马虎虎，一目十行，读得再多，到了老年也是一知半解，品味不出书中的真谛，也就解决不了实际问题。

毛老读书的方法是，边读书边做笔记。做笔记可以增强记忆，可以抓住重点，可以归纳成章，不但有利于理论水平的提高，更可以为临床提供丰富的治疗方法。如在读《医学衷中参西录》时，毛老记录了张锡纯治疗发热的经验，这些记录使他学习到了张氏诊治发热的经验，并为以后撰写两篇论文（注：①《张锡纯治疗外感发热经验初探》，发表于《中医杂志》1984年第1期；②《张锡纯治疗时病发热经验》，发表于2006年6月14日《中国中医药报》）开拓了思路，增添了更多治疗发热的手段。

六、勤于临床

毛老从事中医内科工作近60年，从未间断过临床实践。他认为读书的目的是治病救人，中医的生命力在于疗效。拿什么显出中医的特色呢？唯有中医临床。

百姓来中医院，就是要听天人合一的养生道理，闻草药之香，取中药之方，接受针灸、推拿、正骨、气功、外敷等治疗方法。

从河南省中医院建院以来，毛老仅门诊病例记录就有100多本，并记录了许多杂病医案。自退休以来，每周上四个半天门诊，但他总是七点半上班，常常是午后一两点下班。对每一位患者，望、闻、问、切一丝不苟，诊治精细，拟方简练，疗效却常常出乎意料。毛老说："方剂与用药的经验是可以慢慢记忆的，最主要的是辨证思路要搞清。没有正确的思路，单纯记一些经验方，等于拿着武器不会用。"中医临床的灵魂就是对不同矛盾采用不同的方法去解决，就是"因人、因时、因地"治疗，这里"因人"是第一位的。概括起来，就是同病异治，异病同治。回顾历代名医经验，品味各家医案，特别是近现代名医的医案，辨证论治贯穿其中，只有从辨证论治着眼，才能把他们的经验学到手，用到临床上。回顾国医大师们走过的路，细读他们的磨炼经历，无不渗透着中医理论的精华，显示出辨证论治的生命力。

对于临床，毛老认为应讲究"入细"。他常引用《道德经》中的一句话来激励自己，"天下大事，必作于细"。对待每一位患者，都要认真负责；每拟定一张处方，都要有明确思路，不但君臣佐使要搞清楚，每味药的分量也要有分寸；不仅要知道每种药的正作用，还要知道它的副作用与反作用；特别是它的毒副作用，更要清清楚楚。对于大苦大辛、大热大寒的药物，更是缜密考虑。药物用到患者身上，是关乎生命的事，来不得半点马虎，那种不分青红皂白地大剂量用药，是不科学的。关于如何临证和提高疗效，毛老提出了"六个必须"。

其一，必须用中医基本理论指导临床。扁鹊说："医之所病，病道少。"这里所说的"道"，包括医理之道和医术之道。必须认识到，中医基本理论是科学的、有用的，是有强大生命力的。它是经过数千年的临床锤炼所产生的，是直接为诊疗和养生服务的。毛老说，当前有一些资历不深的医生，学了中医却不信中医理论，往往用西医的观点来指导临床。如治疗冠心病，只知道用活血化瘀方药；治疗前列腺炎，只知道用清热利湿方药；治疗糖尿病，只知道选择具有降血糖的方药，这都是落入了主流医学的窠臼，或者说只治其标，罔乎其本。

毛老指出，我们必须扎扎实实地用中医理论指导临床，用阴阳五行、辨证论治、天人合一、脏腑经络、四气五味、五志七情、标本独并、治未病等思维方法来指导临床。这种思维模式是整体观，是科学的。北京大学哲学教授楼宇烈最近说："要坚持中医文化主体，不要去附会西方话语，要用我们自己的话语，不要怕别人听不懂。"凡是否定中医的人，都是从中医理论上先否定，实际是"废医存药"。如果学中医而忘了中医基本理论，用西医理论来解释中药、方剂、治未病等，岂不是南辕北辙，无的放矢！

其二，必须坚持辨证论治。辨证论治是中医学的基本特点之一，也是中医临证取效的关键，必须自始至终坚持。关于如何辨证论治，将在毛老"学术思想的整体特点"章节做专题论述。

其三，必须尽力发挥中医学的优势。中医学的优势是什么？是治疗慢性病、疑难病和养生保健"治未病"。治疗手段是药物、针灸、推拿、外治等。对于慢性病，毛老主张轻灵取胜，一般不大补大攻，大辛大温，大寒大凉。这不仅表现在遣药用方上，也表现在药物用量上。对于疑难病，毛老则主张分层次治疗，或者说是抽丝剥茧、逐个问题去解决。

其四，必须兼收并蓄，不做"跟风派"。临证之时，疾病形式多样，千变万化，使人捉摸不定。因此，除坚持辨证论治、牢记经方时方外，必须尽量多地学习他人经验，记录大量不分流派的经验方，以应不时之需。当前，"跟风派"很多。有人见他医善用大剂量姜、附，自己也随而用之；别人常用清热解毒药治疗流感，自己亦用之。还有人套用社会上流传的方子，对号入座开处方。毛老说，这种做法万不可取，其效果也不会好。如此下去，要不了几年，中医就会走样，患者也就不会相信中医了！所谓"灭六国者，六国也，非秦也；族秦者，秦也，非天下也"。对中医而言，能灭中医者，非科学也，乃自乱耳！

其五，必须互相交流，取长补短，共同提高。毛老认为，中医学不被主流医学所理解，或者说主流医学看不起中医学，有诸多复杂的原因，这些都不是我们能左右的。只有强化内功，加强交流，取长补短，解决实际问题，才能与主流医学共同发展与提高。近年来，毛老坚持为中青年医师、为大学生、为老百姓讲课，为中医的发展和传播尽其绵薄之力。同时，坚持带领工作室弟子拜师学习，先后拜访了邓铁涛、周仲瑛、李振华、张学文、刘尚义、张震等国医大师，使弟子们既增长了见识，又开阔了视野。

其六，必须与时俱进，汲取新知，发展自我。一是坚持"拿来主义"。尽量多地汲取现代科技成果，熟悉新的诊断方法，熟悉新的病种，将这些新知拿来为我所用，即"西为中用"。二是坚持"跟名师"。尽量多地汲取名医大家的临床经验。可以走出去，也可以请进来。要向叶天士学习，"闻人善治某证，即往师之。凡更十七师，天资颖悟，故能淹有众长"。三是重视他人经验。尽量多地汲取民间验方和他人的实际经验，包括患者带来的单验方。毛老至今仍在不断记录、学习、背诵、运用他人的经验方，如治疗咳嗽的宣肺止咳汤、健脾消食的鸡矢藤、治疗乳腺炎的青皮粉、治疗泌尿系感染的桉树叶等。这些经验方在关键时刻，常能收到意想不到的效果。

七、医德为上

做一名医生，医术很重要，但医德是第一位的，医德不好的医生，必然把名利看得很重，名利看得重了，心眼就会向金钱那边转移，技术再好也发挥不出来，这种营利行为是道德的堕落。毛老时常给年轻人讲解孙思邈的《大医精诚》篇，并把这种精神落实在每一位患者身上。看病把脉第一想的是治好病，其次是如何减轻患者负担。"能给老百姓看好病，那才是本事。"要做一个老百姓的医生很不容易。毛老诊治的患者中，打工的农民多，在校的学生多，下岗的工人多，他们是弱势群体，经济收入少，而付出的劳动多，患病机会多。但他们却占中国人口的大多数，不了解他们，不认真为他们服务，就是失去了方向。

毛老提倡多用经方，不仅是经方药效好，而且经济实惠，最适合老百姓服用。有一位从百里外来的老妪，患胃痛病多年，请毛老诊治，在把脉诊病后，老妪非常窘迫地说："我只剩50元钱了，不要开得太……"毛老赶紧安慰她说，"你放心吧，我知道了！"于是开了3剂加味桂枝汤，只花十几元钱。老妪高兴地说："你真是替我想得周到！"后来他的儿子来看病，说他母亲吃了3剂药，胃痛病到现在也没有犯过。

医德是多年自我修养的结果。处处为患者着想，为他人着想，再加上技术上精益求精，就会成为百姓最欢迎的医生。毛老在临床工作中，对年老者非常尊重，对年幼者特别爱护，对行动不便的老人，常常搀扶入室就诊。对于病情复杂，用药多样者，都一一写到纸上，反复嘱咐，一直到患者明白为止。对于自己暂时不太明白的疾病，就请来同仁会诊，或者介绍到外院诊治。对于患者提出的服药后的反应，都一一做详尽的开导和解释。他还记录了一本常见病食疗方，经常翻出来给患者讲解，有时还亲自用毛笔写在宣纸上，送给患者，以方便他们随时使用。

毛老常常接到省内外患者的来函或电话，还有宝岛台湾的来信，他都必做回复。台中市一位张姓中年人买到一本毛老撰写的《老中医话说灵丹妙药》，几次来信，询问书中方药的用法，毛老每次都用毛笔书写回信，患者按照回信所言，服药后病情减去大半，高兴地寄来阿里山茶表示感谢！

《伤寒论》中"感往昔之沦丧，伤横夭之莫救"，这是做医生的准则，是医圣张仲景留给我们的精神财富。毛老说，千万不要轻视这两句话，心中装着它，就会把患者的痛苦放在心上，落实在处方用药上。毛老还把《伤寒论·序》作为医德教材讲给年轻人听。他认为《伤寒论·序》是一篇医学伦理价值很高的经典文献，其文字平易通达，言简意赅，文章中所彰显出的道德观、治未病观，至今读起来仍颇受启迪。

八、传承发扬

对于中医学，传承是基础，发扬是提高；只有基础厚实，才能有所提高。20世纪七八十年代，毛老相继给大专及本科学生讲授中医基础学、中药学、伤寒论等课程；90年代，作为导师指导了数名研究生；退休以后，年年应邀参加研究生毕业论文答辩；平时还带有实习生、研究生、进修生等。对于备课，他从不马虎，重复的课程，每年都要增加新的内容，讲解一些新的观点和思路。对于"西学中"的课程，尽量结合临床实践，使学员学有所获，学有所用。通过这些基础课的讲解，不但提高了理论水平，特别是基础理论水平，还为临床遣方用药打开了思路。

毛老从1994年起承担研究生导师工作，虽然只带教了3名研究生，但身边一直有研究生侍诊学习。不少同学说：跟毛老学习收获最大！2002年12月，毛老被聘为第三批全国老中医药专家学术经验继承工作指导老师，带教学术继承人毛开颜、袁晓宇。他们深有体会地说：毛老对于学术问题从来一丝不苟，对我们的指导也是一点一滴入手，一个患者、一张处方、一味药物、一篇文章、一本好书等，都给我们讲解得清清楚楚。

2009年6月，毛德西名医工作室多了两位"洋人"，他们是来自意大利的中医大夫，都是60余岁的人。为何要来跟毛老学习呢？原来他们在中国几个城市的中医院做了考察，认为在这里才能学到真正的中医。毛老在诊治疾病中，认真给他们讲解中医的基本知识与自己的临床经验，还让自己的学生用拼音为他们书写简易病例与处方。如今，两位"洋弟子"已经连续近十年在这里学习，他们伸出大拇指说："我们看了几个地方，只有毛老这里才能学到真正的中医，中医的疗效真是棒啊！"应两位意大利弟子约请，毛老还编写了《常见病中医诊断与治疗》（中意文对照），在意大利正式出版发行，促进了中医药的对外传播与交流。

2012年8月，经国家中医药管理局批准，毛德西"全国名老中医药专家传承工作室"成立。名医工作室共带教10名学员，有硕士、博士，有正高、副高，其中还包括3名基层医院医师。为使大家获得更多的收益，毛老除临床带教外，还为他们亲自授课、编写辅助教材、书写医学小品等，并牺牲周末休息时间，带领大家下乡讲课、义诊、拜师、参观，不断提高学员的理论水平和实践能力，在自我提升的同时，也使毛老的学术经验不断向基层传播，使更多的百姓受益。毛老说，这种"跟名师"的方法是正确的，他将尽心尽力，为弟子们在学业上的成长铺路搭桥。

唐代吕岩有两句诗："莫言大道人难得，自是功夫不到头。"如今，毛老已是79岁高龄，仍每天坚持看病读书，"大道"虽不可及，但求"道"之乐，却寓于心中。只有读书多才能底气足；只有看病多才能出经验。实践证明，读书与临证，二者不可偏颇。但二者都需要名师的指点，名师是医学理论与临床实践相结合的典范，他们的指点如同薪火一样，可以使人走出暗境，开阔眼界，思维清晰，明辨真伪，收到事半功倍的效果。近年来，毛老仍在不断地复习经典著作，阅读了大量的中医文化与养生类书，立志要将自己的点滴经验传授给年轻一代，使中医的薪火传递下去，让更多的百姓得到快乐，享受健康！

第二章

学术思想

第一节 学术思想的整体特点

一、尊崇经典 旁涉各家

毛老对于医学经典著作的学习非常重视，认为经典就像阳光、水和空气，是须臾不能离开的。回顾中医发展史，许多名医都非常重视经典的学习，他们活到老，学到老，矢志不移。中医大师蒲辅周先生初出茅庐时，求诊患者很多，然亦有不效者。为此，蒲老毅然闭诊，关门读书三个月，将中医经典反复钻研、揣摩。之后复出悬壶，临证遂能得心应手，效如桴鼓。著名中医学者秦伯未先生指出，要做好一个好医生，每年要拿出三个月时间温习经典。当代名老中医任继学先生说"不到六十不懂中医"，此话颇耐人寻味，不仅仅是谦辞，更多是启迪后人。

中医书籍，浩如烟海，据最近调查认定，古代中医书目约有12 000种。我们一个人一生不可能也不必要全部去阅读，但读经典却是最基本的要求。经典著作对于各学科、各专业都是必需的科目，在读经典的基础上，再结合自己的学科、专业，选择阅读其历史文献及近现代教学、临床、科研的新成果新进展。既然选择走中医之路，就要以中医学科为主，踏踏实实，坚持不懈地去读经典、用经典。最近几年，刘力红的《思考中医》能风靡全国，影响较大，原因就是他在阅读经典、学用经典方面走了一条与人不同的路，即还其庐山真面目。他对经典的诠释基本观点正确，对年轻人颇有启发性。

四大经典（《黄帝内经》《伤寒论》《金匮要略》《神农本草经》）是学习中医的基本功，应反复阅读，熟练背诵，甚至必须终生去读、去思考。诚如国医大师邓铁涛教授所言："四大经典是根，各家学说是本。"读经典，就是求本探源。正像长江黄河一样，不知源，怎么去治理、利用和发展。历代名医，没有不熟读经典的。张仲景就是在"撰用素问九卷，八十一难，阴阳大论，胎胪药录"的基础上，撰写《伤寒杂病论》的。清代名医徐大椿写了一篇《医学渊源论》。他要求医家要参考《本草》，穷《内经》，熟《金匮要略》《伤寒论》，特别要重《内经》之学。秦伯未先生提出："余之教人也，先之《内经》《难经》《本经》，使知其本也；次之以《伤寒论》《金匮要略》，使知变也；次之以诸家之说，与以博也；终之以诸家医案，与以巧也。"岳美中先生也提出温课与自律规划，他自己以五年为期，温习了《内经》和清代各家温热名著及历代其他各家专著。

读经典关键在于有恒心，有计划，有笔记。形成天天读经典，天天有体会的习惯。毛老学习经典的方法是"抓住要点，结合临床，由粗到细，缜密思考"。"抓住要点"，就是要结合自己的专业有选择性地去读。如研究中医基本理论，应多读《素问》阴阳应象大论、五运行大论、异法方宜论、六微旨大论等；研究中医脏腑学说，应多读《素问》灵兰秘典论、六节藏象论、五脏生成论，《灵枢》营卫生会篇等；研究中医养生学，应多读《素问》上古天真论、四气调神大论、生气通天论、金匮真言论等；研究针灸，则须多读《灵枢》。这些篇章并不是孤立的，它们互相交叉，既有独立性，又有连贯性。"结合临床"，就是学习不要落空，结合临床理解深，有的放矢记得牢。"由粗到细"，是讲先统看，后细读，"一目十行"是读书之大敌。"缜密思考"，是讲学习要用脑子，正面、反面都要考虑到。

毛老对经典的学习，是这样讲的，也是这样做的。例如学习《伤寒论》，他认为从方证学入手是一个好办法，一个方证一个方证地去探索。而对每一个方证，都要搞清楚它的形成原因、证候特点、药物性能、配伍结构、适应病症、病势转归等，而要明白这些问题，先要搞清楚它的语言逻辑特点。毛老喜用半夏泻心汤治疗消化系统疾病，而为了掌握半夏泻心汤的方证特点，曾花费了半个月的时间，查询有关资料，写了8000字的读书笔记，这只能算是初步学习。

除了重视"读经典"外，毛老也不忘学习其他医家的著作，以达到"博极医源""博采众长"之效。他认为，常读的书还应包括以下几大类。

（1）学派类：如刘河间《素问玄机原病式》、张子和《儒门事亲》、李东垣《内外伤辨惑论》、朱丹溪《格致余论》等。对于各家医学流派，应取其长而补其短；不可偏激一方，而排斥另一方。既不能用李东垣的补土派否定朱丹溪的滋阴派，更不能用扶阳方药替代其他流派的经验。

（2）温病类：如吴又可《瘟疫论》、叶天士《温热论》、吴鞠通《温病条辨》、王孟英《温热经纬》、薛生白《湿热病篇》、杨栗山《伤寒瘟疫条辨》、田净意《瘟疫安怀集》等。对于温病学说，要全面了解，它可以用于治疗温热病，也可以治疗其他多种疾病，更可以治疗疑难病。

（3）全书类：如《景岳全书》《陈修园医学全书》《医学衷中参西录》《医宗金鉴》《四圣心源》等。阅读全书类书籍要注重其实用性，不要把时间过多地放在纯理论方面。

（4）大师类：如《岳美中全书》《蒲辅周医疗经验》《赵锡武医疗经验》《秦伯未医学全书》《王绵之方剂学讲稿》《施今墨临床经验集》等。大师类书籍以近现代为主，他们谦虚好学，经验丰富，且与时代同步，不可不读。

（5）医论类：如裘沛然之《壶天散墨》，是当代中医议论文的顶级作品；赵守真之《治验回忆录》，是经方实验录；任应秋之《中医各家学说讲稿》，乃是解疑篇、治学篇；《名老中医之路》则是求学之明灯，登堂入室之引路者。

（6）医案类：如江瓘《名医类案》、魏之琇《续名医类案》、叶天士《临证指南医案》、王孟英《回春录》、徐衡之《宋元明清名医类案》、曹颖甫《经方实验录》等。医案是临床之纪实，是"原生态"，应当多读、常读，对开拓临床思路大有裨益。

（7）工具及文史类：如《说文解字》《辞源》《中国医学大词典》等。没有工具书籍，许多书无法读下去。"文是基础医是楼"，故还应经常阅读文史类书籍，这也是诸多大师的亲身体会。

二、天人合一　整体思维

每当谈到中医整体观，毛老就会给我们讲起国学大师季羡林先生《谈国学》中的一段话："东方的思维模式是综合的，西方的思维模式是分析的。勉强打一个比方，我们可以说：西方是一分为二，而东方是合二为一。再用一个更通俗的说法来表达一下：西方是头痛医头，脚痛医脚，只见树木，不见森林；而东方则是头痛医脚，脚痛医头，既见树木，又见森林。说得再抽象一点：东方综合思维模式的特点是整体观念，普遍联系；而西方分析思维模式正相反。"季先生对东西方哲学思维的分析恰如其分，非常精辟。如果将这一段话用来解析中医与西医对生命科学的认知，也是异常贴切的。

整体观是中国古人对大自然的认知论，早在《易经》等古文化著作中就有论及。到了战国时期的文人学士，将其较为完整地收集在《黄帝内经》中加以阐述，历代医家对其不但遵循之、继承之、应用之，而且有所发挥。

1. 天人合一论

"天人合一"所说的"天",在这里是指大自然。《周易·乾卦·文言》曰:"大人者与天地合其德,与日月合其明,与四时合其序。"此文是讲大凡圣人能顺从自然,能与日月之变化同显示,与四季之寒凉同有序,这是亘古不变的道理。老子说:"天大,地大,道大,人亦大。域中有四大,而人居其一焉。"不但强调了人类与天地是和谐统一的,也在说明人类与天地是平等的。庄子说:"天地与我共生,万物与我为一。"认为天地万物与"我"是共命运的,是统一和谐的有机整体。《素问·宝命全形论》云:"夫人生于地,悬命于天,天地合气,命之曰人。人能应四时者,天地为之父母;知万物者,谓之天子。"《灵枢·岁露》云:"人与天地相参也,与日月相应也。"《素问·离合真邪论》则云:"夫圣人之起度数,必应于天地。故天有宿度,地有经水,人有经脉。天地温和,则经水安静;天寒地冻,则经水凝泣;天暑地热,则经水沸溢;卒风暴起,则经水波涌而陇起。"《素问·阴阳应象大论》则从东西南北中不同区域的不同自然环境,讲述人的生理现象。说明人是离不开天地的,人赖天地而生存,天地四时的变化对人有直接影响。

中医在诊治疾病时,首先要明确当年的五运六气,"必先岁气,毋伐天和"(《素问·五常政大论》);其次,观察患者的气色、神情,"见其色,知其病,命曰明"(《灵枢·邪气脏腑病形》),"五色微诊,可以目察"(《素问·五脏生成论》);了解患者是何地人,曾经在哪里居住,"医之治病也,一病而治各不同,皆愈何也?岐伯对曰:地势使然也"(《素问·异法方宜论》);询问发病时间,发病节气,"春夏秋冬,四时阴阳"(《素问·络脉别论》);生活中有何特殊习惯,睡眠如何,"食饮有节,起居有常"(《素问·上古天真论》);最后"按其脉,知其病"(《灵枢·邪气脏腑病形》)。这种程序源于《黄帝内经》,历经千年传承不衰。这不是单刀直入地单纯查看生化检查单、影像片来诊断疾病的,这些思路与方法都与自然、社会有着密切关系。有人把中医的整体观看成是落后的、保守的,这是对中医的误解。现代医学也越来越重视从整体研究人的健康问题,认为医学是身心社会医学,是生理、社会、自然医学。

"天人合一论"是中医学辨证论治的基础。中医所说的证候,包括病因、病位、病势等内容,其中病因就包含着与大自然相关的各种致病因素。《素问·阴阳应象大论》就是讲述阴阳五行与人体相应的各种关联模式，"上古圣人，论理人形，列别脏腑，端络经脉，会通六合，各从其经，气穴所发，各有处名，溪谷属骨，皆有所起。分部逆从，各有条理。四时阴阳，尽有经纪。外内之应，皆有表里，其信然乎"。

2. 形神相应论

有人认为，中医不懂解剖，只重视"气"，而"气"是肉眼看不见的，所以就说中医是"伪科学"。中医真的不重视解剖吗？非也。古代中医学所讲的解剖，不是单纯的西方医学解剖刀下的实物，而是内观解剖学。这种内观解剖学是通过直观、体验而获得的。由此获得的是形体与精神的协调相应，或者说是脏腑经络之"形"与功能所现之"神"的有机结合。《灵枢·九针十二原》云："粗守形，上守神。"这里谈到了高明医生与一般医生的区别。粗工只限于形体之知，仅能处置形体之苦；而上工却能够达于神气之和，从而将形体之苦与神气之逆统一把握与处置。

"形恃神以立，神须形以存"（《养生论》）。人的形与神是相互依存、对立统一的，亦即人们常讲的"形神兼备"。《灵枢·外揣》云"司外揣内，司内揣外"，意思是以整体观为依据，通过外部的体征可以了解内部脏腑的变化规律，从而为医生提供正确的诊断信息。正如《灵枢·本脏》所云："视其外应，以知其内藏，则知所病矣。"古代中医学虽然没有精密仪器为其提供内脏的微观变化，但医者却可通过外部形态（包括肢体、五官、毛发、皮肤、精神、语言、舌象、脉象、爪甲、分泌物等）来辨别脏腑的生理、病理状态。《素问·阴阳应象大论》云："善诊者，察色按脉，先别阴阳。审清浊，而知部位；视喘息，听声音，而知所苦；观权衡规矩，而知病所主；按尺寸，观浮沉滑涩，而知病所生。以治无过，以诊则不失矣。"这里所说的"审、视、听、观、按"就是医生的诊察手段，也就是我们常说的"望、闻、问、切"四诊。观察这些表露于外的痕迹，就可以获取疾病的很多信息，以便为治疗提供可靠的遣方用药依据。

中医认为形体与精神密不可分，强调生理与心理的协调协同关系，重视生理与心理的相互影响。现在的临床医生几乎每天都会遇到形与神共病之患者，许多神经系统、免疫系统以及无法归类的疾病，都与神有关。《素问·疏五过论》云："故贵脱势，虽不中邪，精神内伤，身必败亡。始富后贫，虽不伤邪，皮焦筋屈，痿躄为挛。"说的是地位跌落、财富破产而使情志发病。现代医学常按抑郁症治疗，而中医通过调气血、精神治疗，原来所患形体之疾，也会得到改善或痊愈。

3. 脏腑相关论

脏腑相关论是在整体观的基础上对人体自身的再认识。这一点在《黄帝内经》中论述得最为清楚。在《素问》的"金匮真言论""阴阳应象大论""灵兰秘典论""六节藏象论""五脏别论"，以及《灵枢》的"经脉""经水"篇等，均有不同层次的叙述。中医学认为，人是一个有机整体，内有五脏六腑，外有四肢百骸，它们之间息息相通。这种相通是通过经脉中的元气周流而生生不息的。古人用形象思维的方法，将人比喻为大自然的一部分，或曰"小天地"，这个"小天地"同大自然一样，也是阴阳五行的结合体。五脏为阴，六腑为阳；而五脏六腑又以木、火、土、金、水五种材料来组成。它们之间有生有克，有相互生长，也有相互约束。这种关系无太过、无不及，是平衡和谐的，从而使人保持着健康无病的状态。中医据此认知，对疾病的诊断与治疗也是有着明显的脏腑相关论。如肺系的咳嗽，"五脏六腑皆令人咳，非独肺也"（《素问·咳论》），故治疗咳嗽亦非清肺一法也，而有清肠而泻肺（肺与大肠相表里），清肝而肃肺（木火刑金所致），培土而生金（虚则补其母），滋水而润肺（水涸则伤金），泻南补北（清心火而补肾水，不使火伤金）等法。

《素问·五常政大论》有"气反"一词。何为"气反"？就是病变发生在甲脏腑经络上，而症状却表现在乙脏腑经络上。前人根据这一特点，从病变相反部位去施治，往往能取得较满意的疗效。由此而创立了"病在上，取之下；病在下，取之上；病在中，傍取之"（《素问·五常政大论》）；进而又有"从阴引阳，从阳引阴；以右治左，以左治右"（《素问·阴阳应象大论》），以及内病外治、外病内治、脏病治腑、腑病治脏等治法。例如，胸痹心痛病（以冠心病为主），中医在治疗上不仅有针对心脏的活血化瘀法、祛痰宽胸法，还有从肝气论治的疏肝理气法，从胃治的辛开苦降法，从肺论治的益气肃降法，以及从肾论治的温阳散寒法等。这种从整体上把握胸痹心痛病论治的思路，是治本之法，是长效之法。

国医大师邓铁涛曾提出"中医五脏相关理论"。他认为：中医学在实践中超越了原始五行学说的局限，而将五脏六腑之间的影响归纳为促进、抑制与协同三种关系，这样就从多角度阐明了中医整体观与联系观的内涵。

有一种观点认为，整体观是在当时社会文化、科技水平等条件下产生的一种思维方式，有很大的局限性，现今已明显不合时宜。这种观点是片面的。当今西医学的医学模式已由"生物医学模式"转变为"生物—心理—社会医学模式"；世界卫生组织关于健康的定义是：健康不仅指一个人身体有没有出现疾病或虚弱现象，而是指一个人生理上、心理上和社会上的完好状态。这些都反映了整体观的正确性与生命力。

中医的基本功不是简单地认药记方，而是要"上知天文，下知地理，中知人事"，就是要讲究因人、因地、因时制宜的整体思维方式。要达到这种境界，就要边学习、边临床、边总结，从实践到理论，再从理论到实践不断地反复。正如吴鞠通在《温病条辨》自序中说："进与病谋，退与心谋，十阅春秋，然后有得。"这种"仁心仁术"，只有穷其一生之精力或有所得。

三、辨证论治　博采众方

辨证论治是中医学的主要特点，起源于《黄帝内经》，完成于张仲景的《伤寒杂病论》，丰富于金元四大家，发展提高于明清时期的温病学家。

辨证论治这个学术用语，最能反映中医学的特点，也是区别中医与西医思维方法的着眼点。辨证论治的核心是从整体上去分析疾病、治疗疾病和预防疾病。如果不是从整体上去诊治疾病，就会陷入"头痛医头，脚痛医脚"的困境，也就失掉了中医学的精髓。

辨证论治的前提是"辨证"，这就需要明确"证"的含义。20世纪80年代，毛老参与了卫生部"中医证候"相关课题的研究，并参与《中医证候鉴别诊断学》和《中医证候辨治规范》的编写与统定稿工作，与许多前辈一起商讨证候规范问题。当时对证候概念的定义为：证候是疾病发展过程中某一具体阶段的本质反映，亦即是这一阶段的主要矛盾；它由若干个具有内在联系的、可以揭示疾病本质的症状所组成；每一个证候都有不同的表现形式和一定的层次结构，它是疾病所处一定阶段的病因、病位、病性、病势等的病理概括；在疾病的进退过程中，证候是动态变化的，证候变化首先是主症变化，辨证必须从主症入手。例如，泄泻（肠炎），一开始伴有表证者为葛根黄芩黄连汤证，表热罢是黄芩汤证，热证俱退脾虚失运是参苓白术散证，再后伤及脾阳者是理中汤或附子理中汤证，肾阳虚者是四神丸证。

可见，"证"就是疾病本质，是一个关于疾病病因、病性、病机的综合概念，是对疾病在发生、发展过程中某一个剖面的实质性的反映词。通过"证"的分析，就可以明白疾病现阶段的状态，拟定出正确的治疗方案和方药，并且可以预测到疾病的发展和转归。而"论治"则是"辨证"的目的，是解决问题的具体手段与方法。如果把"辨证"作为理论上的"虚"，那么"论治"就是临床上的"实"。"虚"是基础，"实"是实施，只有"基础"厚实，实施才能取得效果。这就是老一辈学者所说的，"用药容易认证难"。

现在许多年轻人读经典不够，记的方药也不多，所以开起方来只能是"临阵磨枪"。方剂和药物，犹如打仗的武器一样，只有记得多、记得熟，才能对付各种复杂病症。记得少，临阵只能孤注一掷，应付了事。毛老不仅能背诵许多经方和时方，还记录许多民间验方，在遣方选药时，常能随手拈来，运用自如。

在临床跟师学习中，多数学生常感到毛老的经验难学，方药思路难循，但患者常说"疗效好"！其中缘由是与辨证思维密不可分的。无论经方时方，都不宜照搬照用，要善于加减化裁，使之与病情环环相扣。前人已效之方，不一定合今人之病，要善于结合刻诊病证，选用最合适的方药，这就是中医的"方证学"。即使是自拟方药，只要能治愈疾病，亦是创新。近60年来，毛老融汇各家之长，师古而不泥，处方用药，形成了一套自己独特的思路，创新经验方就有百余首，在临床治疗中发挥着不可替代的作用，效果令人满意，求诊者盈门。

四、中和之道　以平为期

和谐社会首先是要求一个"和"字。《淮南子·汜论训》曰："天地之气，莫大于和。"东汉许慎《说文解字》这样解释："和，相应也。"相应，就是相适应、相回应，它要求人的行为不可过激、过偏，己欲立而立人，己所不欲，勿施于人，做到互爱互信，互尊互谅，人得其所，事得其宜，则社会和谐，生活幸福。毛老认为，看病开方，也要行"中和之道"。他所开的处方，力猛量大的药物几乎见不到，多是平常大家所常用的药。贵重稀罕之物他几乎不用，即使需要大辛大热之附子，也是由3克或5克开始，根据患者情况逐渐加量。特别是在退休之后，很少用孟浪之药，不轻易用大黄、牵牛子、番泻叶之类峻药，更不会跟风跑。一张处方，药味一般在6～12味。这种治法思维反映在《黄帝内经》中，就是"平衡"。毛老常引用《素问·至真要大论》中的一段话："谨察阴阳所在而调之，以平为期。"所谓"以平为期"，就是"中和"，就是阴阳平衡，即中和之道。这是中医治疗学的总则。一个人的健康是阴阳平衡的表现，而阴阳失去平衡，就表现为疾病。使阴阳恢复平衡，是治法的总则。在遣方用药时，将各种不同性味、归经的药物配伍在一起，以求纠正疾病的阴阳之偏，这就是"中和之道"。这种观点与实施方法在《伤寒杂病论》中，可以说比比皆是。临床中多出现相兼证候，如寒热错杂、虚实俱现、升降失序、气滞血瘀、大实有羸状、至虚有盛候等，在纠正这些证候时，所采用的平调寒热、补消兼施、升降有序、气血并举、攻补并用等，都是中和之法。

中和之道是总的原则，在具体应用时，即实施具体治法时，还要依据证候的性质以及所用药物的性能，进行药物的量化。例如，黄连汤中的黄连与干姜，桂枝汤中的桂枝与白芍，大黄附子汤中的附子与大黄，小青龙汤中的姜、细、味等，都包含着中和之道的思维。但这些药物的配伍，是否有效，还要取决于药物的"量"。"量变则质变"，这是符合辩证法的。经方中的药量更是有严格要求的。例如，把桂枝汤中的桂枝量加大，就是桂枝加桂汤，把芍药量加大就是桂枝加芍药汤，这就是经方魅力的特点。

毛老特别偏爱经方中相反相成的配伍方法，对此多有研究。相辅相成的配伍，比较简单，也比较直观，例如，大黄配芒硝、黄连配黄芩、黄芪配人参等，但对疑难杂症远不如相反相成的配伍。为此他深入研究了《伤寒论》中相反相成的配伍方法，在20世纪70年代末所写的《〈伤寒论〉相反相成配伍的探讨》一文，就是利用中和的思维对《伤寒论》药物配伍的深入研究，在有关《伤寒论》学术领域影响很大，至今还常被研究《伤寒论》学者所引用。

五、发展中医　贵在创新

毛老对中医的发展非常关心，在几次学术讲座中指出："中医要与时俱进，走现代化道路，这是必然的。纵观中医发展史，都是与当时的科学技术与人文科学密切相连的。时代在发展，人民群众对中医事业的要求也会随之提高。首先要从理论上有所突破，要吸取信息论、控制论、系统论中的合理部分。中医理论中微观概念说理不足，这样治疗的针对性就会笼统模糊。对于现代科学与现代医学中有益于诊断鉴别的技术，要学习、要吸收。但要提倡多元化发展，提倡学术争鸣。特别是对于走传统中医学道路的人才，要鼓励和支持他们成为'铁杆中医'。我们可以学习广东省中医院的经验，'中医水平领先，现代医学跟上'。制定每个病种的临床思路表，经过专家评价，分阶段在病区试用。这样经过反复努力，几年后，医院的专科专病特色就会显露头角，就会使医院的整体诊治水平有着明显的提升。"

"君子忧道不忧贫"，这是中华民族的优良传统。什么是中医之"道"，《黄帝内经》是中医之道，《伤寒杂病论》是中医之道，辨证论治乃是中医"道"之本，中药、针灸乃是中医"道"之术，这都是我们应当继承发扬的国宝。当前，最主要的是继承、学习，继承要从青年学生抓起，继承的方法是背诵、是跟师、是临证。这些年来，我们把中医的"道"丢得太多了，大的药方多了，经方用得少了；贵重药方多了，惠民药方少了；不伦不类的药方多了，君臣佐使、结构严谨的药方少了；有的凑上几味药，贴上家传秘方的标签，在那里贩卖非驴非马的东西，对中医声誉影响极坏。我们必须正本清源，真正把宝库中的东西学到手，继承在身。在当今市场经济、商品意识充斥各个角落的形势下，青年一代中医，必须坚持中医之"道"，发挥中医之"道"，创新中医之"道"，离开这个"道"的任何说教，都是变味的侈谈。

中医现代化是这些年来叫得最响的口号。什么是"中医现代化"，没有人说得很清楚，但与现代科技相结合，却是时代的要求，是社会发展的必然趋势。我们要认清足下的道路，找好切入点，结合自身的专业性质，从一个病种，或从一个证候，或从一首方剂，或从一味中药，或从一个治法，结合现代科学，进行深入探索。坚持中医的整体思维体系，坚持中医辨证论治体系，坚持中药特别是复方汤剂的传统疗法，坚持以临床疗效为考核标准。把几千年传承至今的宝贵经验继承下来，把现代科学有机地结合上去，中医的特点就会更加丰满，中医的生命力就会变得更强，中医药伟大复兴的时代就会迎面走来。

第二节　对疾病诊疗的学术思想

一、辨证论治八要

在长期临床实践中，毛老总结出"辨证论治八要"，于理论纲举目张，于临床证治有序。现整理分析如下，供同仁参考。

1. 明理

春秋战国时期哲学家子华子言："医者，理也，意也。盖理明则意得，意得则审脉处方，无所施而不中。"明·张介宾《景岳全书》开篇即言"明理"，谓"万事不能外乎理，而医之于理为尤切。"清·俞廷举在《金台医话》中说："医者理也，士不博极群书，无以明理，理之不明，何以认证，证之不明，何以立方？"国医大师裘沛然先生说："医学是小道，文化是大道，大道通，小道易通。"中医学是自然科学与人文科学的结合体，深含中国古代哲理与文理。如清·徐灵胎《医学源流论》所云："盖医之为道，乃通天彻地之学，必全体明，而后可以治一病。"

《黄帝内经》就是这样一部富含文理和哲理的医学典籍。继承中医学的精髓，必须从此类经典入手，以明中国文化之理，明中国哲学之理，明中医学基本理论之理。只有"明理"，才会"明医"，进而才能成为名医。不明理，思路就会远离中国文化，中医学的继承与发展就会成无源之水、无本之木。而要明理，就必须熟读中医经典，日月有进，终生不辍。国医大师邓铁涛说"四大经典是根"，这是经过数千年临床实践所证明了的至理名言，所以做医要"明理"，"明理"就要读经典，不只是读中医经典，还要读中国文化之经典。"文是基础，医是楼"（清·林则徐语），文理不通则医理难明，只有根基扎牢了，才能枝叶繁茂，开花结果。

2. 识病

有人认为中医只讲辨证，不讲辨病，这种说法是不全面的。毛老认为，病证并提是中医学对疾病认知的特点。早在东汉时期，医圣张仲景就提出"辨某某病脉证并治""某某病脉证治"。《金匮要略》中的每一篇都是以病为辨治单元，每种疾病都有证候、主症、主方等。隋·巢元方《诸病源候论》全书50卷，更是以"病"为纲,叙述了各种疾病的病因、病理、证候等。此后历代医家著作亦多病证并提。

随着医学的发展,现代医学病名逐渐进入中医学领域,被许多中医同仁所接受,例如冠心病、高血压病、慢性胃炎、溃疡性结肠炎、支气管哮喘、类风湿关节炎等。这些病名已为患者知晓,医者怎能拒之门外?在临床中,有些疾病可以直接引用西医的病名,然后写明中医病名,以便从中医典籍中悟出治疗的捷径。这就要求医者首先要认识疾病、明确疾病的诊断,不仅要有中医望、闻、问、切四诊的本领,还要多学习现代医药科技,掌握西医相应的诊断技术。如果完全照搬古代病名,不借助现代科技的检查,不但会影响医学知识的传播,更会影响中医临床的研究,阻碍中医学的发展与走出国门的步伐。

3. 辨证

辨证是治疗的前提,是维系中医基本理论与临床的思维过程。清·叶天士《临证指南医案》说:"医道在乎识证、立法、用方,此为三大关键。一有草率,不堪为司命……然三者之中,识证尤为要紧。"清·林佩琴《类证治裁》谓:"司命之难也,在识证;识证之难也,在辨证。"如果认证不准,其所拟方药就会离题千里,所以前人有"用药容易认证难"之说。中医辨证起源于《内经》,确立于张仲景,《伤寒杂病论》提出了八纲辨证、脏腑辨证、六经辨证、经络辨证等;后世由此发挥有三焦辨证、卫气营血辨证、病因辨证,以及气血津液辨证等;近年来有人提出体质辨证、时间辨证和方证学对应等。

辨证的核心是因人、因时、因地、因势(病势)而异,其中因人而异是最重要的。2016年12月国务院发布的《中国的中医药》白皮书在提到中医药特点时,将"个体化"作为辨证的主要内容。中医必须掌握这种辨证方法,做到四诊细致,一丝不苟,胸有成竹,由繁化约,对每一个患者都要做出病因、病性、病位、病势的证候诊断,才能为治法提出正确的依据。

4. 治法

通过识病、辨证,对疾病的性质就会有初步的认知。这种认知是在明确疾病本质的前提下,确定疾病的证候性质。法因证立,证候性质确定后,就有了治法的依据。治法是理论与方药衔接的重要环节,如果没有治法这个环节,其遣方用药就是无目的性的或仅为经验式的。虽然这种用药也可能取得疗效,但那是盲目的、无纲领性的。治法最好用文字表达出来。毛老指出,将治法写出来,讲出来，其思路就会自然地转移到对应的遣方用药上来。

需要注意的是，治法是依证候性质拟定的，脱离证候性质的治法，是狭隘的经验，而不少医者不注重这个环节，全凭个人的经验去治疗，仔细分析却与证候性质相悖。更不可思议的是，当前中医有"西化"的倾向。其治法每以炎症、病毒、支原体、肿瘤标志物等为依据，这种现代医学思维方式指导下的治法与中医学的基本思路完全不同，据此而遣方用药也就完全变了味。这是当前中医同仁应当亟须注意和避免的问题。

5. 拟方

中医方剂有经方、时方、验方以及单方、秘方之不同。毛老在拟定主方时，首先考虑的是经方，其次是时方，再次是经验方，经验方包括个人经验方和其他名家的经验方。他将这种思考顺序概括为：经方为先，时方为续，验方创新。毛老强调：个人的经验方脱离不了经方与时方的指导。经方是最具生命力的，只有掌握了经方，才能使处方有章法、有规范、有实用性。如果仅以个人的经验方为主，"各承家技，始终顺旧"（《伤寒论·序》），治疗一种疾病总是某个方子，这样的治疗实为画地为牢，不可能有新意，也不可能有新的提高。

方随法出，拟方即是落实理与法的灵魂的过程。拟方有误，可谓一误百误。而拟方必须在明确证候、拟定治法之后，学会抓主症、抓主方。抓住主方，就抓住了治疗的纲，纲举则目张，选药也就有了方向。毛老在临证时善于抓主症、抓主方、抓主药，善于汲取医家经验，融会新知，创立新方。如治疗冠心病，以气阴两虚夹瘀立论，创五参顺脉方；治疗消化性溃疡，以脾胃虚寒夹滞立论，创安胃清幽方；治疗慢性肝炎，以清补淡渗立论，创肝达舒方；治疗咳喘病，以肺燥脾湿立论，创麻黄九味汤，等等。

6. 鉴药

鉴药之要，必先明其药性。四气五味、升降浮沉、归经等，以及其新的药理研究，均当明了。如苦参、甘松之调心律；生地黄、黄连之降血糖；山楂、荷叶之降血脂；红景天、茶树根之抗缺氧；桉树叶、半枝莲之抑制泌尿感染等。不但要明了药性之正面，还要知晓药性之反面。有的医生用药往往只知其正面，而忽视了它的反面，这样很容易出现毒副作用。如活血化瘀药有耗气之弊，燥湿化痰药有耗阴之虞，辛温扶阳药有散血之嫌，滋阴养血药有腻膈之害，等等。

鉴药，还包括药物的炮制、配伍等，都要了然于胸。只有明了药物的性能，才能选好药。前人说：选药如对弈，一着得当，满盘皆活。一张处方，应做到"无毫发之差，无一味泛用之药。"（清·徐灵胎语）有的医生制药不如法，煎药不合度。开起方来，任意掂拿，少则十几味，多则二三十味，甚或四五十味，岳美中先生称其为"开药医生"。鉴药不是一朝一夕的事，既要全面，又要入细，细极毫芒，重在实践。

7. 养生

随着物质生活与文化水平的提高，以及近年来中医养生知识的宣传，患者对养生保健知识的要求越来越高。《素问·上古天真论》云"法于阴阳，和于术数，食饮有节，起居有常，不妄作劳"，这是中医养生学的总则。毛老在临床中，经常结合患者体质，因人而异地给患者讲解养生知识，包括饮食、药物、体质、经络、节气、起居、心理、运动等。诊疗工作之余，还编撰出版了《365天养生趣谈》《名老中医话说中药养生》《名老中医谈养生之道》等著作，受到读者青睐，认为这是中医养生学的"百科全书"。

毛老认为，医生不能只治病，不防病，应大力提倡"治未病"，这是辨证论治的重要内容，应当在高等院校中宣讲中医养生学，从学生抓起，这样就能使中医养生学得到普及，从而提高全民健康意识。毛老经常被学校及一些单位邀请去讲解养生知识，而亲自到他诊室请教养生知识者，更是络绎不绝。

8. 思误

所谓"思误"，是指对既往诊治过的病例进行反思，特别是对那些服药后效果不显，或有不良反应者，要认真思考，找出症结所在，提出解决问题的办法。徐灵胎在《慎疾刍言》中说："况医之为道，全在自考，如服我之药，而病情不减，或反增重，则必深自痛惩，广求必效之法而后已，则学问自能日进。"清·程钟龄之《医学心悟》，开篇即是"医家误"，言医家误有20种。在"医家误"中，他从认证、用药、诊断等诸方面提出医家误的缘由，要求医家应"病有根源仔细看""举手须知严且慎""劝君举笔须留意""谦恭退位让贤能"等，要杜绝不明证候、不分经络、辨脉不真、药不中的等弊端。

南宋著名理学家、教育家朱熹有句名言："为学须觉今是而昨非，日改月化，便是长进。"毛老常以此警示自己并启迪年轻人。他说，只有经常反思自己的过去，知其不足，才能及时纠正自己认知与治法上的缺憾，为进一步提高学术水平与治疗效果积累正能量。

二、略述治咳八法

咳嗽虽似小恙，但治之不逮，则会入内而成痼疾，故有"百病唯咳嗽难治"之说，提示对咳嗽要及早治疗，不留宿患。今将毛老临证治咳心得介绍如下，供同道参考。

1. 宣法

宣法有宣散风寒与宣散风热两种。凡是风寒郁闭而致肺气失宣，症见咳嗽鼻塞、痰涕清稀者，可用宣散风寒法，取小青龙汤治之。应用此方，干姜、细辛、五味子不可少。考《伤寒论》真武汤及小柴胡汤、四逆散的或然症加减法，凡咳者要加入干姜、细辛、五味子或干姜、五味子两药。干姜、细辛、五味子气味功能与肺气开合相吻合，有人不明此义，应用此方时随意减去，这是不妥的。清·陈修园论及咳嗽时说"姜细味，一齐烹，长沙法，细而精"，此语颇为中肯。若风热犯卫而致肺气失宣，症见咳嗽气急、痰稠苔黄者，则宜宣散风热法，拟桑菊饮变通治疗。毛老常加入鱼腥草、金荞麦根、黄芩等；并指出原方中薄荷不可轻视，其味辛性凉，可使风热从肌表而散。

2. 清法

清法是对肺热咳嗽而设。凡素有肺热，或表邪入里化热而咳者，皆可用清法治之。证候特点为咳嗽口干、痰黄黏稠，或痰带腥味不易咯出等。取泻白散加味治疗，拟方：桑白皮、瓜蒌皮、地骨皮、芦根、百部、黄芩、薄荷、金银花等。另用粳米包煎入药，意在养护肺络，不使灼伤。另外，临证还不时见到肝火犯肺证的咳嗽，症见咳而胁肋疼痛，或胀满不舒，每遇忿事而发，治宜清肝泻肺，可在泻白散的基础上增加数味，药如桑白皮、地骨皮、鱼腥草、败酱草、葶苈子、苏子、龙胆草等；咳甚者，可加入青黛、蛤粉冲服，仍用粳米包煎入药。

3. 润法

燥胜则干，当用润法。燥性咳嗽有两类：一是外燥伤肺，肺气急而不展；二是内燥灼肺，肺叶干而不润。外燥多发于秋季，有明显气候因素；内燥多由郁怒而发，有七情失和之因。两类均表现为咳嗽声嘶，口燥无痰，或有少量黏性白痰而带少许血丝，苔薄少津，唇赤干裂。治宜润肺清燥，常用方剂依次为清燥救肺汤和沙参麦冬饮。但在具体应用时，还要依体质之肥瘦而酌情加减。肥人可加瓜蒌、天竺黄、草决明等，瘦人则加玉竹、知母、白芍等。痰带血丝可加鲜小蓟、藕节、白茅根、三七、白及等，止血药不宜过早使用。

4. 降法

痰气上壅，肺气失肃，症见咳嗽不止，痰涎壅盛，头胀目眩，面部水肿或郁胀者，当用降法。俟上逆之气清肃下行，则咳嗽自平。毛老常将葶苈大枣泻肺汤、苏子降气汤、三子养亲汤三方合并化裁，药用炒葶苈子、炒苏子、炒莱菔子、炒白芥子、炙前胡、橘红、法半夏、厚朴花、生姜等。肺部听诊闻及干湿啰音者，可加射干、百部、鱼腥草、草河车。不可过早加入补药，以防壅滞留邪。

5. 通法

通法治疗咳嗽，前人论及不多。凡咳嗽兼便秘者，可考虑用通法治之。通者通导腑气之谓。肺与大肠相表里，大肠秘结，腑中浊气上迫于肺，使肺气不能清肃下行，故咳嗽与便秘并见。此类咳嗽，舌苔多黄腻而干。可选小陷胸汤加草决明、皂荚、冬瓜仁等。皂荚，上可泻肺止嗽，下可泄腑通便，是治疗便秘咳嗽之良药，但用量不可过大，以6~9克捣碎入药为宜。

6. 和法

和法含义较广，寒热兼容可和，补泻并施可和，散收有序亦可和。如寒包火咳嗽之麻杏石甘汤；气虚痰饮凝之参苏饮；肺卫失护痰气不散之桂枝加厚朴杏子汤等。毛老喜用百部（温）与黄芩（寒）、桔梗（升）与葶苈子（降）、苏叶（散）与粟壳（收）三个药对。对于那些证候性质处于疑似状态的慢性咳嗽，确有和中止咳之效。

7. 补法

大抵久咳，多属肾气亏损，且老人咳嗽亦不离乎虚字，故补益法治咳不容忽视。肺气虚者，咳而汗出，可用保元生脉饮；脾气虚者，咳而眩呕，取苓桂术甘汤合二陈汤；肾气虚者，咳而遗溺，拟七味都气丸加炒芡实、益智仁、补骨脂等。对于脾虚肾水上泛之咳喘气促，痰咸，舌面光红者，用金水六君煎常获良效，唯方中熟地黄要用砂仁拌和为宜。

8. 涩法

久咳用涩法，前人视为常规。如金元医家朱丹溪认为，咳嗽"用粟壳不必疑"。常用方如清化丸、人参宁肺汤、九仙散、细辛五味子汤等。毛老习用粟壳治疗久咳，每收覆杯咳止之功。但用量要掌握恰当，凡久咳痰少，舌苔薄而有津者，用3克即可；若阵发性频咳不止，舌红苔少而缺津者，可用10克，配以麦冬30克、北沙参30克；若咳剧难以安卧者，可以用到15~20克。涩法止咳，毛老还喜用九仙散（乌梅、粟壳、党参、麦冬、五味子、桑白皮、贝母、瓜蒌、阿胶），该方涩中有散，补中寓润，对于气阴两虚之久咳，临证收验颇多。

三、辨治痰湿证经验

人之脏腑经络、四肢百骸，津液无处不泽，若津液运化失常，便会产生痰湿，痰湿可随经络上下游离，发生许多疾患，故有"痰生百病""百病多由痰作祟"之说。痰湿性黏腻、重浊，缠绵交结，难以速愈。毛老对痰湿论治有独到见解，临床治疗痰湿证各种疾病，疗效突出。

1. 分三焦辨证而重视中焦

毛老辨治痰湿常以三焦区分而总不离中焦。他指出，痰湿既是病理产物，又是致病因素。痰湿的形成与五脏、三焦等脏腑有关，各脏腑气化功能失常、水液代谢障碍，均可产生痰湿，尤以肺脾肾关系最为密切。《不居集·痰证扼要》曰："虚损之痰，总不离脾肺肾三经之不足也……故痰之来者，无不在于肺；而痰之化也，无不在于脾；若论痰之本，又无不在于肾。"肺为水之上源，主宣发肃降，肺失宣肃，津液输布失常，停为水湿，聚而为痰。脾主运化水湿，位于中焦，是气机升降之枢纽，饮食、忧思、劳倦等损伤脾胃，脾失健运，水湿运化失常，变生痰湿。肾主水，肾的气化功能是津液代谢的动力，肾气虚弱，气化失常，津液运行失常，聚生痰湿。无论有形、无形之痰，居于三焦，均可引起相关疾病和症状。

毛老指出，痰湿蕴居上焦，引起心肺病症，如胸痹心痛、心悸、失眠、咳嗽、喘证、哮证、肺痿等病，出现胸闷如窒、胸胁满闷、心悸不安、心烦失眠、多梦等心系症状；咳嗽、胸闷、气喘等肺系症状；而且上焦痰湿常易化热，出现痰热扰心、痰热蕴肺等证。痰湿蕴居中焦，引起消化系病症，如胃痛、胃痞、呃逆、呕吐、腹痛、腹泻、胁痛、肝着、噎膈、癥瘕、积聚等病，出现纳差、泛酸、烧心、恶心、呕吐、腹胀、泄泻、胁胀、口干、口苦、便秘等症状，中焦痰湿可从热化或寒化。痰湿蕴居下焦，主要引起肾、膀胱病症，如腰痛、肾着、淋证、癃闭等病，出现腰痛、腰胀、小便淋漓、小便灼热等症状，热化居多。三焦之痰湿，舌苔均表现厚腻、腐苔等，化热则黄腻。脏腑之中，"脾为生痰之源"，表明痰湿的生成，均与脾胃有关。或脾胃本身病变，导致痰湿生成，或他脏病变影响脾胃，产生痰湿。脾为"后天之本""气血生化之源"，痰湿困脾，脾胃虚弱，一方面导致痰湿生成，形成恶性循环，一方面气血生化不足，后天失养，常引起变证。因而，脾胃在痰湿中的地位尤为重要，脾升胃降功能正常，痰湿易除不易生；反之，则易生不易除。

2. 注重芳香化湿药物的应用

毛老对痰湿病的治疗遵循"上焦清热燥湿，中焦芳香化湿，下焦淡渗利湿"的总原则。因上焦痰湿多热化，临床常用黄连、黄芩、苦参等苦寒清热燥湿药物；痰湿困顿中焦，常用藿香、佩兰、砂仁、白豆蔻、厚朴（花）、苍术、代代花等芳香化湿药物，尤喜以藿香、佩兰、砂仁配伍，或厚朴（花）、代代花等搭配；痰湿流注下焦常以薏苡仁、茯苓、猪苓、泽泻、车前子等淡渗利湿药物。

毛老认为，中焦是痰湿产生的根本，因而治疗痰湿应不离脾胃，一要恢复脾胃功能，断其痰湿生成之源，化除已有痰湿；二要防止脾胃的进一步损伤，包括药物、饮食、情志、劳倦等。医者尤不能以药物损伤脾胃，所以用药要轻灵。芳香化湿药物多辛温，入脾胃经，无大寒大热之性，符合"病痰饮者，当以温药和之"的原则，既可温化痰湿，又无助湿生热，更无寒凉伤气之痹，对中焦痰湿尤为适宜。痰湿本应温化，即使痰湿化热，也可应用芳香化湿药物断其根源。且芳香化湿药物有健脾、行气、止呕等功效，有助于恢复脾胃功能。临床中，治疗痰湿证者，方中常以藿香、佩兰、砂仁为伍，对体弱年高者，更取厚朴花、代代花等芳香花类药物醒脾化湿，徐图其功。

3. 少佐温阳药以祛顽痰湿浊

部分痰湿证者，病久反复，成顽痰湿浊，临床治疗棘手。毛老认为，此类多为久病患者，或病情复杂、脏腑功能失调，或失于治疗，或用药不当，或日日为情志所伤者。痰湿蕴结体内，并绵绵而生，日积月累，痰湿胶着而成顽痰湿浊痼疾。临床常见痰湿之腻苔逐渐消退，甚或遗留部分腻苔不易退去，且常位于中后部，治疗时间达数月或更长。痰湿治疗的根本原则是"温化"，但对于此类，普通辛温化湿药物往往难达理想效果，可在组方中稍加附子、肉桂、干姜等辛热药物，以化其痰湿胶着状态。但用量不可过大，一般以3~6克为宜，甚至更少。在应用桂附之类药物时，毛老常加入沙参、麦冬，以防辛燥伤阴。对于此类痼疾，宜缓功渐进而不可求速。

4. 病案举例

刘某，女，42岁，2012年2月28日初诊。病患呕吐10余天，间断出现，食后明显，口干、口苦，发作性胸闷、心悸，乏力。舌暗红、苔白厚腻，脉弦紧。中医诊断：呕吐。辨证：痰湿中阻。治法：健脾化湿，行气止呕。处方：藿香、佩兰、代代花各10克，砂仁、黄连各8克，吴茱萸4克，清半夏12克，白术、炒酸枣仁各15克，生薏苡仁30克，生甘草10克。7剂，水煎，每天1剂，分早晚温服。二诊：呕吐消失，纳食改善，无胸闷、心悸，乏力减轻，口干、口淡无味。舌苔已退大半。上方去黄连、吴茱萸，加炒麦芽、神曲、炒莱菔子各15克，5剂。三诊：诸症基本消失，服香砂养胃丸收功。

按：患者为中年女性患者，呕吐10余天，进食后明显，显系脾胃已伤。口干、胸闷、心悸、乏力等为气血生化之源不足所致。苔白厚腻，脉弦紧，提示痰湿中阻。方以芳香化湿为主，化开湿浊，恢复脾胃功能。二诊症状去其大半，舌苔已退，口淡无味，为胃纳不化，加麦芽、神曲、莱菔子等消食和胃。三诊症状消失，脾胃功能恢复，升降有序，痰湿已除，以香砂养胃丸健脾化湿巩固疗效。

四、谈肝气证治

"肝气"一词出自《内经》。其义有二：一是生理名词，指肝的生发之气，即生理功能，如《灵枢·脉度》篇曰："肝气通于目。"二是疾病名词，指肝脏病气，即病理状态，如《素问·玉机真脏论》篇云："怒则肝气乘矣。"又如《史记·扁鹊仓公列传》言："臣意切其脉，得肝气。"后世医家多将"肝气"作为病名沿用，民间俚语亦称"肝气病"。但文献中以"肝气"立名者较少，多在"郁证"或有关病证中叙述。毛老认为，肝气与郁证（肝郁）其实是有区别的。今将其对肝气为病的证治规律叙述于后，以冀在实践中交流。

（一）病机释义

肝气主要是指肝脏的作用太强及由其产生的一类病证。肝为风木之脏，以血为体，以气为用，主藏血而司疏泄，喜条达而恶抑郁，因血属阴而气属阳，故医家将肝脏的生理功能称为"体阴而用阳"。肝脏的作用为何会太强呢？这主要责之于五志过极。《灵枢·百病始生篇》云"忿怒伤肝"，若平素气恼不已，就会使肝气疏泄有余，作用太过，出现上冲、下逆、横克有关脏腑的症状，遂而产生"肝气病"；亦有因外邪引起的，《素问·阴阳应象大论篇》云"风气通于肝"，若外风过急，使人怒气不平，亦可发生"肝气病"，但为数较少。而肝郁则是作用不及，疏泄减弱，其气消沉，多由思虑不解引起。肝气与肝郁虽然均为气分病，但肝气为气分有余，或称木气太过，若横逆脾胃，可以用木克土来解释；而肝郁影响到脾胃，乃属"木不克土"了。肝郁可以发展为肝气，而肝气已经横逆，不可能再转变为肝郁。

（二）症状分析

肝气的临床表现与其生理特点和经脉循行有密切关系。清·林佩琴《类证治裁》谓："凡上升之气，自肝而出。肝木性升散，不受遏郁，郁则经气逆，为嗳，为胀，为呕吐，为暴怒胁痛，为胸满不食，为飧泄，为溃疝，皆肝气横逆也。"它的主要症状为胸胁胀满作痛，少腹胀痛，睾丸坠胀，或妇女乳房胀痛等。其症状以作胀为主，遇怒即发或加重为特征。这是由于肝气疏泄太过，使足厥阴肝脉经气不能正常舒展所致。先以气机阻滞而作胀，继而不通则痛，故肝气病以胀为主，有胀而不痛的，但没有痛而不胀的。它的发病部位，多从本脏本经部位开始，以两胁及少腹最为明显。然后循经扩散，上及胸膺、咽喉，下及股阴、前阴等。横逆脾胃，即出现"木克土"之候。若肝气亢而不平，上于头目，还会出现肝火证候，即"气有余便为火"，这时的肝气病已转化为火邪，其主要症状也会变为"气火偏旺"之候。

（三）证治概要

肝气为内科常见杂病，尤以妇女罹患者为多。清·李冠仙《知医必辨·论肝气》篇云："人之五脏，唯肝易动而难静。其他脏有病，不过自病，亦或延及别脏，乃病久而生克失常所致。惟肝一病，即延及他脏。"又云："五脏之病，肝气居多，而妇女尤甚。"此处所言"肝气居多"，不仅指肝气病，亦包括肝郁以及由肝气而产生的肝火、肝风等病证。但由肝气演变的肝火、肝风等，其性质与肝气有本质区别，故本文不做阐述。

1. 肝气内结证

症见胁肋胀满作痛，或少腹胀痛，或妇女乳房胀痛，不思饮食，常气恼急躁，舌苔薄白，脉弦。此乃肝气太过，内结厥阴本经，致使肝区、少腹等部位胀痛不解，为肝气病的基本证候。治宜疏肝理气法。药选柴胡、香附、苏梗、青皮、橘叶、佛手、麦芽等。方选《景岳全书》柴胡疏肝散（柴胡、陈皮、川芎、白芍、枳壳、香附、甘草），或《济生方》推气散（枳壳、郁金、桔梗、陈皮、肉桂、甘草）。兼寒者，加吴茱萸、细辛；兼热者，加牡丹皮、山栀子；兼痰者，加半夏、贝母。

2. 肝气上冲证

症见头胀而痛，头晕目眩，昏厥，吐血，脐下动气筑筑，气冲咽喉不得息，心悸少寐，舌质淡红，苔白或黄，脉弦劲。此由大怒伤肝，肝气暴胀，升发太过，气逆于上而致。治宜降逆平肝法。药选枳实、苏梗、橘络、川楝子、白蒺藜、炒杏仁、全瓜蒌等。方选《医方集解》五磨饮子（沉香、木香、槟榔、枳实、乌药），或《金匮要略》奔豚汤（甘草、黄芩、川芎、芍药、当归、半夏、生姜、葛根、李根白皮）。心悸少寐者，加酸枣仁、山栀子、竹叶；吐血者，加代赭石等。

3. 肝脾不和证

症见胁腹胀痛，善太息，腹泻肠鸣，纳呆，食入不化，心烦易怒，舌苔白腻，脉弦。此由肝气太过，克伐脾土，脾失健运所致。治宜抑肝扶脾法。药选人参、白术、茯苓、木香、防风、陈皮、白芍等。方选《妇人良方》六君子汤（人参、茯苓、白术、甘草、陈皮、半夏），可加吴茱萸、白芍、木香；或《丹溪心法》痛泻要方（白术、白芍、陈皮、防风），可加木香、乌药。

4. 肝胃不和证

症见脘腹胀满隐痛，连及两胁，食后不化，嗳气泛酸，呕吐，舌淡苔白，脉细弱。此由肝气太过，致胃气失和，气机升而不降所致。治宜疏肝和胃法。药选陈皮、半夏、木香、砂仁、蔻仁、川楝子、生麦芽等。方选《伤寒论》四逆散（柴胡、枳实、白芍、甘草）合《丹溪心法》左金丸（黄连、吴茱萸）。食后胃满者，可加神曲、鸡内金；脘腹胀满甚者，可加莱菔子、莪术等。

5. 肝气冲心证

症见胸胁胀痛，心胸憋闷，甚则痛闷欲绝，手足指（趾）冷，每遇怒气而作，舌苔白腻，脉弦紧。此由肝气疏泄太过，上冲于心，使心经脉络郁闭所致。治宜柔肝理气法。药选白芍、柏子仁、木瓜、当归、牛膝等。方选《素问病机气宜保命集》金铃子散（川楝子、延胡索）合《太平惠民和剂局方》失笑散（蒲黄、五灵脂）。兼热者，加天冬、生地黄；兼寒者，加苁蓉、肉桂。

6. 肝气夹痰证

症见咽中梗阻，如有炙脔，咯之不出，咽之不下；或颈部漫肿或结块，但皮色不变，缠绵难消，且不溃破。舌苔薄白腻，脉弦紧。治宜理气化痰或理气消痰法。药选半夏、橘核仁、苏叶、乌药、香附、夏枯草、大贝、海藻、麦芽等。方选《金匮要略》半夏厚朴汤（半夏、厚朴、茯苓、生姜、苏叶），或《医宗金鉴》海藻玉壶汤（海藻、昆布、海带、陈皮、青皮、连翘、象贝、当归、川芎、独活）。

7. 肝气下逆二阴证

症见胁连少腹攻冲胀痛，下扯二阴，且前阴有坠胀痛感，急躁易怒，夜寐多梦，舌苔薄白而腻，脉沉弦。此由肝气有余，疏泄过强，使其所过之胁、少腹、前阴等气结不展，形成病势向下的过激症状。治宜柔肝理气、苦辛散结法。药选白芍、柏子仁、木瓜、青皮、川楝子、木香、大黄、附子等。方选《止园医话》外疝方（川楝子、山楂核、荔枝核、橘核仁、青皮、茴香、干姜、延胡索、大黄、炮附子等）。

8. 肝气下逆任冲证

症见两胁连及少腹胀痛，月经不调，或有痛经、流产、不孕等，舌苔薄白偏干，脉弦紧。此由肝气太过，下逆冲任而致，冲为气海，任主胞胎，冲任受损，必致妇女发生经、孕、产等疾病。治宜柔肝理气、调理冲任法。药选柴胡、乌药、青皮、香附、陈皮、麦芽、荔枝核、龟板、鳖甲等。方选《太平惠民和剂局方》逍遥散（柴胡、当归、白芍、白术、茯苓、薄荷、甘草）。郁热者，加牡丹皮、山栀子；血虚者，加熟地黄、鸡血藤。

根据肝气病的临床特点，其证候多见于慢性肝炎、慢性胃炎、慢性胆囊炎、胃与十二指肠溃疡、小肠疝、胃肠神经官能症、慢性阑尾炎、慢性盆腔炎、月经不调等。毛老指出，若能坚持辨证论治的原则，探讨肝气病的发病机制与证候演变规律，选择最有效的方药去治疗，对于研发新药，甚至提出新的证候理论，肯定是大有裨益的。

五、乙型肝炎的辨证用药思路

（一）病机实中有虚，着眼体阴用阳

1. 湿热弥漫，气滞血瘀

根据我们10年来对1680例乙肝患者的舌象观察，发现白腻、黄腻或黄白腻苔者有1438例，占85.6%。这种腻苔是湿热内结的重要指征。虽然湿热之邪与乙肝病毒（HBV）并非等同关系，但可以肯定的是，湿热稽留为HBV生存提供了适宜的生存环境。湿与热本是两种不同性质的致病因素，但若相合则如油入面，难解难分，盘根于气分，浸淫于营血。作为病因，湿热所具有的隐匿性和渐变性使之不易被察觉，而一旦致病，其弥漫中阻与上蒙下注的特性则又决定了发病的复杂性与治疗的棘手性。临床发现，肝脏疾病始终离不了气滞血瘀的病理变化，乙肝的病理变化更是如此。而气滞血瘀的形成，肝气郁结是一个主因，湿邪阻滞是另一个主因。湿热、气滞与血瘀是乙肝的三个主要病理因素，且常相合为病。湿热每与气滞并存，而血瘀是气滞的必然趋势。因此，治疗时就如同抽丝剥茧，极难一蹴而就。

2. 气阴亏损，脾肾两虚

肝脏犹如一个巨大的化工厂，具有代谢、解毒、免疫、生成与分泌胆汁等多种功能，一旦发生病变则不堪重负。中医学认为，肝是一个非常奇特的内脏，说它"藏于右而行气于左"，言其本性为"体阴而用阳"等。所谓"体阴"，是指肝藏血，性喜柔；"用阳"则指其具有敷布、疏泄、升发的功能。乙肝在发病过程中常表现为肝体不足而肝用有余。不足者虚，有余者实，而肝虚往往由肝实所致。有余者即太过，或为肝气，或为肝热，或为肝阳，或为肝燥等，进而横乘脾胃，下汲肾水，形成脾肾两虚。

由上述可知，乙肝病理变化的实质可概括为：湿热余邪残未尽，肝郁（瘀）脾肾气血虚。如果临证能在复杂多变的病理变化中，抓住正虚与邪实之间的微妙变化，权衡孰主孰次，孰进孰退，也就抓住了乙肝的本质，从而为立法用药提供准确的依据。

（二）证候复杂多变，类型兼夹不一

对乙肝证候的认识，必须在中医基本理论指导下，进行综合性的动态分析，不可拘泥于症脉，更不要为"病毒"二字所束缚。通过对近10年关于乙肝的30

篇临床资料分析，发现在4028例中，证候分型竟有34种之多，但其中以湿热、脾虚、肝郁、血瘀、阴虚5种证候最为多见。

1. 湿热疫毒证

本证多见于乙肝病情活动阶段。由湿热疫毒蕴结肝胆所致，临床可见黄疸、腹胀、口苦、恶心呕吐、便秘溲赤、舌苔腻、脉滑数等，常诊为"阳黄"或"急黄"。研究表明，此阶段丙氨酸氨基转氨酶（ALT）升高明显，且ALT的升降与湿热毒邪的进退呈正相关，提示ALT升高是判断湿热型肝炎湿热疫毒轻重的重要依据。另外，免疫球蛋白G（IgG）升高在此型中亦较突出，也可作为一个辨证依据。治疗以清热利湿解毒为主，代表方剂为甘露消毒丹、茵陈五苓散、五味消毒饮等。另有报道用苦参碱注射液、三草针（白花蛇舌草、夏枯草、甘草）治疗，临床有效率、HBeAg阴转率均优于对照组。

2. 肝气郁结证

本证与内科杂病中的肝气郁结证不同。后者多为单纯的情志抑郁所致，而乙肝病程中出现的肝郁证则多因于湿热内阻，肝气不达。此为湿热与气郁相兼证候，但又以气郁表现为主。临证可见两胁胀痛，口苦纳呆，情绪易于波动等。本证多见于黄疸型乙肝初期，或慢性活动性肝炎（CAH）恢复期。检查可见IgA升高。治疗当以疏肝理气为主，兼以清热利湿，代表方剂为柴胡疏肝散。有报道用本方加郁金、半枝莲、黄芪等治疗乙肝80例，结果HBsAg阴转率为47.95%，肝功能异常者均恢复正常。

3. 气滞血瘀证

诸多临床资料显示，气滞血瘀是乙肝的主要病理之一。因此，活血化瘀也就成为重要的治疗方法。其应用指征为：面色晦青，朱砂掌，蟹爪纹，肝肿大，胁下痛，舌紫及舌瘀筋等。有人发现，ALT长期升高伴有青紫舌及舌下瘀筋多者，95%的病理证实为CAH。另有人报道，本型中有65%的病理诊断为CAH。而活血化瘀药物能改善肝血流量，提高细胞耐缺氧能力，减少肝细胞坏死，从而加速病灶恢复，促进肝细胞再生，并且能调节人体免疫功能及消除免疫复合物的有害作用，有利于肝脏的修复。近年来有许多活血化瘀制剂用于临床，如复方丹参注射液、参三七注射液、五灵丸、川归桃片等。而其间古代名方如大黄䗪虫丸、桃红四物汤、乌鸡白凤丸等也有不少应用。有报道用大黄䗪虫丸治疗乙肝及肝硬化，总有效率为80%。

4. 脾虚湿困证

脾虚与湿困是一个互为因果的关系，而乙肝过程中脾虚湿困的病本是脾气虚。脾气虚主要表现为消化系统功能的减退和紊乱，尤以胃肠、胰、脾功能的降低为显著。研究证实，此型血清球蛋白及 γ 球蛋白明显升高，而血浆白蛋白则明显降低。临床表现可见纳呆呕恶、腹胀便溏、舌体胖大等。多见于CAH。治疗可宗仲景"见肝之病，知肝传脾，当先实脾"之旨，立健脾益气、运化湿浊之法，方以四君子汤加黄芪为代表。本方具有增强网状内皮系统吞噬功能的作用，并能促进机体产生干扰素，有助于自身稳定。有报道用本方随症加减治疗CAH 40例，结果肝功能恢复，IgG、IgA、IgM均降至正常，细胞免疫各项指标均提高到正常水平。

5. 肝肾阴虚证

此型多因肾水不能涵养肝木而成。有学者发现，此型多伴有免疫复合物引起的病理损害。临床表现为肝掌、手心灼热、舌红脉细等。多见于CAH早期或肝硬化早期。治宜滋养肝肾，兼以清肝解毒。代表方为一贯煎。有报道用本方治疗CAH、肝硬化234例，总有效率为92.6%。

上述5种证候是乙肝发生发展过程中的阶段性表现。实际上乙肝的单一证候很少，而复合证候居多，特别是CAH，痰瘀夹虚者尤为常见。

（三）综合遣方用药，权衡主次缓图

明确证候性质后，斟酌用药思路就显得非常重要。乙肝证候复杂多变，很难用一方一药统而治之。治疗时应注意以下几点。

1. 综合辨证，多法联用

目前治疗乙肝多采用分型论治，或以一方为主，兼以辨证加减用药。但即使是辨证分型论治也非一证一方，而是依据证候性质采用多法联用，即在一方内，融清热解毒、活血化瘀、补益肝肾等药物于一炉。虽然各种治法侧重点不同，但均应体现出整体调控的特点。毛老所拟定的"肝达舒方"，即是一首既有黄芪补气，又有三七活血，另有郁金清热解毒的复合方剂。研究证实，清热解毒药有抑制病毒复制、消炎和恢复肝功能的作用，活血化瘀药有抗肝纤维化、改善肝脏血液供应、降浊退黄等作用，补益脾肾药则有调节免疫机制作用。这些药物所具有的功用，对乙肝病变的改善显然都是十分必要的。

2. 活血化瘀，贯穿全程

临床研究表明，活血化瘀法当贯穿于乙肝治疗全过程。即使是乙肝初期，病在气分，少量运用活血药也可起到舒达肝络，预防病毒深入营血的作用。活血化瘀法有理气活血、解毒活血、滋阴活血、益气活血、软坚活血、利水活血等之分，临证可视病情择用。著名肝病专家关幼波先生认为，活血药可以加速黄疸消退，有利于肝脾肿大的回缩，且活血有利于生新。有报道，重用赤芍治疗重症肝炎取得显著效果即是佐证。现代研究表明，活血化瘀药对改善肝脏微循环，纠正血液黏稠度异常，调整组织代谢，改善人体免疫反应等均有明显效果。

3. 病毒不除，扶正不止

HBV不易清除，与机体免疫功能失调有密切关系，而免疫功能失调常表现为脾肾气虚与肝肾阴虚证候。因此，在治疗上应注意坚持"病毒不除，扶正不止"。许多学者根据"四季脾旺不受邪"之旨，主张扶正以补脾气为主，并提出多种治法，如健脾化湿法（参苓白术散、六君子汤等）、培土疏木法（柴芍六君子汤、逍遥散等）、健脾化瘀法（归芍六君子汤合桃红四物汤）、补脾益肾法（理中汤合肾气丸）、益气养阴法（异功散合一贯煎）等。但也有人认为，肝虚受毒在于肾水不能涵养，故多运用生地黄、枸杞子等以滋补肝肾。毛老体会到，治疗乙肝用药应注意健脾不可太壅，祛湿不可太燥，滋阴不可太腻，补气不可助热，处处呵护脾肾。

4. 选药忌偏，用量适中

乙肝病程中，正虚与邪实常处于动态变化之中，且每呈相对立的病因同时出现，如阴虚与湿困并存，痰浊与郁火相容，虚与瘀结互见，上热与下寒同兼等。要处理好这些矛盾，应注意四点：一要分析标本缓急并兼顾处理，即选用既能截断疾病发展，又没有负面影响的药物。二要在药物用量上下功夫，使量重之攻剂勿伤正，量轻之补剂勿留邪；攻伐之药量重而剂少，滋补之药量轻而剂多。此外，可借鉴施今墨先生用对药的经验，如同用青皮、陈皮，枳壳、枳实，冬瓜子、冬瓜皮，赤芍、白芍等。实践证明，等量应用这些对药，对解决上述矛盾颇有裨益。三要选用具有双向作用的药物，如具有益气养阴的西洋参、太子参、黄精、山药，养血活血的丹参、当归、鸡血藤，活血利水的益母草、泽兰、半枝莲，扶正消积的鳖甲、龟甲、鸡内金等。四要选用无明显毒副作用的药物。另外，用药时还应借鉴近年来的实验研究成果，如抑制病毒的白花蛇舌草、板蓝根、山豆根、重楼（草河车）等，具有免疫调控功能的黄芪、人参、灵芝、冬虫夏草等，改善肝功能的茵陈、益母草、垂盆草、虎杖等，但必须在中医辨证的前提下选用。

六、从"阳微阴弦"谈冠心病的证治轨范

冠心病是一种非常古老的疾病，早在汉代张仲景就对此病有典型症状描述及相应的治疗方法，长沙马王堆汉墓女尸乃是世界医学史上第一例经病理学证实的冠心病患者。20世纪60年代以前，中医治疗该病的临床资料甚少；20世纪70年代以后，随着诊断技术的提高，特别是中医疗效的显著优势，中医对本病的研究逐渐步入轨范。目前，这种研究正处于认识深化与治疗升华阶段。毛老从《金匮要略·胸痹心痛短气病脉证并治篇》谈起，对冠心病的病机进行了再认识，并结合临床探讨了其证治轨范。

1. 胸痹病机回溯

1994年国家中医药管理局发布的《中医病证诊断疗效标准》（以下简称《标准》），将冠心病归属于"胸痹心痛"范畴。20世纪70年代初期，一些学者认为冠心病的基本病机是"气滞血瘀"。据1972年冠心病座谈会资料统计，治疗心绞痛50首方药中，以活血、温通、宣痹为主的就有41首之多，且治疗途径也无扶正之法。这种立法用药虽然以冠心病为主症，以"心胸闷痛"为依托，但也明显受传统观念"不通则痛"所约束。

随着治疗的深化与对无效病例的分析，单纯用"通"法的局限性日趋显露。有学者对此提出异议，认为冠心病多发生于中老年人，"年四十，而阴气自半也，起居衰矣"。指出冠心病的机制，"虚"是根本，不能只着眼于"实"而忽略于"虚"，即舍本求末。如任应秋先生说："由于心的功能首先是主阳气，其次是主血脉，因而发生病变，亦首先是在于阳气方面的亏虚，其次才是血脉有所损害。有了这一概念，对于冠心病的治疗才比较胸有成竹。"蒲辅周先生认为："冠心病属虚者多，而属实者少，也有虚实互见，寒热错杂的。"并依此拟双和散，是以补为主，以通为用。岳美中先生则指出："冠心病的病机可能与胸阳衰弱，浊阴干犯清阳有关。"他在用通心阳之瓜蒌薤白剂的同时，拟人参、三七、

琥珀末，按照2：2：1比例配服，具有益心气、通脉络之功效。这些由虚致瘀的认识和治法，来源于实践，贴切临证，已为医家共识。与"不通则痛"相论，此可谓"不荣则痛"。这两种认识在临床证治中的有机结合，就构成了能够揭示冠心病实质的完整概念——本虚标实论。

2. 阳微阴弦探源

据对近年来发表的学术资料分析，冠心病的病机为"本虚标实"已无可置辩。奇妙的是，当把这种机制放回到历史文献中稽考时，方知张仲景关于"胸痹心痛"的病机"阳微阴弦"乃是这种认识的渊薮。张仲景云："夫脉当取太过不及，阳微阴弦，即胸痹而痛，所以然者，责其极虚也。今阳虚知在上焦，所以胸痹心痛者，以其阴弦故也。""阳微阴弦"，即上句"太过不及"之意。前人认为关前为阳，关后为阴；微为不及，弦为太过。就病机而言，"阳微"即是本虚，"阴弦"即是标实。"阳虚知在上焦"，就是心阳（气）虚弱；"阴弦"，凡指血瘀、痰阻、寒凝、气滞等诸因素。这里的阳与阴，不能狭义地解释为"阳气"与"阴寒"，而应理解为导致冠心病的正气与邪气。

有学者指出："阳微是指胸阳不振，阴弦是指阴邪反盛（阴邪，指痰饮、气滞、虚寒等）。"此说较为合理。《标准》的证候分类有六，其中本虚证有三，即心气虚弱证、心肾阴虚证、心肾阳虚证；标实证亦有三，即心血瘀阻证、寒凝心脉证、痰浊内阻证。就病机而言，此处舍气滞证不妥。郁虽有六，然因思虑恚怒致气郁者多。气郁则血瘀、则痰郁、则食郁，此为诸多医家所论及。冠心病尤应重视气滞证。经对2406例冠心病证型分析，其中气滞证124例，占标实证总数的11.9%。毛老认为，张仲景在治疗胸痹心痛病时，选用枳实、橘皮、厚朴、杏仁等，已注意到气滞证这个问题了。因此，"阴弦"包括气滞是无可非议的。

3. 整体恒动观察

《金匮要略》对证候的认识，既有整体论，又有恒动观。既然冠心病的病机为"本虚标实"，那么，这种虚实的概念就带有宏观的认识。虚的本质在于心阳（包括心气）不足，其次为脾肾二脏之虚。特别是肾与心关系最为密切。心为阳中之阳，肾为阴中之阴；心火下交于肾，肾水上济于心，水火相交，阴阳平衡，自无胸痹心痛之虞。且心火亦赖肾阳之温养。若肾中真阴真阳有一病及于心，就可能引起心痛。前人所说"欲养心阴，必滋肾阴；欲温心阳，必助肾阳"，确为心肾相关之要言。邪实的病位则游离于肺、肝、脾三脏。三脏有疾，或气虚，或气滞，或痰阻，均可影响到心脉而发生疼痛。若抛开五脏之间的整体关系，只着眼于"心"，那就是只见树木不见森林了。

在这种整体观念指导下，还要用动态的眼光去观察证候变化，胸痹心痛篇原文充分显示出这一点。原文谓："胸痹，心中痞气，气结在胸，胸满，胁下逆抢心，枳实薤白桂枝汤主之，人参汤亦主之。"本条明确显示，胸痹心痛有虚实之分，前者为痰浊阴弦之实，后者为心脾阳微之虚。用药之法，前者选薤白、厚朴、枳实以散之；后者选人参、干姜、白术以温之。正如《医宗金鉴》所云："实者用枳实薤白桂枝汤主之，倍用枳朴者，是以破气降逆为主也。虚者用人参汤主之（即理中汤），是以温中补气为主也。由此可知，痛有补法，塞因塞用之义也。"仲景用药，全凭乎证，方随证转，药随法变。如瓜蒌薤白剂三方，临证不能单以"心痛彻背"概括之，应抓住痰浊内阻的"心胸闷痛，苔腻脉滑"为主症。但解胸痛，通阳散结，用瓜蒌薤白白酒汤；后添不得卧，水饮上冲之证，则添一味半夏以降水饮；后又添出胸痞满症，则加枳实以泄胸中之气；因"胁下逆抢心"，故以厚朴泄胁下之气。仲景凡胸满多加枳实，凡腹满均加厚朴。此例即可佐证。

当冠心病在发展过程中，出现危急证时，仲景亦有应急之方。如原文："胸痹缓急者，薏苡附子散主之。"这里的"缓急"，是缓解期中的急性发作，偏意在"急"，非时缓时急之义。司马迁《仓公列传》中有"生子不生男，缓急无可使者"。其中"缓急"亦即"急"之义。它如条文："心痛彻背，背痛彻心，乌头赤石脂汤主之。"其意也在救危。上述两首方药均用附子，不但指明了胸痹心痛的恶化趋势，而且对该病的急性之重证也标明了用药大法，即"振阳气而逐阴邪"。

4. 临证体验心得

冠心病虽有三虚三实证候模式（按《标准》而言），但临床上见到的并非都是纯虚证或纯实证，本虚标实的复合证候并不少见。毛老曾对237例冠心病患者进行证候分类统计，标实证112例（占47%），其中心血瘀阻证42例，寒凝心脉证9例，痰浊内阻证30例，气滞证31例；本虚证71例（占30%），其中心气阴两虚证47例，心气虚弱证18例，心肾阳虚证4例，心脾阳虚证2例；本虚标实证54例（占23%），其中心气阴两虚伴气滞血瘀证41例，阳虚血瘀证5例，心肾阴虚伴血瘀证4例，心肺气虚伴痰瘀互结证4例。综上可知，冠心病证候是有规可循的，但又是错综复杂的。毛老说，绝对的虚证或实证是不存在的。即使处于相对稳定状态的时候，也常有与证候本质相悖的症状。

与证候动态变化相应的治法，单纯补法与通法也是不多的。较多的则是先补后通，或先通后补，或补通兼施。在遣方用药方面，毛老喜用生脉散（或保元生脉散）补益心脏气阴，大凡心气虚者用党参，心气衰者用红参，心气欲脱者用高丽参，而气阴两虚者用黄精、太子参、西洋参。痰浊内阻、胸阳不展者用瓜蒌薤白剂，毛老常将三方糅为一首，即全瓜蒌、薤白头、法半夏、嫩桂枝、炒枳实、厚朴花等。心血瘀阻者用冠心Ⅱ号，或丹参针、脉络宁、川芎嗪静滴。寒凝血脉者常用古方哭来笑去散所衍化的宽胸丸取效，是方由荜茇、高良姜、檀香、延胡索、细辛等组成，对心绞痛起效快、止痛时间长是其他活血散结药所不能比拟的。若是心肾阳虚证则拟真武汤，此方附子用量非常重要。有位老前辈曾说："附子是心脏之毒药，又是心脏之圣药。"说明心脏病必用附子时又要慎用附子。由于附子最佳有效量与中毒量非常接近，使得医生必须慎之又慎。若是气滞证，则常用三合汤化裁治之（三合汤由丹参饮、百合汤、金铃子散组成），或可以良附丸易金铃子散调理。

5. 小结

"阳微阴弦"作为冠心病的病机，有着揭示疾病本质和立法依据的作用。毛老认为，遵循《标准》并结合临床实践，对冠心病证治轨范有以下几点应当强调。

（1）"阳微阴弦"，字面上是言脉象，其实质乃是病机内涵的潜词。

（2）中医冠心病研究者认为，立论于气虚血瘀病机，立法于益气活血为主，辅以调整阴阳、化痰理气的治则，是与现代医学认为冠心病因动脉粥样硬化而致心肌缺血缺氧，进而造成心功能减退的病理生理特点相吻合的。这是近代中医防治冠心病的重大发展。特别是"气虚血瘀论"，可以看作是对"阳微阴弦"的最新解释，实用价值很高，应当作为冠心病证治轨范进行深入探索与研究。

（3）冠心病的证候分类应以《标准》为轨范，超出《标准》的证候应以临证实践为基础。随意扩大证候范围，使中医证治始终约束在"各承家技"的小圈子内，中医学术就难以互相交流、共同提高。

七、辨治胃炎，以和为贵

慢性胃炎属中医学"胃脘痛""痞满"等病证范畴，其病有虚实寒热及气血之辨。但在临床中常呈现出相兼证候，如寒热错杂、虚实俱现、升降失序、气滞血瘀。故其治疗不可偏执一法，而应寒热平调、补消兼施、升降有序、气血并举，以期达到阴阳平衡、病去正复之效。

1. 寒热平调

慢性胃炎每见寒热错杂证候，如既往有喜热恶寒之饮食习性，每食生冷之物即胃脘痞满，又有口苦、口干、苔黄而腻之热象，时或出现口腔溃疡。对此，毛老常选半夏泻心汤随症增减。前人称其具"辛开苦降"之功。辛开者，夏、姜之辛热以开之，苦降者，连、芩之苦寒以降之。也可用左金丸，取黄连与吴茱萸，一寒一热，寒者正治，热者从治，故能相济而立功。为主治肝火胃寒吞酸嘈杂之良剂。

2. 补消兼施

在慢性胃炎证候中，虚实俱现者亦有不少。如素有中气虚馁，少气乏力之脾胃气虚证，又有胃脘痞塞，食后隐痛之气滞证。单纯补虚则不利于消胀止痛，而一味行滞则有悖于中气恢复。毛老临床喜用厚朴生姜半夏甘草人参汤治之。方中既有厚朴、生姜、半夏散邪以除滞气，又有人参、甘草补中以复中气，是治疗中虚气滞痞满的代表方剂。此外，六君子汤、香砂六君子汤等，均为寓消于补的方剂。只是在应用时，要视虚实之多寡，或补消参半，或三补七消，做到补而不滞，消而无耗。

3. 升降有序

在慢性胃炎中，清气不升，浊气不降的清浊混淆现象亦较常见，如清气下陷而见泄泻，浊气不降而见呕恶、胀满。此证与脾阳不振有密切关系。张仲景四逆散方中，柴胡疏肝升清，透达阳气；枳实降浊导滞，行气散结；佐以芍药、甘草酸甘解痉，为治疗因肝郁而致脾胃不和之良方。或用于脘腹痛，或用于泄泻后重，或用于阳郁之厥等。元代李东垣的升阳益胃汤中，既有升清之参、术、芪、柴，又有降浊之半、连、芩、泽等，是治疗脾胃虚弱、清阳不升、浊阴不降的著名方剂。此外，柴胡疏肝散、逍遥散等，均含有升清降浊之意。

4. 气血并举

上腹部痞满与疼痛是慢性胃炎常见病状，其疼痛主要原因是气滞血瘀。所谓"气滞则胀，血瘀则痛"。但也不尽然，气滞亦可生痛，血瘀亦可增胀。只是气滞多兼肝郁，与胁肋不舒共见，还会出现噫气、打饱嗝等。凡气滞血瘀之痛，毛老常取丹参饮治之。方取丹参活血祛瘀，佐以檀香、砂仁行气止痛，气行血活，胃气得安，何痛之有！它如金代刘河间的金铃子散，方取金铃子疏肝行气，延胡索活血祛瘀，为理气活血止痛之药方。凡胃脘痛有定处，伴见舌质紫暗者，是为首选方药。

将两种不同气味、不同趋向、不同作用的药物拟为一方，这是中药相反相成配伍的惯例。它是根据病证矛盾的复杂性而拟定的，在应用时要注意四个问题：一是必须在明确证候性质前提下应用此法；二是药量多少取决于证候虚实、寒热、升降之孰重孰轻；三是慢性胃炎发作多与季节变化有关，要依据六气变化而加减；四是慢性胃炎与饮食不节有关，故可随症加入焦三仙、槟榔、鸡内金、莱菔子、大黄等以助消化。

八、回溯温疫特点，认清SARS脉络

中医学温病中具有强烈传染性和流行性的疾病，称为温疫。如果将严重急性呼吸综合征（severe acute respiratory syndromes，SARS）的发病规律、常见症状与中医病名相对照，显然应归属于温病中的春温、温毒、温疫等范畴，而以温疫较为合拍。SARS的流行虽是一件坏事，但却为中医治疗急性传染病提供了一个极好的机遇与场所。借此回溯历代医家诊治温疫的经验，并缘此去认清SARS的本质面目，总结出一套完善的中医预防与治疗措施，必将对提高中医急症水平，促进人民健康，起到不可估量的积极作用。

（一）病名探源

温疫二字，最早见于《黄帝内经》。在《素问》"本病论"及"刺法论"篇中明确记载有"温疫"类疾病。至汉代张仲景《伤寒杂病论》，虽未专门论述温疫，但从原序中可以看到温疫已在部分地区流行。晋代王叔和在重新整理撰次《伤寒论》中，开始把疫病分为寒疫和温疫。至隋唐时期，由于温病学未臻完善，所以温疫未能成为独立的疾病体系。到了金元时代，医学家对温疫的认识有了新的突破。特别是寒凉派开山刘河间，创立火热致病说，认识到温疫具有传染性，并制定出不少清凉方剂对证治之。迨至明代，山东、浙江南北两直，连年发生温疫流行，世医以传统伤寒法治之不效。吴又可独具慧眼，辨其为温疫，并将"平日所用历验之法"，详述精要，编著出我国医学发展史上第一部温疫学专著《温疫论》（以下吴又可相关引文均出自本书），给后世温病学的发展以巨大影响，并对传染病学做出了突出贡献。到了清代，温病学家辈出，叶天士、吴鞠通、王孟英、薛生白并称"温病四大家"，他们对温疫的形成及其特异性有了新的认识，特别是叶天士、吴鞠通的诊治经验被后人所推崇使用。杨栗山著《伤寒瘟疫条辨》（以下杨栗山相关引文均出自本书），在温疫病因诊治方面，继承并发挥了吴又可的温疫学说。这个时期，由于自然灾害与社会动乱等因素，温疫反复流行，医学家们根据自己的体验写出了不少有关温疫的专著。这些文献为后人研究传染性疾病提供了宝贵的资料。

（二）病因略述

温疫所以与一般温热病不同，首先是病因有别。古代医学家很早就认识到温疫的产生与自然界的反常气候有直接关系。《素问·刺法论》认为，运气的升降不前，气交有变，不迁正，不退位，刚柔失守，是造成气候异常的重要因素。张仲景在《金匮要略》开篇中指出，时令气候的"未至而至，至而不至，至而不去，至而太过"，均能影响人体而导致疾病。吴又可是一位具有极强思辨性头脑的医学家，他敢于破旧立新，从实践中静心穷理，历验多年，终于从"牛病而羊不病，鸡病而鸭不病，人病而禽兽不病"中悟出，"温疫之为病，非风非寒，非暑非湿，乃天地间别有一种异气所感"。他把这种不同于六经的异气，称为"杂气"。认为这种杂气具有传染性、流行性、特异性。吴鞠通则认为："温疫者，厉气流行，多兼秽浊，家家如是，若役使然也。"还说："温毒者，诸温夹毒，秽浊大甚也。"（《增补评注温病条辨》，以下吴鞠通相关引文均出自本书）强调"厉气""秽浊""温毒"是温疫流行的主要病因。

杨栗山则承前人之说，并有发挥，他指出杂气、厉气、毒气"无声无形，不靓不闻，其来也无时，其着也无方，感则一时不觉，久则蓄而能通。众人有触之者，各随其气而为诸病焉"。并述明污染的空气、水与动物是导致温疫流行的重要环节。但是，有了外部致病因素，感染与否还取决于人的正气，温病学家非常重视"冬不藏精，春必病温"这句名言。吴鞠通说："不藏精三字须活看，不专主房劳说，一切人事之所摇动其精者皆是，即冬日天气应寒而阳不潜藏，如春日之发泄，甚至桃李反花之类即是。"这就是说，一切能扰动或耗损人之阴精气血的各种因素，包括疲劳过度、情绪急躁、起居失序、气候反常等，都可以造成"不藏精"。由于阴精不足，所以到了阳气萌动的春天，感受到"杂气"侵袭，就会产生温热偏盛的疾病。"邪之所凑，其气必虚。"这就是为什么会出现"同居此地，同值此时，同感此风，而此则病彼则不病"的道理了。

（三）传播途径

《素问·刺法论》说："五疫之至，皆相染易，无问大小，病状相似。"说明疫邪的传染性是极强的，无论年龄大小，凡是传染病的"疫"疾，临床症状极为相似。其传播从"天牝"而来。"天牝"指鼻，因呼吸天气，故名。吴又可直指"邪之所着，有天受（指空气传染），有传染，所感异殊，其病则一"。叶天士则说："温邪上受，首先犯肺，逆传心包。"（《种福堂公选良方》）明确指出肺为首先受侵之脏。吴鞠通也说："温病由口鼻而入。"杨栗山则将杂气的传入分为："杂气之浮而上者"，从鼻息而入；"杂气之沉而下者"，从口舌而入。人感受疫毒之后，是如何传变的？多数医家尊叶天士卫气营血说，特别是对于他所说的"逆传心包"，颇为肯定。"逆传"二字是指邪气不循常规而传，为病势危重的表现。王孟英《温热经纬》指出："邪从气分下行为顺，邪入营分内陷为逆也，苟无其顺，何以为逆！"而吴鞠通则以下传为顺，以内陷膻中（心包）为逆，与叶天士同出一辙。总之，温病（包括温疫）的传变一般规律，是由表入里，由浅入深，由阳入阴，内上而下。但温疫的逆传性的可能比较大。提示人们对病情突变要有应急措施，以达转危为安之目的。

（四）治疗原则

温疫是温病中的急症、重症、危症，因此说治疗重在"早"，早期祛邪、防止内传是第一要务。吴又可说："大凡客邪贵乎早逐，乘人气血未乱，肌肉未消，津液未耗，病人不至危殆，投剂不至掣肘，愈后亦易平安。"杨栗山说："治法急以逐秽为第一义。"

清代中期，医家顾祖庚明确以解毒为纲，他说："温疫之法，总以毒字为提纲，凭他如妖似怪，自然体会无疑。居如不信，试观古今温疫之方，何莫非以解毒为主，吴又可之专用大黄，非解毒乎？张路玉之酷爱人中黄，而以童便配葱、豉为起手方，非解毒乎？叶天士之银花金汁必同用，非解毒乎？至于犀角、黄连、生甘草等味，十方九用，非解毒乎？故喻嘉言氏要言不烦曰：上焦如雾，升而逐之，佐以解毒；中焦如沤，疏以逐之，佐以解毒；下焦如渎，决而逐之，佐以解毒……解毒一言，反覆丁宁，示人以真谛也哉。"（清·唐笠山《吴医汇讲》）"解毒"二字，须当活看。广义地讲，清热可以解毒，祛风可以解毒，渗湿亦可以解毒，活血也可以解毒，化痰同样可以解毒，凡可以使毒邪升而散之、疏而通之、导而泻之、决而达之者，皆可理解为解毒法。

温疫既然属热性病，必然会伤阴耗津，因此，养阴保津亦为温疫正治大法。吴鞠通说："盖热病未有不耗阴者，其耗之未尽则生，尽则阳无留恋，必脱而死也。"叶霖从此句悟出："治热病知补阴，是最为扼要处。"由此可知，治疗温疫，以解毒与养阴为两大法则。

（五）证治分类

1. 风温袭肺证

症见发热，微恶风寒，头痛，无汗或少汗，口渴咽干，干咳，乏力，气短，舌边尖红，苔薄白或薄黄，脉浮数。治宜辛凉解表，清肺透邪。方选银翘散、桑菊饮。药用金银花、连翘、牛蒡子、芦根、薄荷、桑叶、菊花、射干、蝉蜕、瓜蒌皮、浙贝母等。

2. 邪伏膜原证

症见恶寒发热，头痛身痛，烦躁口苦，而后但热不寒，日晡益甚，胸脘痞满，舌苔白厚或如积粉，脉数。治宜疏利透达，宣化秽浊。方选达原饮、雷氏宣透膜原法。药用槟榔、厚朴、草果、柴胡、知母、黄芩、藿香叶、佩兰叶、陈皮、鲜荷叶等。

3. 疫毒犯肺证

症见高热烦渴，汗出气粗，咳嗽喘促，鼻煽，痰黄黏而难咯，舌苔黄厚，脉滑数。治宜清疫解毒，泻肺化痰。选宣白承气汤、清金化痰丸。药用生石膏、大黄、杏仁、瓜蒌皮、黄芩、南星、陈皮、杏仁、茯苓、金银花、枳实等。

4. 毒火刑金证

症见发热，咳嗽，咽干痛，痰中带血，气促，舌质红赤，苔白缺津，脉细数。治宜清金宁络，泻火解毒。方选雷氏清金宁络法、泻白散。药用麦冬、玉竹、北沙参、玄参、生地黄、旱莲草、冬桑叶、桑白皮、地骨皮、黄芩、生甘草等。

5. 热伤气分证

症见发热不恶寒，汗多，口渴，呼吸气粗，痰壅咳喘，舌红，苔白或黄、燥而少津，脉洪大数。治宜清泄气分，泻肺解毒。方选白虎汤、宣白承气汤、升降散。药用生石膏、知母、黄芩、瓜蒌、大黄、蝉蜕、僵蚕、甘草等。

6. 湿热壅肺证

症见发热，午后尤甚，精神倦怠，汗出不畅，胸闷脘胀，干咳咽痛，口苦或口中黏腻，溲赤便秘，舌苔厚腻或干黄，脉滑数。治宜清热解毒，化浊利湿。方选甘露消毒丹加减。药用生石膏、茵陈、杏仁、黄芩、川贝母、射干、连翘、薄荷、白豆蔻、薏苡仁、冬瓜皮、滑石等。

7. 热入营血证

症见发热夜甚，心烦气促，神志不清，甚则呛咳或有咯血，口唇干燥，舌绛，苔薄干，脉细数。治宜清营解毒，凉血养阴。方选清营汤、犀角地黄汤。药用犀角、黄连、栀子、玄参、生地黄、牡丹皮、白芍、麦冬、竹叶、郁金、莲子心、连翘、紫草等。

8. 热毒炽盛证

症见高热不退，咽痛且肿，头痛如劈，骨节烦痛，腰如被杖，喘息气粗，小便短赤，大便秘结，舌黑起刺，脉数而大。治宜清气凉血，泻热解毒。方选清瘟败毒饮加减。药用生石膏、犀角、黄连、知母、连翘、郁金、栀子、牡丹皮、玄参、桔梗、赤芍、生地黄等。

9. 热伤气阴证

症见身热不退或午后发热，汗出，颧红，干咳，口渴，心烦少气，舌红少津，脉细数无力。治宜益气养阴，清热保肺。方选生脉散、王氏清暑益气汤。药用西洋参、麦冬、五味子、石斛、知母、西瓜翠衣、黄连、竹叶、生地黄、通草、粳米等。

10. 正气虚脱证

症见高热突然下降，面色苍白，汗出淋漓，或冷汗出，四肢厥冷，精神淡漠或昏愦不语，呼吸急促，舌质暗淡，脉微欲无。治宜益气固脱，回阳救逆。方选参附汤、生脉散加味。药用人参（红参、西洋参）、炮附子、麦冬、五味子、黄芪、山茱萸等。

（六）早期预防

对于温疫的预防，早在《黄帝内经》中就有用药物小金丹等预防与隔离患者的记载。后世医家逐渐有所补充，形成了较为完善的预防措施。

1. 养正法

通过养正固精，以达到"安内攘外"的目的。①怡七情：温疫流行并非人人感染之，其中七情失和、惊慌胆怯的人最易受之。前人说"人气天气同虚"才可发病，人气虚指正气不足。因此，保持精神愉快，提高心理素质，用科学心态去对待疫情，则营卫通畅，表气自固，不易受邪。②调饮食：疫邪多自口鼻而入，因此饮食不洁或不节则易染之。《寿亲养老新书》说："啖炙饮热，至春成积，多所发泄，致体热头昏。"保持饮食平衡，多食蔬菜水果，少食膏粱肥厚，不使肠胃有积热稽留，温疫就不易发生。③适劳逸：劳倦过度或房事不节，多伤肾精。而安逸处优，懒于活动，亦可伤正。"藏于精者，春不病温。"精伤而不藏，易染温邪，安逸而不运，久卧伤气，易使温邪直入气分而发病。④导引强身：导引是古代一种通过肢体活动，调节呼吸和自我按摩相结合为特点的健身方法，引申而言，包括太极拳、意念功、器械运动，以及节律性深呼吸、自我拍打等都属于导引范畴。

2. 避疫法

避疫法包括远离病区与隔离患者等多种措施。①隔离患者：古代医家很早就指出，有温疫的人百日不得上朝入宫。清代陈耕道《疫痧草》指出，与此类患者"宜远座而不宜近对，即诊病看喉，亦不宜于病人正对，宜存气少言，夜勿宿于病者之家"。②除害灭病：包括各种卫生活动。③药物预防法：可服中成药黄连上清丸、羚翘解毒丸、清瘟解毒丸、小金丹、六神丸、福建香茶饼、紫雪丹、至宝丹、安宫牛黄丸等。也可用贯众、板蓝根、金银花、蒲公英、地丁、野菊花、七叶一枝花等，水煎代茶饮之。

第三章

临床精粹

第一节 经方治验

1. 柴胡桂枝葛根汤治疗高热

李某，女，31岁，1994年10月24日就诊。

高热1周，时冷时热，热时体温39~40℃，汗出热退，体温38.2℃。饮食尚可，大便干燥，小便黄赤。舌苔薄白而干燥，脉象细数。刻诊体温38.6℃。听诊：心肺无异常发现。诊为温病（太阴阳明热郁），拟清热疏表法，予柴胡桂枝葛根汤治之。

柴胡15克，桂枝10克，葛根30克，芦根30克，生石膏30克，连翘15克，羌活15克，半枝莲15克，鱼腥草30克，大青叶30克。水煎服。

服药当夜，体温下降至37.2℃，安然入睡。不料第二天下午，体温升至39℃，脉象滑数，舌苔黄腻。改用清化法。处方：

柴胡15克，葛根30克，桂枝10克，板蓝根30克，羌活10克，金银花30克，青蒿30克，香薷（后下）30克，鱼腥草30克。

服药后夜半，体温下降至37.4℃。继服2剂，体温恢复正常，未再用药。观察5天，未见发热。

【按语】此案所用方为"三阳合病"而设。桂枝、羌活入太阳经，生石膏、葛根、芦根入阳明经，柴胡入少阳经。而鱼腥草入太阴肺经，连翘、半枝莲、大青叶（包括板蓝根）清热解毒，既清气分热，又清阴分热。所用剂量较大，目的在于尽快清除热毒。如此用量在毛老病例中非常少见，他说："对于此病之高热，不能坐等热退，只能尽快祛邪，正如《内经》所言，'间者并行，甚者独行'。如果方药杂了，分量轻了，如同隔靴搔痒，延误转机。"

2. 桂枝加龙骨牡蛎汤加减治疗全身抖动

李某，女，26岁，1996年1月27日就诊。

元旦前结婚外出旅游，因受风寒出现全身抖动，时发时止。服用谷维素、维生素B₁、感冒通等，未见效果。求中医诊治。舌苔薄白，脉象沉细。诊为风伤营卫，筋脉失和。拟桂枝加龙骨牡蛎汤加减治之。

桂枝10克，炒白芍10克，生龙骨15克，生牡蛎15克，葛根10克，生甘草10克，生姜6克，大枣（擘）5枚。水煎服。

二诊：服用3剂，抖动近无。唯在室外活动时偶有发作。上方加生黄芪15克，炒白术10克，防风10克，以冀护卫，不使风邪侵入。

【按语】此虽小恙，但必有难堪之苦。若不及时治疗，亦会成为痼疾。桂枝加龙骨牡蛎汤出自《金匮要略·血痹虚劳病篇》，原方所治为"男子失精，女子梦交"。方由桂枝汤加龙骨、牡蛎而成，显系调和营卫、固精收敛之方。本例患者因受风寒而致，故取桂枝汤调和营卫，以祛风寒；龙骨、牡蛎有安神镇静之效；葛根乃阳明经药，兼入脾经，脾主肌肉，阳明主宗筋而疏利关节，故葛根可解关节与肌肉之急挛。诸味配合，祛风寒而缓急，是故可治肢体抖动。

3. 黄芪桂枝五物汤加味治疗左半身空虚麻木

魏某，女，80岁，2003年11月6日询诊。

患者颇喜中医，尤重养生，每有小恙，即来电求方。此次言昨日出现左半身空虚麻木感，且困痛不舒。问有何良方？毛老分析后，拟定黄芪桂枝五物汤加当归治之。

生黄芪14克，桂枝10克，炒白芍10克，生姜7片，大枣（擘）7枚，当归10克，生甘草10克。

服3剂后，电告减轻。继服7剂而愈。

【按语】魏某对中医药笃信不移，多年来一直请毛老看病，并常自购一些中成药以备不时之需。此次小恙，时值秋季，应金秋行令。金主收藏，但不可闭藏。收藏者，渐收阳气于内，不使耗散，以备冬令储蓄之。昨日天气突然转冷，如冬行令，乃"未至而至"。金气太过，必抑制木气。左半身者，肝木主之。肝木主筋、主血，若肝气被抑太过，其所主之筋脉不能疏利关节，故发空虚之患。黄芪桂枝五物汤出自《金匮要略·血痹虚劳病脉证并治》，可以温经气，散寒气，生发肝气；加当归以养血活血。所用方药既有桂枝汤义，又有当归补血汤义。毛老后来思考此案，认为若加上一味山萸肉，效果可能会更好。

4. 黄芪桂枝五物汤加味治疗卧位型心绞痛

张某，男，58岁。近月来胸痛发作10余次。每于入睡后发作，表现为心胸闷痛，呼吸不畅，语声低怯，肢体困倦，无力起坐。家属扶起后舌下含化速效救心丸方可缓解。曾用西药治疗，不能中止发作。舌质紫黯、苔腻，脉象沉弦微紧。

刻诊时仅着眼于血瘀络阻，套用活血化瘀方药，如桃红四物汤等，有小效而无大效。复诊时改变思路，改用益气温阳化瘀法，取黄芪桂枝五物汤加味。

生黄芪15克，桂枝10克，赤芍15克，红参10克，降香15克，石菖蒲10克，炙甘草10克。水煎服。

服用7剂，明显好转。再进5剂，心胸闷痛未见发作。继服12剂，心电图显示：ST已恢复，T波低平。继用上方以巩固疗效。

【按语】卧位型心绞痛多发作于平静之时，如平卧于床上或沙发上出现心绞痛，胸部憋闷，呼吸困难，需要站立后方能缓解，这与劳累或情绪激动后发作心绞痛显然不同。毛老分析认为，此例初诊时，只是固守于"不通则痛"之机制，沿用"通则不痛"之常法，拘泥于病而忽略了证。复诊时，注意到患者多发于夜间，遂思忖到《素问·阴阳别论》"静者为阴，动者为阳"。静卧时，阳气不足于温运血脉，故出现心绞痛。此系阳气不足，血脉留滞所致，故改用益气温阳化瘀之法，《金匮要略》黄芪桂枝五物汤正与此证合拍。所加之药，红参温阳气，抵寒气；石菖蒲开心气，通心络；赤芍、降香活血行气；炙甘草助胃气以资血脉之源。毛老曾治疗数例，多有疗效。形寒肢冷者，加炮附子、干姜；便溏者，加肉豆蔻、补骨脂；气不接续者，加山萸肉、白果；气阴两虚者，可取西洋参或太子参。

5. 苓桂术甘汤合温胆汤加味治疗心肌炎后心律不齐

王某，女，26岁，2013年3月13日就诊。

患感冒半月余，咳嗽，咯痰黏稠不易吐出，继而胸闷心慌，住某省级医院治疗，病情稳定后唯心律不齐未愈。出院后寻中医诊治。除偶有心悸外，时感心跳不整。心电图提示：窦性心律，偶有室性早搏。心率76次/分。舌质淡暗，苔白腻不厚，脉偶有结象。诊为湿邪未除，心阳不展。拟苓桂术甘汤合温胆汤加味。

茯苓15克，清半夏10克，白术10克，炙甘草10克，橘红10克，桂枝10克，枳实10克，竹茹10克。水煎服，14剂。

二诊：服后感胸部舒畅，但仍时有心悸、心烦。上方加莲子心8克，炒酸枣仁20克。继服14剂。

三诊：很少发作心悸，心烦已无，脉整无结象，舌质暗红。加丹参15克，以养血化瘀。嘱咐服用20剂，若无不适，可以暂停药物治疗。

【按语】心肌炎后心律不齐比较常见，有的易治，有的难疗。其难疗者，常与患者心理因素有直接关系。特别是女性，患了心肌炎以为难以根除，忧心忡忡，不能安心治病。所以在治疗这类疾患时，引导患者正确对待疾病，平静无忧，按时作息，也是改善病痛的重要前提。需要指出的是，这类患者若是舌质红赤、苔少，乃是阴虚血亏，当用天王补心丹（汤）治疗，并远离辛温燥热之品。

6. 桂枝茯苓丸合血府逐瘀汤加减治疗癥瘕（卵巢囊肿）

赵某，女，37岁，2014年6月24日就诊。

近半年出现不明原因的阵发性小腹隐痛，随情绪波动加重。3个月前出现月经不调，每月来潮2次，经色暗，量多，有少量血块，经间期少量出血。曾在当地医院口服中西药物治疗（具体用药及量不详），症状减轻不明显。经人介绍来我院就诊。子宫附件彩超检查示：左侧卵巢囊肿，最大者46毫米×38毫米，另有一个34毫米×26毫米囊肿。刻诊：除上诉症状外，面色晦暗，肌肤少泽，纳食可，睡眠欠佳，大小便正常，舌质紫黯，苔白稍厚，脉弦沉涩。病为癥瘕；辨证为气滞血瘀证。治宜活血祛瘀，散结消癥。以桂枝茯苓丸合血府逐瘀汤加减治之。

桂枝12克，桃仁8克，牡丹皮12克，当归12克，茯苓15克，生地黄12克，红花15克，枳壳10克，赤芍10克，柴胡6克，川芎8克，怀牛膝15克，炒麦芽15克，蒲黄（包煎）10克，五灵脂10克，三棱10克，莪术10克，甘草6克。5剂，水煎服。嘱经期暂停服药，忌食辛辣。

二诊：服药后小腹疼痛略有减轻，无其他不适，仍眠差。上方去蒲黄、五灵脂，加炒酸枣仁20克。7剂，水煎服。

三诊：患者正值经期，腹部疼痛较前次经期减轻，经量一般，色略黯，血块减少，睡眠好转。嘱其停服药物，口服生姜红糖水。经期过后继续服药。

在此方基础上加减服药2月余，患者腹痛症状完全消失，已无经间期出血症状，月经量、色、质基本正常。彩超检查示：子宫附件未见异常，囊肿已消失。继续服药足3个月经周期，月经规律，病告痊愈。

【按语】卵巢囊肿比较常见，但其治疗较为棘手。本病总以痰湿夹血瘀为患，故治疗既要化痰除湿，又要活血化瘀，两者不可偏废。本例患者终以经方与时方联合应用而收功。所用桂枝茯苓丸与血府逐瘀汤，其药性以活血化瘀为主，其次为化痰类药物；加入"失笑散"（蒲黄、五灵脂）与三棱、莪术，加强了行气活瘀的功效；另外加用一味生麦芽，这是毛老习用的疏肝和胃药；后又加入宁心安神的酸枣仁。经治疗两个月余，诸症皆愈，卵巢囊肿消失。

7. 瓜蒌薤白半夏汤加味治疗完全性左束支传导阻滞

徐某，女，62岁，1980年8月16日就诊。

患胸闷、头晕3个月。各项检查仅心电图提示"完全性左束支传导阻滞"，服用药物多为维生素与安神剂。刻诊时舌质暗红、苔白滑，脉象沉细。辨证为痰湿阻络，胸阳不振。拟宽胸化痰，理气活瘀法。取瓜蒌薤白半夏汤加味治之。

全瓜蒌30克，薤白30克，姜半夏10克，葛根30克，川楝子10克，延胡索10克。水煎服，8剂。

二诊：服用后效果明显，胸闷基本消失，唯时有胸部不适，头晕减轻。上方加茺蔚子15克。8剂。

三诊：服用后，效果良好，自己又取服8剂，计16剂。又加入薏苡仁30克，以冀健脾渗湿，嘱少食甘甜之物以及油炸食品，以防增湿。服10剂后可以停药，以观后效。

【按语】左束支传导阻滞虽非异常之疾，但在患者看来"阻滞"二字总非好词。若无症状，中医仅凭心电图提示，难以下药。中医治病，仍以体征与症状、舌脉为依据，实验室检查结果仅做参考。抓住这个关键点，这类患者的治则方药就容易解决了。

8. 瓜蒌薤白半夏汤加味治疗急性心肌梗死后胸痹

战某，男，55岁，河北邯郸人。

3年前发现冠心病，今年3月患急性心肌梗死，住北京某医院治疗。诊为"急性心肌梗死（前侧下壁）"。治疗2个月出院，出院后仍阵发性胸闷、隐痛。饮食、睡眠均可，二便调。舌苔白腻，脉象沉弦。痰浊阻滞胸部络脉未彻底通畅，故症状仍存。拟宽胸理气、化痰活络法，用瓜蒌薤白半夏汤加味治之。

全瓜蒌30克，薤白20克，法半夏10克，红花10克，川芎10克，延胡索10克，川楝子10克，沉香末（冲服）2克。10剂，水煎服。

二诊：服后起效快，一般在10分钟后即见转机，患者比较满意。方证相符，不做更多改动。后加用生脉饮、酸枣仁汤等方药，连服60剂，症状几无。半年后与其见面，自述良好，未再服药。

【按语】《金匮要略》瓜蒌薤白半夏汤为治疗冠心病（胸痹心痛病）的主方。此方的特点是：药味少，功效宏、价格廉、无毒副作用。三味药各司其职，瓜蒌宽胸豁痰，半夏燥湿除痰，薤白通阳活络，对痰湿阻络之冠心病者颇为适宜。所加之药中，红花与川芎为心脏活血化瘀之主要对药；延胡索与川楝子（又名金铃子）为小方金铃子散，是治疗心腹痛的常用方；沉香一味，为芳香理气止痛之佳品，芳香气味浓烈，起效快，唯价格较高、维持时间短，故只能暂用而不宜久用。后加用生脉饮与酸枣仁汤，为其随症用之，不时益气养阴、宁心安神，有利于增强治疗信心，以促病情控制。

9. 小陷胸汤加减治疗左心室肥厚

王某，男，25岁，2001年10月就诊。

患者以心慌、失眠、胸部不顺畅为主诉，舌苔黄腻、舌质暗红，脉象弦细而数。心率102次/分，心电图提示：左心室肥厚。胸左3、4肋间可闻及吹风样收缩期杂音。血压130/95mmHg。西医疑为肥厚性心肌病，曾用心得安治疗。中医诊为胸痹、心悸，辨证为痰热内蕴，胸阳受阻。治以清热祛痰，宽胸宣降。以小陷胸汤为主方加减。

全瓜蒌30克，黄连15克，法半夏10克，炒薏苡仁30克，苦参30克，葛根30克，山豆根5克。水煎服，7剂。

二诊：服药后，胸部宽畅，没有闷憋感。心率减为87次/分钟。血压130/90mmHg。服药后影响纳谷，故将苦参减为10克，加入生麦芽15克，谷芽10克，稻芽10克，以谷味之清香除中焦之湿浊。7剂。

三诊：胃纳转佳，心慌平稳未加重，失眠亦有改善。唯黄腻之苔未见改变。原方去葛根，加入藿香三味方（藿香10克，佩兰10克，砂仁6克），以化湿祛浊。14剂。

四诊：症状近无，舌苔转为薄腻微黄，脉象弦细无数象。心率76次/分钟，血压128/90mmHg。心脏杂音仍存，但较柔和。上方加丹参15克，赤芍15克，以清血分之热，并改善供血状况。服14剂后再议。

【按语】此患者后情未予追踪，但从治疗进展看，是趋向好转的，故录于此以资参考。心肌肥厚是不易治愈的疾患，由于其形成原因复杂，所以中西医并无对证的特效疗法。毛老认为，只有辨证论治才是对应之举。小陷胸汤虽仅三味药，但各当一面，相反相成。全瓜蒌豁痰宽胸，可使存于胸部的痰浊顺下排出；黄连与半夏，一寒一热，清热与燥湿，各负其责，热者自清，湿者自除，而热无湿则不存，湿无热则不扬。所加之药，苦参有改善心律作用；薏苡仁与葛根可清阳明经之湿浊与风毒，特别是葛根，所含葛根素具有降血压、降血脂以及降血糖的综合作用，能够软化血管、改善心功能；山豆根有清热解毒功效，抗病毒作用比较明显。后加之药，宗旨与起始药物相同，只是加重了除湿、活瘀功效，更利于心功能的复原。

10. 半夏泻心汤合"芳香三味饮"加减治疗胃痞

李某，男，56岁，2015年6月12日初诊。

主诉：胃脘部胀满伴腹泻1月余。患者平素喜欢饮酒，原有胃炎病史多年，近1个月来因饮酒后出现恶心，欲吐，胸闷，胀满，腹泻，大便每天3~5次不等，黏腻不成形，自服治胃炎及止泻药物效果不佳，遂来就诊。刻诊：除上述症状外，口淡乏味，口中有秽浊之气，肢体疲倦，脉弦滑，舌苔白。诊为胃痞，证属酒湿伤胃，湿热内蕴，胃失和降。治宜健脾化湿，调理气机，和胃降逆。方选半夏泻心汤合"芳香三味饮"加减。

半夏12克，黄芩6克，黄连6克，干姜6克，党参9克，炙甘草9克，大枣15克，藿香10克，佩兰10克，砂仁6g。7剂，水煎服。

二诊：服上药后胃脘部胀满减轻，但大便稀溏，次数仍多，呕吐症状明显好转。守上方加神曲15克，鸡矢藤15克，鸡内金15克，继服7剂。

三诊：胃脘部已无胀满，大便已成形，次数仍多。守上方，继服7剂。

后在此方基础上根据病情加减，共服药30余剂而愈。2个月后随访，患者胃脘部不胀不痛，纳食、睡眠及大小便均正常。

【按语】本案属中医"胃痞"范畴，辨为酒湿伤胃，郁而生痰，影响气机升降，则上见呕吐，中见痞满，下见腹泻。毛老善用半夏泻心汤合"芳香三味饮"治疗本病。半夏泻心汤在《伤寒论》原文中主治小柴胡汤证误下损伤中阳之后出现"但满而不痛"的痞证，病位由胁下转为心下，"呕而肠鸣，心下痞者，半夏泻心汤主之"。其中"心下痞""但满而不痛""呕""肠鸣"是本方方证识别的关键。毛老创制的"芳香三味饮"由藿香、佩兰、砂仁组成，具有芳香健胃化湿之效。其中藿香与佩兰配伍出自《时病论》，二药功效相仿，均有化湿、解表、止呕作用，唯佩兰对脾经湿热之口中甘腻多涎最为合拍；而砂仁化湿醒脾作用明显。三味用于中焦湿浊不化之胃炎，症见胃脘痞闷，口淡乏味，或口有秽浊之气，肢体疲倦，脉缓，舌白润腻等，起效快捷。略予加减，对上消化道疾病颇有效验。后又合毛老经验方"二鸡神曲散"以健胃消食化积，使患者寒热调，湿邪祛，脾胃健，而病自除。

11. 半夏泻心汤加减治疗胃痛（慢性胃炎）

李某，男，30岁，2012年12月19日初诊。

主诉： 胃脘部胀满疼痛伴呃逆半年，加重10天。患者于半年前出现胃脘部胀满疼痛，时有呃逆，日数次，经治疗效果不佳。曾于当地医院行上消化道造影示：慢性胃炎。近日因饮酒后胃脘部疼痛加重，服药后症状不减（具体药物不详），遂来就诊。刻诊：上腹部隐隐作痛伴胀满，呃逆日行数次，餐后剧烈，时有泛酸，身倦怠，二便调。舌红、苔白厚腻稍黄，脉弦滑。诊为胃痛，辨证为湿热中阻，胃气上逆。治宜清利湿热和胃降逆。方选半夏泻心汤加减。

清半夏12克，黄连6克，黄芩5克，吴茱萸3克，砂仁（后下）8克，干姜8克，玄参10克，木香8克，谷芽15克，甘草10克，生姜5克。7剂，水煎服，每日1剂，早晚分服。忌油腻食物。

二诊： 服药后诸症皆轻。脉弦细有力，舌红、苔薄白。处方：清半夏15克，黄连5克，黄芩5克，吴茱萸5克，干姜10克，炒杏仁10克，薤白15克，郁金10克，生麦芽15克，谷芽15克，砂仁8克，九香虫5克，甘草10克。7剂，水煎服。

半月后随访，患者诸症皆消，未再复发。

【按语】 毛老治疗湿热中阻之病，善用半夏泻心汤，取半夏、黄芩、黄连三味药"辛开苦降"之意也。本案中患者看似胃胀满，实为湿热困阻中焦，脾胃运化失司所致，故舌苔白厚腻而稍黄，而毛老用半夏泻心汤，实为至巧之理。临床上凡见心下痞满，隐隐作痛，泛泛欲呕，舌苔湿腻者，此三味为必选之药。再加吴茱萸与黄连相配伍，取左金丸之妙，既可降逆止呕，又有制酸止痛之效，清温并用，相反相成。二诊加用九香虫，《本草纲目》载其"治膈脘滞气"。诸药合用，正切病机，焉有不愈之理？

12. 四逆散加味治疗腹痛

左某，男，71岁，2015年11月9日就诊。

主诉：腹痛胀满2周，加重3天。患者2周前自觉腹痛胀满，有灼热感自小腹向上滑行，至胸则止，引发心悸，胸闷，烦躁不安，在当地治疗用药不详，疗效不佳。近3日来腹痛胀满加重。刻诊：除上述症状外，双目干涩，阴囊部发凉，纳眠差，大便正常，小便短少，舌红苔稍黄，脉弦细涩。有冠心病病史10余年。诊为腹痛，证属肝郁气滞。拟疏肝解郁，理气止痛。方选四逆散加味。

处方：柴胡8克，枳实10克，炒白芍10克，茯苓15克，桂枝10克，猪苓10克，芡实30克，炒白术10克，橘核仁10克，甘草10克。7剂，水煎服，每日1剂，早晚分服。

二诊：服上药后诸症皆好转，腹痛及灼热感消失，唯头晕乏力，时有胸闷、气短，舌红、苔薄白，脉弦细。处方：太子参15克，麦冬15克，五味子10克，炙黄芪15克，桂枝10克，炒白术10克，山萸肉15克，红景天10克，赤芍10克，炙甘草10克。10剂，水煎服，每日1剂，早晚分服。

半月后随访，患者自诉腹胀、腹痛消失，仍服治疗冠心病药物，一般情况良好，无特殊不适。

【按语】腹痛乃因气机不利，脏腑失养，经脉气血阻滞而发，不通则痛是其基本病机。毛老选用四逆散加味，正取其"散敛并用，升降并施，肝脾同调"之妙。毛老认为，治疗腹痛，以"通"立法，故遣方用药之时，以疏通肝气为主，同时兼顾脾气，温下焦，后又以补气固本为主，补气养阴，兼顾心脏，药到新病除而旧疾不发。

13. 四逆散合下气汤加减治疗早期肝硬化

孙某，女，61岁，2017年3月22日初诊。

诊断为肝硬化5个月。曾服用多种保肝药、胃动力药与鳖甲煎丸、鳖甲软肝片等中成药，纳差、腹胀、呃逆等总未见效。就诊于毛老时，观其面色暗黄发青，口中不断地说："肚子胀，不想吃饭。"舌苔黄白而腻，脉象弦细无力。辨证为肝气瘀滞不解，脾胃被克不纳不运。疏肝解郁为先，健脾和胃为辅。拟四逆散合下气汤加减。

柴胡8克，炒枳壳8克，佛手10克，清半夏10克，浙贝母10克，炒杏仁10克，生麦芽10克，谷芽10克，鸡内金10克，鸡矢藤10克，生甘草10克。水煎服，14剂。

二诊：服用上药后，纳差、腹胀、呃逆明显减轻。患者自言："吃了很多药，都没有这药有效。感到一天比一天好！"于上方加丹参15克，以养肝血，疏肝络。继服14剂。

三诊：患者自诉："像没病似的，很舒服。"上方取30剂继服。

【按语】对于早期肝硬化类疾病，许多医生喜用消积化瘀药，如鳖甲煎丸、大黄䗪虫丸等，甚至用许多虫类药物，如鳖甲、水蛭、蝼蛄、蜂房、全蝎、蜈蚣等。毛老说，他在早年也用过这类药，效果并非所愿。其实这类患者是"大实有羸状"，许多人只着眼于"大实"，而不注意"羸状"。在临床上"大实"与"羸状"要综合分析，到底孰重孰轻？孰急孰缓？即是"大实"，也不要急于用虫类药；即是"羸状"，也不能急于温补。疏肝和胃健脾应是常法，为"疏其气血，令其调达"之大法。即使起效慢，也不至于偾事。仅举一例，以明此意。

14. 黄芪建中汤加减治疗呕吐

徐某，女，27岁，2013年12月27日初诊。

主诉：呕吐1周，加重2天。患者1周前因饮食不当出现恶心、呕吐，呕吐物为胃内容物，遂在当地医院诊治，症状减轻。近2天早餐后呕吐较剧，遂来诊治。**刻诊：**神疲乏力，胃脘部胀满，不思饮食，早餐后呕吐较剧，手心汗出，头昏心悸，月经规律，舌淡苔黄腻，六脉弦细无力。患者既往曾在当地医院行胃镜检查示：胃溃疡。尿妊娠试验示：阴性。诊为呕吐，辨证为脾胃虚弱，胃失和降。治宜健脾和胃，降逆止呕。拟黄芪建中汤加减治之。

生黄芪15克，桂枝10克，炒白芍10克，姜黄连6克，吴茱萸3克，砂仁（后下）8克，浮小麦30克，地骨皮15克，紫苏叶（后下）10克，炙甘草10克，生姜3片为引。7剂，水煎服，每日1剂，早晚分服。

二诊：服上药后诸症皆好转，仍恶心，早餐后时有呕吐，胃脘部胀满减轻，稍有食欲，精神状况较前好转，已无汗出，4天未行大便，舌淡、苔薄白，脉弦细。上方加炮干姜8克，生白术10克，炒白术10克。7剂，水煎服，每日1剂，早晚分服。

三诊：服药后症状好转明显，已无呕吐，偶有恶心，纳眠可，二便正常，舌淡苔薄白，脉弦细。处方：生黄芪30克，桂枝10克，生白芍10克，姜黄连6克，吴茱萸3克，干姜8克，大贝母10克，炒杏仁10克，仙鹤草15克，炙甘草10克，大枣10克，生姜3片为引。7剂，水煎服，每日1剂，早晚分服。

半月后随访，患者自诉诸症皆愈，且未有复发。

【按语】毛老认为，呕吐在临床辨证中必以虚实为纲。胃失和降，气逆于上为其根本病机，故无论何种呕吐皆以和胃降逆为根本治疗原则。虚证之呕吐则多见于脾胃气虚、脾胃阳虚等，临床中又极易虚实转化，相互夹杂，为医者不可不察也。本案即典型的脾胃虚弱之证，毛老在辨证中以证选方，用黄芪建中汤为主方加减，又恐患者虚不受补，故首方中，黄芪用量减半，并配以左金丸（姜黄连、吴茱萸）疏肝和胃。如《医学心悟》云："若拒格饮食，点滴不入者，必用姜水炒黄连以开之。"加用浮小麦意在安神止汗。

15. 炙甘草汤治疗频发性室性早搏

甘某，女，38岁，2004年1月就诊。

因胸闷、心悸，脉结代2年，加重月余就诊。就诊前，曾服用美托洛尔、辛伐他丁及复方丹参滴丸等中西药治疗，略有疗效，但患者畏惧某些药物的副作用，特求中医诊治。刻诊：面黄少华，语音低微，气不接续，时有胸闷，舌体小、质嫩薄、苔薄白，脉呈结代象。查：心率62次/分钟，血压105/60mmHg，心律不齐，无病理性杂音，心电图提示：频发性室性早搏。此系心气不足，血行不利，致胸中络脉不和，形成脉结代证（唯《伤寒论》有此脉证）。方用炙甘草汤加味治之。

炙甘草15克，党参15克，麦冬15克，生地黄（先煎）45克，阿胶（烊化）10克，火麻仁10克，桂枝10克，大枣（切开）5枚，另加赤芍10克，红景天10克，水煎服。

服药10剂，胸闷、心悸减轻，结代脉减少。后在上方基础上随症加入小麦、山萸肉等药，服药月余，结代脉偶见。后改以生脉散（红参、麦冬、五味子）为主的方药，服药20余剂，结代脉消失。

【按语】炙甘草汤又名复脉汤，是《伤寒论》治疗"心动悸、脉结代"的名方。具有益气滋阴，通阳复脉之功效，主治阴血阳气虚弱，心脉失养证。临床应用以脉结代，心动悸，虚羸少气，舌光色淡少苔等为辨证要点。本例患者症状典型，与炙甘草汤方证合拍，用之可使气血充足，阴阳调和，则心动悸、脉结代，皆得其平。所加赤芍为活血化瘀要药，具有抗血小板聚集及血栓形成，增加冠脉血流量，抗心肌缺血等作用；红景天功能活血化瘀，具有良好的抗缺氧作用，对于冠心病心绞痛效果颇佳，是毛老治疗心系疾病常用之品。

16. 甘麦大枣汤合四逆散加味治疗郁证（抑郁症）

吴某，女，44岁，2014年11月18日初诊。

主诉：心烦、易怒、失眠、多梦、时时欲哭2年余，加重2个月。患者2年前因与家人产生矛盾，出现烦躁、易怒、失眠、多梦，时时欲哭不能自已，时有悲伤欲绝之想，厌食厌世。经西医诊断为抑郁症，曾服用多虑平、解郁丸、黛力新等药物治疗，效果不佳。近期烦躁加重，时有整夜不能入睡，头昏沉，看到家人和不顺心的事情更是烦躁，欲死情绪尤重。刻诊：烦躁，时烘热汗出，颜面潮红，经前乳房胀痛，月经量适中，色鲜红无块，易惊吓，纳差，二便正常，舌质红、苔薄白，脉弦细。诊断为郁证，辨证为肝郁阴虚型。治宜疏肝理气，调畅气机，养阴清热，安神定志。方选甘麦大枣汤合四逆散加味治疗。

浮小麦30克，大枣（擘）7枚，柴胡12克，白芍12克，枳壳12克，百合30克，知母12克，炒枣仁30克，川芎6克，茯神15克，郁金10克，淡豆豉10克，栀子10克，甘草10克。7剂，水煎服。另用西酞普兰片5毫克，每天1次，口服。

二诊：服药后症状明显减轻，夜间能入睡3~4小时，烦躁、欲死情绪及头沉重症状均减轻，仍郁郁而闷，表情淡漠，烘热汗出，颜面潮红，舌质红、苔薄白，脉弦细。守前方加龙骨30克，牡蛎30克，7剂，水煎服。继续服用西酞普兰片。

服药2周后未再哭泣，欲死念头已除。以前方为基础加减治疗8周后，夜寐安然，余症消失。停服中药，为巩固疗效嘱其服用中成药逍遥丸、六味地黄丸1个月，西酞普兰片5毫克，隔日1次，口服。

3个月、半年、1年后分别进行随访，患者一般状况良好，心情舒畅，能正常料理家务，参加农务劳动，病情未再复发。

【按语】毛老认为郁证多因情志失常，气机不畅引起。本案病发2年有余，郁久化热，热烁津液而致阴虚，阴虚生内热扰乱心神，而致失眠、多梦、烦躁、易怒。烘热汗出、颜面潮红、舌质红均属于阴虚之象。综合分析，证属肝郁阴虚型，故治疗以疏肝理气，调畅气机，养阴清热，安神定志为法。毛老擅用经方治疗此类疾病，选用甘麦大枣汤以养心气、护心阴、安心神、除心烦；合四逆散以疏肝理气、调畅情志；加服酸枣仁汤以养血安神、清热除烦；加栀子豉汤以清热除烦退虚热。四方合用，共奏疗效。

17. 木防己汤合六味地黄汤加减治疗高血压、糖尿病

王某，男，52岁，1980年9月10日就诊。

患高血压24年，糖尿病3年。今夏出现心慌，心率120次/分，律齐。继而胸闷发憋，尤以卧位明显，服用心得安、消心痛，方能入眠。近半月下肢水肿，喝水多，每日两暖水瓶。舌质暗红，脉象短弦。血压150/80mmHg，空腹血糖10.7。脉证合参，为上实下虚证，上实者心脉不通，下虚者肾气虚也。治宜活瘀利水，补肾通络。取木防己汤合六味地黄汤加减。

木防己10克，桂枝10克，党参15克，生地黄10克，山药10克，茯苓15克，泽泻15克，牡丹皮15克，细辛3克，薤白15克。水煎服，4剂。

二诊：心率90次/分钟，血压132/76mmHg。近2日未服心得安亦能入眠，上方加入蚕茧10个。7剂。

三诊：下肢水肿消退，睡眠明显好转，喝水减少许多。血糖83%。原方加益母草15克，以加强活血化瘀之力。

【按语】此病例是经方与时方合用治验。毛老在北京进修学习时，曾多次见到岳美中先生高足王占玺老师用木防己汤治疗心脏病水肿。木防己汤原载于《金匮要略·痰饮咳嗽病篇》，原方主要用于治疗胸间支饮，其症状描述犹如现在的心衰，"其人喘满，心下痞坚，面色黧黑，其脉沉紧"。原方有石膏，王老师只是在舌苔黄腻时应用，没有热象时一般不用。所用六味地黄汤未用山萸肉，是因为山萸肉味酸，有收敛之力，不利于水肿的消失。加用细辛、薤白，均为辛温通络药，有利于瘀阻血脉之消散。

18. 麻黄附子细辛汤合桂枝汤治疗畏寒

刘某，男，78岁，2016年1月8日就诊。

主诉：怕冷、手足凉半年，加重2月余。患者去年10月体检时发现肺部占位性病变，后在当地市中心医院经肺部CT和X线胸片检查确诊后，未做手术，予以化疗和放疗。后出现怕冷现象，未予治疗。之后逐渐加重，在晨起、睡前和吃饭后均感全身发冷，伴汗出，且呼吸音粗，时有喘气，干咳无痰，纳食正常，嗜睡，身困乏力，面色萎黄，测血压110/70mmHg。大小便正常，舌质淡，苔薄白，脉弦细

沉。诊断：畏寒（阳气虚），证属心肺阳气不足兼营卫不和。治宜温阳散寒，调和营卫。拟麻黄附子细辛汤合桂枝汤治之。

麻黄6克，炮附子9克，细辛3克，桂枝10克，白芍10克，大枣10克，生姜6克，炙甘草9克。5剂，水冲服（中药颗粒剂）。

二诊：患者家属代诉，服药后怕冷症状减轻，仍出虚汗，手足凉，要求再服药。上方加仙鹤草30克，7剂，水煎服。

【按语】本案为老年患者，素体本虚，又肺部占位性病变，病久耗伤正气，致心肺阳虚、营卫不和。方选麻黄细辛附子汤温阳解表；桂枝汤调和营卫。方中麻黄辛温，发汗解表；附子辛热，温肾助阳药。二药配合，相辅相成，为助阳解表常用组合。细辛归肺、肾二经，芳香气浓，性善走窜，透彻表里，既能祛风散寒，助麻黄解表，又可鼓动肾中真阳之气，协助附子温里；桂、芍相配，一散一收，调和营卫，使表解里和；生姜助桂枝辛散卫分表邪，助阳气通达四肢末梢；大枣助芍药养营，姜枣合用，增强调和营卫之功；甘草调和诸药。二方合用，共奏温阳解表，调和营卫之功。

19. 百合地黄汤合白薇汤加味治疗高血压头晕

王某，男，27岁，北京市人。

夙有高血压病3年。近一周头晕、恶心明显，并有目眩，视力不好，走路有轻飘飘之感，兼患腰肌劳损。血压150/118mmHg。舌质红赤，脉象弦细而缓。诊为阴虚阳亢型高血压，治以滋阴潜阳法，用百合地黄汤合白薇汤加味治之。

生地黄15克，百合15克，白薇10克，苦丁茶15克，双钩藤（后下）15克，川牛膝10克，炒杜仲15克，夏枯草10克，珍珠母（先煎）30克，煅磁石（先煎）15克。水煎服，7剂。

二诊：服后症状明显减轻，特别是走路状态趋于平常。唯视力如前，故加青葙子15克，茺蔚子15克，霜桑叶15克，7剂；并加用杞菊地黄丸（浓缩丸），每次8粒，每日3次。

三诊：视力有所改善，自诉方药对证，精神转佳。将前方剂量加倍，制为水丸，每服3克，每日3次，以冀疗效持续。

【按语】高血压病一般有4型，而以阴虚阳亢型为多见。本例以百合地黄汤为主方，取地黄滋阴补肾，以资水源；百合滋养百脉，润燥养肺，而肺为水上之源，肺气清肃，水源足而阳充平；其他药有潜阳平肝之作用。特别要指出的是白薇与苦丁茶两味药。宋代许叔微《普济本事方》中有白薇汤，由白薇、当归、人参、甘草四味药物组成。主治"眩冒"，又名"郁冒""血厥"，是由"阳独上而不下，气壅塞而不行"所致。其中白薇苦咸而寒，以清热凉血见长。张山雷《本草正义》云："白薇之寒凉，既不嫌其伤津，又不偏于浊腻，诚清热队中不可多得之品。"北京名医施今墨先生善用白薇治疗头眩、头晕、头痛诸症，凡证属血虚肝旺者，屡用有验。苦丁茶为苦寒之品，具有散风热、清头目、除烦渴等功效，常用来治疗头痛、目赤、烦渴、牙痛、痢疾等。现代研究认为，本品有降血脂、抗动脉粥样硬化、增加冠状动脉血流量等作用。对肝阳上亢者，可以帮助主药平肝潜阳，岳美中先生常用来治疗发热类头痛、头晕等。

20. 茯苓四逆汤加当归四逆汤治疗阳虚寒凝心绞痛

杨某，女，50岁，2010年11月8日就诊。

患心绞痛6年。近期天气寒冷，心绞痛发作频繁，伴有手指麻木，恶寒，出汗，便溏。有高血压病史。舌质暗红、苔水滑，脉象弦滑。血压160/100mmHg。脉证合参，为阳虚血脉凝滞象。拟用茯苓四逆汤加当归四逆汤治之。

炮附子5克，炮干姜10克，炙甘草15克，太子参10克，茯苓12克，炒白术10克，吴茱萸5克，当归10克，桂枝10克，赤芍10克，通草10克，细辛5克，生甘草10克。6剂，水煎服。

二诊：服药期间，心绞痛未发作，自诉感觉良好，要求继续服用原方。原方加入生姜10克，大枣（擘）5枚，以图营卫协和，利于阳气之通达。继服14剂，以观后效。

三诊：近日天气有变化，偶遇风寒，流清涕，打喷嚏，心前区微微痛感，但与前发作不一，未加他药。嘱其再有此状，可加服藿香正气口服液1~2支，借其芳香气味可以缓解。原方不变，继服14剂。

【按语】毛老认为，阳虚型疾病，必须具备形寒肢冷、遇寒发作或加重，舌苔滑润等特点。此例心绞痛每遇天气寒冷则发作，且有水滑苔，诊为阳虚型证无疑。阳虚者多寒凝，故取《伤寒论》茯苓四逆汤以温阳祛寒；另取当归四逆汤温养四末，使其阳气由内达外，由外达内。加之方内有桂枝、细辛、通草通络，可以比较快地改善阳虚寒凝的状态，故临床效果显著。

第二节 时方治验

1. 二陈汤合"开脑窍四味"加味治疗癫痫

艾女士，25岁，2009年2月28日就诊。

患者在郑州某大学教学，由其学生王某（其母为毛老常年患者）推荐而来诊。癫痫发作数年，发作比较轻微，有手指捏撮动作，两目微闭，口鼻轻微鼾声。舌质淡红、苔薄腻，脉象弦细。用化痰开窍理气法。拟二陈汤合"开脑窍四味"加味治之。

石菖蒲2包，制远志2包，郁金1包，丹参2包，茯苓2包，柏子仁1包，橘红1包，清半夏2包，何首乌1包，炒桃仁1包，炒香附1包，赤芍1包，栀子1包，生甘草1包。因暑假去美国，带30剂服用。

暑假回校后，艾女士说：近月基本没有发病。后又在上方基础上加入小麦、大枣、炙甘草（即甘麦大枣汤）服用。前后经过5个疗程的治疗，分别加入的药物有生龙骨、生牡蛎、炒枣仁、柏子仁、夜交藤、合欢皮等，2年内未再发作。

【按语】毛老治疗癫痫，常用癫狂梦醒汤、十味温胆汤或柴胡桂枝汤等，而本例所用之方药，与前不同。方用二陈汤健脾祛湿化痰，配伍毛老常用的"开脑窍四味"，即石菖蒲、远志、郁金、丹参，还有化瘀的桃仁、赤芍，理气的香附，健脑的何首乌、柏子仁，清心火的栀子等药物，组成具有健脾化痰、理气活瘀、健脑宁心功效的复方。该方以化痰活瘀为主导，以症状、舌苔为着眼点，处方有道，故疗效如期。

2. 温胆汤加味治疗室性早搏

李某，女，23岁，1980年8月9日就诊。

患室性早搏4年，以心慌胸闷为主症。在省级医院诊为"病毒性心肌炎"，西医常规治疗，微效。有溏便史。刻诊：舌质暗红、苔白腻，脉小滑、不整，有结脉象。心脏听诊：心律不齐，无杂音。血压120/80mmHg。中医辨证为痰湿阻遏，心气不展。取温胆汤加味治之。

陈皮10克，青皮10克，法半夏10克，茯苓15克，炒枳壳10克，竹茹10克，石菖蒲10克，炒莱菔子10克，郁金10克，生甘草10克。6剂，水煎服。

二诊：服药后，心胸舒畅，闷气亦有减轻。上方增太子参10克，麦冬10克，继服6剂。

三诊：自诉病痛如失。心脏听诊：心律整，无杂音。上方继服14剂，以巩固疗效。

3个月后随访，身心无痛苦。

【按语】室性早搏比较常见，属中医心悸、胸痹范畴，近年来也有"脉结代症"之名。毛老指出，对于"脉结代症"，一般考虑为血瘀证，多用活血化瘀方药治疗，如桃红四物汤、血府逐瘀汤等，但不可忽视痰湿阻遏证，痰湿多了，脉道也会不通。传统用药必取温胆汤。温胆汤出自《千金要方》，功效清胆和胃，化湿除痰，常用于虚烦不眠、口苦恶心等。原方虽无主治心悸症之记载，但从"异病同治"上分析，医者常用于心经病变，如痰湿不化之虚烦不眠、心悸怔忡，甚至于癫痫惊恐等。本例是以胸闷、苔白腻为依据而选用温胆汤的，所加石菖蒲可以开心窍，散郁滞；郁金与莱菔子，现代研究证实对早搏有效；青皮是为了加强陈皮的祛湿化痰之力；后加太子参与麦冬益气养阴，心气足了，其病自然会趋向痊愈。

3. 黄连温胆汤化裁治疗失眠

张某，男，40岁，2009年7月8日就诊。

患者自诉入睡困难，伴腰痛，口中秽浊之气，右下肢水肿甚（丹毒致），舌苔黄腻，脉弦滑。综合脉症分析，乃属痰热内盛，上扰心神之证。治以清热化痰，和中安神之法，方选黄连温胆汤化裁。

黄连6克，橘红10克，清半夏10克，夏枯草15克，茯神10克，炒枳实10克，竹茹10克，石菖蒲10克，炒枣仁30克，肉桂3克，生甘草5克。水煎服，7剂；并服左归丸，每次8粒，每日3次。

二诊：服上药后，诸症略有好转，舌苔黄腻，脉弦细。

清半夏12克，夏枯草15克，全瓜蒌15克，黄连8克，肉桂4克，生麦芽30克，炒枣仁30克，夜交藤30克，山萸肉15克，冬瓜皮30克。水煎服。

三诊：服药7剂，眠仍欠佳。舌脉如前。追问之，患者夜间进食较多，脾不静则卧不安矣。上方加生薏苡仁30克，决明子30克。

四诊：又服7剂，患者睡眠有所好转，口干，舌苔黄腻少津，脉弦滑。

黄连8克，肉桂4克，茯神30克，炒枣仁50克，石菖蒲10克，五味子5克，橘红10克，清半夏10克，生白芍15克，夜交藤30克，荷叶30克。水煎服。

此后，继续服用本方14剂（期间略做调整），病乃告愈。

【按语】《景岳全书·卷十八·不寐》指出："不寐证虽病有不一，然惟知邪正二字，则尽之矣。盖寐本乎阴，神其主也，神安则寐，神不安则不寐。其所以不安者，一由邪气之扰，一由营气之不足耳……如痰，如火，如寒气、水气，如饮食忿怒之不寐者，此皆内邪滞逆之扰也。"本案患者，初诊时根据脉症判断为痰热内盛，上扰心神，而投以黄连温胆剂，病情虽有所减轻，终未获显效。后询患者乃知其夜间进食较多，"胃不和则卧不安"矣！阳明胃脉，其气以下行为顺，今阳明逆不得从其道，以致卫气不得入于阴，阳气盛而阴气虚，阴阳之气不能顺接。故又加入生薏苡仁以健脾益胃，清热和中；决明子以调节胃肠，清肝养阴。俾卫气畅行，由阳入阴，则虚实调而阴阳和，不寐乃愈。后根据病证变化，对用方略加调整，以清热化痰，养阴安神剂而收功。

4. 十味温胆汤加味治疗中风后遗症

段某，男，50岁，2012年3月27日初诊。

患脑梗死1月余。语言不清，健忘，舌质红赤，苔薄白水滑，脉象细涩。曾嗜烟酒，有高血压病史。刻诊：血压120/84mmHg。诊为痰湿瘀阻证。法当健脾祛痰，开窍醒脑。拟十味温胆汤加味治之。

橘红10克，茯神30克，清半夏15克，竹茹15克，炒枳壳10克，石菖蒲15克，制远志15克，霜桑叶15克，杜仲叶15克，牡丹皮30克，黄连8克，麦冬30克，生甘草10克。

二诊：经服上方21剂，语言尚流利，记忆力有所恢复。血压升高为176/100mmHg。原方继服，加用安宫牛黄丸，一天1粒，分2次服用，连用10天（10丸）。另加天智颗粒，每次5克（1袋），日3次服。14剂。

三诊：血压降至110/80mmHg。语言基本正常，唯感乏力、疲倦，伴有背痛。上方不变，加用秦艽10克，威灵仙15克，以祛风通络。14剂。

后家属来续诊，言段某语言恢复，意识灵活，要求继服上方21剂。

【按语】十味温胆汤出自《证治准绳》。原方组成为半夏、茯苓、枳实、陈皮、枣仁、远志、熟地黄、五味子、人参、炙甘草。主治心烦胆怯，心悸不眠，短气恶心，四肢水肿等。由于本方有健脾化痰、宁心安神的作用，所以后人除用于心烦失眠外，还用于中风后遗症痰湿证的治疗。但在具体应用时，对原方应有所增减，如熟地黄一般不用，五味子亦不适合痰湿证。对于痰湿证失眠，可以加用薏苡仁、赤小豆等；若是痰热证，则可加用左金丸（黄连、肉桂），甚则加胆南星、郁金等。

5. 玉屏风散合当归六黄汤加味治疗汗出不止

史某，女，79岁，2016年6月就诊。

出汗数年，昼夜均出，每天因出汗需更换衣服3~4次。每次来诊均见其尺肤汗出津津，内衣也是湿漉漉的。用了许多中药及理疗、单方、食疗，其效甚微。舌质有许多紫斑、舌面干燥少津，脉弦细。毛老初用经验方滋阴止汗汤：麦冬、天冬、霜桑叶、浮小麦、地骨皮、麻黄根等，效不明显。后改用玉屏风散合六味地黄汤治疗，亦难见效。

由于出汗过多，必然有恶风状，其气阴两虚，卫气不固，阴阳失衡是肯定的。病机明确，改用玉屏风散合当归六黄汤加味治之。

生黄芪30克，炒白术15克，防风10克，当归10克，黄连5克，黄柏5克，黄芩5克，生地黄10克，熟地黄10克，浮小麦30克，霜桑叶30克，山萸肉30克，五味子10克，肉豆蔻10克，炙甘草10克。14剂，水煎服。

经服用上方，出汗明显减少，患者已近八旬，数年的汗出见效了，高兴地说："汗少了，真舒服！"后随症加减，又服用数十剂中药，汗出基本趋于正常。

【按语】汗出一症，本属易治，但如此汗出，且屡治不效者，甚为罕见。毛老特别指出，有时按辨证论治思路选用方药，并非有如期之效，这就要考虑用方的问题了。在一个治则前提下，有多种方药可选，例如补气药有黄芪、白术、党参、大枣等；补气方剂有四君子汤、补中益气汤、黄芪益气汤等。何药可用？何方对证？既有经验可循之方，又有出奇制胜之方。这就要求医生多实践，多读书，多思考，多总结，唯此才能有所提高，有所收获。

6. 生脉饮加味治疗疑似心肌炎

王某，男，27岁，1994年11月24日就诊。

1年前突患心慌、胸闷，在当地医院做心电图，提示：房早、室早。疑似心肌炎，未做治疗，近2天心慌反复发作。舌体偏大、边有齿痕、苔黄腻，脉象细数。再做心电图：偶发室性早搏。西医诊断：病毒性心肌炎。中医诊断为心悸，证属气阴两虚，夹胆胃郁热。拟益气养阴，清胆和胃法。以生脉饮合十味温胆汤加减治疗。

太子参30克，麦冬30克，五味子10克，法半夏10克，茯苓15克，橘红10克，石菖蒲10克，制远志10克，炒枣仁15克，竹茹10克，天竺黄10克，郁金6克，乌梅10克，生甘草6克。水煎服。

二诊：服药10剂，症状好转。后在当地医院照上方取3剂（少两味药），服后不舒，停服。早搏频发，心慌胸闷，舌质红赤、舌边有齿痕，脉细数、结代脉出现。改方如下：太子参30克，麦冬30克，五味子10克，焦栀子6克，黄连3克，黄芩3克，天竺黄10克，郁金10克，茯苓30克，柴胡10克，桂枝10克，山楂15克，赤芍15克，白芍15克。水煎服。

三诊：上方服用17剂，心率转为70~80次/分，心律整。自觉症状近无。舌苔黄腻不厚。处方：太子参30克，麦冬30克，五味子10克，生薏苡仁15克，白蔻仁6克，砂仁6克，柴胡6克，桂枝6克，赤芍6克，白芍6克，石菖蒲10克，制远志10克，茯苓10克，生甘草6克。水煎服。

四诊：上方服20剂，自感良好。又在当地县医院取20剂，共计服用40剂。心悸、胸闷、疲乏，均有明显好转。唯早搏未除，夜间多现，受寒劳累时尤甚。舌质红赤、苔后部薄黄腻，脉弦缓。改为生脉饮与炙甘草汤加减。太子参30克，麦冬30克，五味子10克，桂枝10克，生地黄15克，火麻仁10克，干姜6克，黄柏60克，赤芍10克，白芍10克，阿胶（烊化）10克，大枣（擘）10枚，炙甘草10克。10剂。

五诊：自服上方后，早搏未再出现，身感有力。心电图提示：窦性心律。心率79次/分，心律整。改生脉保元汤加味，取20剂，以冀巩固疗效。

【按语】此例患者初期用生脉饮合十味温胆汤治疗，有效。后出现脉数不整，舌质红赤，有郁热之证，故加用一些清热药，如黄连、黄芩、栀子等，只是用量小，不使其寒凉之性伤心气。后又出现痰热指征舌苔黄腻，这是必须克服的，所以选用薏苡仁、白蔻仁、砂仁，以促其淡渗、芳化。后两次复诊用药，都含有柴胡桂枝汤方义，其意在于调和营卫，平衡阴阳。最后复诊，用生脉饮合炙甘草汤方药加减，基本以扶正为主，加用干姜、黄柏以除下焦之湿热。毛老认为，对于心肌炎这类疾患，生脉饮是扶正基本方，其他用药还是要"观其脉证，知犯何逆，随证治之"。

7. 延年半夏汤加味治疗食道迟缓症

赵某，男，47岁，1993年12月1日就诊。

因吞咽不利而到某省级医院检查，结果为：食道吞钡后见食管梨状显示，有少量潴留钡现象，食管钡剂通过缓慢，余未异常。舌苔厚白腻、舌体胖大，脉象弦滑。诊为湿垢阻中，淤积不化。拟延年半夏汤为主方治之。

党参15克，槟榔6克，生姜10克，吴茱萸3克，黄连6克，清半夏10克，生鳖甲（先煎）30克，柴胡10克，枳壳15克，桔梗10克，苏叶（后下）10克，竹茹30克。水煎服，6剂。

二诊：服药后，症状大减，自诉吞咽食物无不利感，"好了百分之七八十！"上方去桔梗，加生薏苡仁30克，生麦芽30克，以促湿垢宣化。

【按语】此案所用方为有名的"延年半夏汤"，出自《古今录验》，载于《外台秘要》。原方组成为：槟榔、人参、桔梗、柴胡、半夏、鳖甲、吴茱萸、生姜、枳实九味。岳美中先生对此方颇有体验，曾治疗一例40岁男性胃脘痛患者，每一发作，遍地翻滚，呕吐不止，疼痛难忍，脉弦细而紧，遇怒更甚，多方医治无效，经用本方数剂而愈。岳老还用于治疗支气管哮喘，其效亦好。毛老认为，此方以健胃和胃为功，虽有人参之补益，但半夏、枳实、槟榔、生姜，均以降气和胃为主；方中含有吴茱萸汤义（吴茱萸、人参、生姜，少一味大枣），也以温和胃气，散寒降逆为主。柴胡、桔梗为疏解郁气药对；鳖甲滋阴解痉，使药入阴分，开深层之结聚，解陈年之宿疾。全方温阳理中，祛寒止痛，行气降逆，蠲饮除痰，既能消痞满，又可除痰喘。许多名家在遇到这类疑难杂病时，往往会想到这个方子。

8. 加味二妙散治疗湿热痹

王某，女，46岁，1993年9月10日就诊。

左膝关节红肿疼痛1年余，小腿内侧可触及两三个皮下结节。有糖尿病史4年，经治疗血糖检测值控制在正常水平。西医曾按急性关节炎治疗，患者不同意使用激素，遂停用西药，改求中药治疗。检查：血沉36mm/h，别无异常。舌质暗红、苔薄白，脉象弦滑偏硬。辨为湿热痹，治以清热利湿通络法，选用加味二妙散治疗。

当归10克，防己12克，川草薢15克，怀牛膝10克，黄柏10克，炒苍术10克，秦艽10克，豨莶草30克，穿山龙15克，忍冬藤30克，牡丹皮15克，络石藤15克，霜桑枝15克，生甘草10克。水煎服，6剂。

二诊：服用后，疼痛明显减轻，继用上方加水蛭10克，同煎。12剂。

三诊：患者将上方每剂煎煮三次，前两次混合服用，后一次煎后做外洗用。将煎好的药液倒入盆中，先熏熏后药洗，如此应用12剂后，患处基本不痛，皮下结节有所变小。

【按语】痹证在临床上有寒热之分，局部红肿的痹证，应为湿热痹，祛湿清热是基本治法。本案所用加味二妙散出自《医宗金鉴》，由苍术、黄柏、牛膝、龟板、秦艽、草薢、当归、防己等药物组成。原方有"热难当"三字，说明此痹有热证。毛老在应用时，习惯加用豨莶草、穿山龙、忍冬藤、络石藤、霜桑枝、牡丹皮以清热通络。若是寒湿痹（或名湿寒痹），就应当用温散法，如附子、干姜、黄芪、党参、白术等。一字之差，用药迥别。

9. 血府逐瘀汤加减治疗面部褐斑

韩某，女，32岁，2012年7月23日就诊。

面部出现褐斑2年，逐渐加重。最早出现在鼻旁，后延至两面颊，并及前额，伴有痛经，生育两子。曾住院治疗痛经半月。后至我院治疗面部褐斑。舌苔薄白，脉象细涩。结合原有痛经病，诊为瘀血成斑。拟用养血活血，疏肝解郁法。取血府逐瘀汤加减治之。

岷当归10克，炒桃仁10克，红花10克，赤芍15克，柴胡10克，炒川芎6克，桔梗10克，怀牛膝15克，连翘30克，三七粉（冲服）3克，枳壳10克，生甘草10克。14剂，水煎服。

二诊：服药期间，月经来临，无痛经感。面部褐斑色淡，有改善。家属言其褐斑减轻。继用上方，加月季花10克，绿萼梅10克。14剂。

三诊：面部褐斑明显减退，患者面带笑容，说"药很有效"。后加大剂量，制成滋膏剂，服用40天，面部褐斑消退。

【按语】治疗面部褐斑，毛老强调要掌握三个要素：一是养血活血，如桃红四物汤；二是健脾祛湿，如苓桂术甘汤；三是补水。这里有个矛盾，既要补水，又要祛湿（水、湿一家），补水怎么祛湿呢？此处说的补水，是指要用一点儿滋阴药，如麦冬、沙参、石斛、玉竹、百合、知母等，但不要用玄参、熟地黄、山萸肉、乌梅等，以免补水增湿。女子要保持面部美观，一要心静如水，二要多吃些水果和蔬菜，三要适量饮水。还应注意，不过多地食用辛辣、油炸、烧烤食品，保持面部清洁。

10. 血府逐瘀汤合失笑散加减治疗癥瘕（卵巢囊肿）

孙某，女，47岁，2015年7月13日初诊。

主诉：月经先后不定期2年余。患者于2年前无明显诱因出现月经紊乱，量少、色暗，无乳房胀痛及腹痛，于当地妇幼保健院就诊，诊断为"卵巢囊肿"（因报告单丢失，故囊肿大小不详），服用桂枝茯苓胶囊及其他药物（具体药物不详），未愈。今来就诊。刻诊：除上述症状外，面色萎黄，腰部疼痛，经期延长，眠可，纳可，二便调。舌体胖大，舌红苔少，脉弦细。自带当地妇幼保健院2015年6月13日彩超检查结果显示：右侧附件区迂曲管状无回声（右侧附件区可及范围约76毫米×22毫米迂曲管状无回声，呈"串珠样"表现），宫颈肥厚并多发纳氏囊肿（宫颈前后径厚约41毫米，于宫颈处可及多个囊性小囊肿，无回声，较大者约7毫米×7毫米，透声好）；肝内高回声（肝右叶可及一范围约6毫米×6毫米高回声，边界清）。诊断为癥瘕，辨证为气滞血瘀，痰瘀互结。治宜活血化瘀，行气止痛，软坚散结。方选血府逐瘀汤合失笑散加减。

当归20克，生地黄10克，炒桃仁10克，红花20克，枳壳10克，赤芍15克，柴胡12克，川芎6克，怀牛膝15克，三棱10克，莪术10克，蒲黄（包煎）10克，五灵脂10克，鳖甲20克，甘草6克。5剂，水煎服，早晚各1次，温服。

二诊：服药后无不良反应，症状亦无明显好转。守前方加蒲黄、五灵脂各10克。7剂，月经期停服。

在前方基础上加减，共服药3月余。复查子宫附件彩超示：卵巢囊肿已破裂消失；宫颈纳氏囊肿仍存在，但数量减少；子宫颈已恢复正常。肝胆脾彩超示：肝内血管瘤已钙化。

【按语】血府逐瘀汤出自《医林改错》。方中桃仁破血行滞而润燥，红花活血祛瘀以止痛，共为君药。赤芍、川芎助君药活血祛瘀；牛膝活血通经，祛瘀止痛，引血下行，共为臣药。生地黄、当归养血益阴，清热活血；桔梗、枳壳，一升一降，宽胸行气；柴胡疏肝解郁，升达清阳，与枳壳同用，尤善理气行滞，使气行则血行，以上均为佐药。甘草调和诸药，用为使药。所加三棱苦平辛散，入肝脾血分，为血中气药，长于破血中之气，以破血通经；莪术苦辛温香，入肝脾气分，为气中血药，善破气中之血，以破气消积。二药伍用，气血双施，活血化瘀、行气止痛、化积消块。合失笑散增强活血化瘀、破瘀消癥之功。鳖甲软坚散结。诸药合而用之，使血活瘀化气行，癥消结散，则诸症可愈。

11. 身痛逐瘀汤合酸枣仁汤加减治疗身痛（类风湿关节炎）

李某，女，67岁，2015年12月17日初诊。

主诉：全身窜痛10年余，加重伴双下肢酸困乏力1周。患者10年前无明显诱因出现耳鸣，曾于当地市中心医院诊治，已愈。之后出现脑鸣，继而全身窜痛，复又于该医院就诊，诊断为类风湿关节炎，曾间断服药10余年（具体用药情况不详），至今未愈。近1周来，脑鸣伴全身窜痛加重，双下肢酸困乏力，遂来求诊。刻诊：除上述症状外，身痛，双膝疼痛尤重，膝关节僵硬，畏寒，汗出，目昏，纳食可，失眠，二便调。舌体胖大，舌质淡黯，苔薄白，脉弦细涩。腰DR检查示：腰椎退行性变。头颅多普勒检查示：双侧大脑中动脉血流速度减低；脑动脉硬化频谱改变。此乃风湿内侵，阻滞脉络，血不养心所致。治宜祛风除湿，活血通络，行气止痛，养心安神。拟身痛逐瘀汤合酸枣仁汤加减治之。

秦艽10克，川芎10克，羌活10克，桃仁8克，红花10克，制没药10克，当归10克，五灵脂（包煎）10克，香附10克，牛膝15克，地龙10克，炒枣仁30克，知母6克，茯神15克，炙甘草10克，川楝子10克，延胡索20克。5剂，水煎服。

二诊：服药后身痛症状减轻，睡眠稍好转，仍脑鸣，舌脉同前。守前方去川楝子，加夜交藤15克。继服7剂。

三诊：服药后全身窜痛症状减轻，睡眠已好转，唯膝关节疼痛较重，关节仍僵硬，脑鸣，舌脉同前。守前方加穿山龙15克，徐长卿15克，白蒺藜10克，潼蒺藜10克。继服15剂。

四诊：服药后全身窜痛症状基本消失，睡眠亦基本正常，晚上能睡6~7小时，仍膝关节僵硬疼痛，但疼痛程度较前减轻，脑鸣减轻。守前方去酸枣仁、知母、茯神、夜交藤。继服15剂。

2016年4月16日随访，患者全身窜痛症状消失，纳眠正常，二便调，膝关节已不疼痛，稍有僵硬，余正常。

【按语】毛老擅用王清任《医林改错》的六个逐瘀汤，身痛逐瘀汤是其中之一，具有活血祛瘀，祛风除湿，蠲痹止痛之功。方中秦艽、羌活通络宣痹止痛；川芎、当归、桃仁、红花、五灵脂活血祛瘀；牛膝、地龙、香附行血舒络，通痹止痛。三诊加入穿山龙、徐长卿意在增强祛风除湿，疏通经络之功。酸枣仁汤出自于《金匮要略》，方中重用酸枣仁为君，以其甘酸质润，入心、肝之经，养血补肝，宁心安神；知母苦寒质润，滋阴润燥，清热除烦为臣，与君药相伍，以助安神除烦之功；佐以川芎之辛散，调肝血而疏肝气，与大量之酸枣仁相伍，辛散与酸收并用，补血与行血结合，具有养血调肝之妙；茯神健脾养血安神，甘草和中缓急，调和诸药为使。后所加白蒺藜、潼蒺藜为毛老治疗耳鸣、脑鸣常用药对，白蒺藜甘温入肝经，主升；潼蒺藜性沉而降，走肾经，主降。二药伍用，一升一降，一入肝经，一走肾经，肝肾同治，升降调和，平补肝肾，益肾固精，养肝明目，益脑而治脑鸣。诸药合用，共奏活血祛瘀，行气止痛，养心安神，健脑止鸣之功。

12. 消瘰丸合二至丸、酸枣仁汤加味治疗甲状腺结节

陈某，女，53岁，2012年3月27日就诊。

诊断为"甲状腺结节"半年余，无特殊症状，但患者总是感到咽喉部如有物沾，时间久了，引起失眠、心烦、急躁，时有"热气上冲"感，冲到咽喉、冲到面部、冲到眼睛等，或夹有耳鸣。来诊时，滔滔不绝地诉说，认为所患疾病很严重。大便干结，时有黄带，阴部时有瘙痒。脉象弦细，舌质红赤、苔薄白偏干。毛老认为这些症状与更年期有关，与心理因素有关，与阴虚阳亢有关。拟定治法为：滋阴潜阳，软坚散结，调理阴阳。选用消瘰丸、二至丸、酸枣仁汤加味。先用汤剂方，后用滋膏剂方。

汤剂：夏枯草30克，生牡蛎15克，大贝母10克，玄参10克，女贞子15克，旱莲草15克，酸枣仁20克，茯苓15克，知母10克，半枝莲15克，霜桑叶15克，石菖蒲15克。15剂，水煎服。服后改服滋膏剂。

滋膏剂：夏枯草60克，玄参30克，大贝母60克，生牡蛎60克，炒酸枣仁60克，夜交藤60克，半枝莲60克，霜桑叶60克，石菖蒲60克，茯神60克，石斛60克，橘红30克。6剂。以枣花蜜、连翘蜜、槐花蜜制膏，约1200毫升。每次15毫

升，每日3次，温热水冲服。

【按语】甲状腺结节属中医"瘿病"范畴。本案患者以咽部不适、时觉热气上冲为苦。毛老所用方药，简便有效，不复杂，不猎奇，有是症，用是药，这是辨证论治的原则。对于这类患者，心理安慰也是非常重要的，而方药中用一些宁心安神药，对症状消失亦不可缺少。所以毛老常常在方中加用酸枣仁、夜交藤、合欢皮等。本例患者为外地人，由职工家属引来就诊。后经询问家属，患者服完药后，症状明显减轻，特别是咽部无不良之感，已无热气上冲之苦。

13. 补中益气汤加味治疗发热

王某，女，38岁，2015年10月6日就诊。

主诉： 发热2月余，加重10天。患者于2个月前流一次鼻血，鼻出血后出现低热，上午重，下午轻，体温最高时达38.5℃，在当地医院做CT、磁共振及实验室各种检查，未有异常发现，曾多次服药效果不佳（具体用药不详）。刻诊：发热，体温37.6℃，面色萎黄，精神委顿，身困乏力，口淡，纳差，嗜睡，大便正常，小便短少，时有心烦，舌质淡，舌尖红，苔薄白，脉细弱数。

诊为低热，辨为气虚血热证。治宜补中益气，清热凉血。方选补中益气汤加清热凉血药治之。

黄芪30克，白术10克，陈皮6克，升麻6克，柴胡5克，当归6克，西洋参5克，白茅根30克，牡丹皮10克，地骨皮10克，莲子心3克，焦山楂15克，炙甘草10克。5剂，水煎服，每日1剂。嘱忌食辛辣油腻食物。

二诊： 服药后，自觉身上有力，精神较前好转，但体温上午仍在37.2~37.3℃，下午及夜间已基本正常，纳食较前好转，睡眠可，二便正常，舌脉同前。守前方加侧柏叶10克，藕节10克，7剂。

之后在前方基础上加减应用，共服药30余剂，基本恢复正常。

【按语】本案属气虚发热案，李东垣创制的"甘温除大热"为对应之法，代表方为补中益气汤。方中黄芪、人参、白术、甘草甘温益气补中；当归养血活血；陈皮理气和胃；升麻、柴胡升举清阳，透泄热邪，补中寓升，补而不滞，为甘温除热之良方。本案加入白茅根、地骨皮、牡丹皮、侧柏叶、藕节等以清热凉血；莲子心清泻心火，退热除烦。全方合用，共奏益气健脾，清热凉血，甘温除热之功。毛老强调，应用甘温除热法时，一定要抓住其"中气不足、阴火内生"

的病机要点，方能取效建功。

14. 补中益气汤加减治疗胃痞（胃下垂）

卢某，男，36岁，2014年12月27日初诊。

主诉： 胃脘部痞满伴纳呆半年，加重1周。患者半年前因饮食不当出现胃脘部胀满不适，食欲减退，曾在当地医院诊治，行上消化道造影示：胃下垂，胃动力不足。间断药物治疗（具体药物不详），效果不明显，近1周来胃脘部不适感加重，经介绍而来就诊。刻诊：神志清，神疲乏力，身体消瘦，面色萎黄，胃脘痞满，不欲饮食，大便稍溏，眼目干涩，小便有灼热感。舌淡、苔薄白，脉细弱。诊断为痞满，证属脾胃虚弱。治宜补气健脾，升清降浊。方选补中益气汤加减治疗。

生黄芪15克，党参15克，炒白术10克，陈皮10克，山茱萸10克，升麻5克，柴胡5克，枸杞子10克，淡干姜5克，炒枳壳10克，炙甘草10克。10剂，水煎服，每日1剂，早晚分服。

二诊： 患者自诉胃脘胀闷不适较前减轻，食欲稍有好转，乏力略有改善，大便仍溏，目涩，舌脉同前。上方去干姜，加赤小豆30克，侧柏叶10克。10剂，水煎服，每日1剂，早晚分服。

三诊： 患者自诉胃脘部症状明显减轻，食欲增强，仍稍感乏力，便溏，舌淡、苔薄白，脉弦细。处方：炙黄芪15克，炒白术10克，陈皮10克，升麻6克，柴胡6克，当归10克，炒枳壳15克，诃子10克，白菊花10克，枸杞子15克，炙甘草10克。20剂，水煎服，每日1剂，早晚分服。

半年后随访，患者自诉无不适症状，一般情况良好。

【按语】 痞满为临床常见病症，以胃脘痞塞，满闷不痛，按之柔软无物，外无胀形为主要表现，发为胃脘，而病机则有实痞、虚痞之分。毛老认为治痞应重视醒脾健脾，条畅气机。痞满虽病在胃，但与脾密切相关。胃病日久，累及脾脏，脾阳受损，运化失职，清气不升，浊气不降，中焦升降失常，不得流通，发而为痞，故临床中应重视健脾益气之法。西医诊断为脏器下垂之症，大多可参考中医中气不足证治之。本案正如李东垣所云："脾胃俱衰，则不能食而瘦，坤土虚弱不能消食……宜六君子、补中益气汤主之。"毛老随证立方，选补中益气汤为主，加枳壳理气运脾，诃子收敛止泻等，药证合一，疗效显著。

15. 香砂六君子汤合二鸡神曲散加味治疗胃痛（轻度胃炎）

李某，女，43岁，2016年1月30日就诊。

主诉： 胃脘部疼痛1月余，加重10天。患者于1月前因食辛辣食物后出现胃痛、吐酸水、打嗝、嗳气、呃逆等症状，吃油腻食物后加重，开始未予重视，后逐渐加重，吃饭后和饥饿时均胃脘部疼痛，今求中医治疗。刻诊：除上述症状外，胃脘胀满，纳食差，睡眠差，二便正常，舌质淡，边有齿印，苔薄白，舌中苔厚，脉弦细。X线钡餐透视示：轻度胃炎。彩超检查示：肝胆脾胰肾未见异常。诊断为胃痛，辨证为脾胃虚弱兼食积。治宜健脾益胃，补益中气，健胃消食化积。拟香砂六君子汤合二鸡神曲散加味治之。

党参15克，白术10克，茯神15克，木香6克，砂仁8克，清半夏9克，陈皮6克，炒山楂15克，炒麦芽15克，建曲15克，鸡矢藤10克，炒鸡内金10克，延胡索10克，川楝子10克，甘草10克。5剂，水煎服，每日1剂，分2次服。

二诊： 服药后疼痛消减，基本不痛，仍觉胀满，已无呃逆、吐酸症状，纳食大增，睡眠稍差，二便正常，舌脉同前。守前方加炒枣仁20克，继服5剂。

2个月后随访，患者服药后胃脘部不胀不痛，纳食、睡眠均正常。

【按语】 本例为脾胃虚弱、痰阻气滞兼食积，而致胃脘部胀满、疼痛。方中党参、白术、茯神、木香、砂仁、清半夏、陈皮、甘草取香砂六君子汤之意，健脾益气和胃，理气止痛。炒鸡内金、鸡矢藤、建曲为毛老自拟三味方"二鸡神曲散"，为健脾消食之良方，三药合用既有健胃消食、化积调中的作用，又有舒筋活血、养心安神的作用。诸药合用，共成健脾益气，调中和胃，消食化积之剂，能调节胃肠功能，缓解胃脘痞满、闷胀不舒、嗳气不爽、睡眠不香等症状。

16. 三才封髓丹加味治疗口腔溃疡、便秘

张某，男，46岁，2012年2月16日就诊。

以口腔溃疡为患，舌两边有溃疡，疼痛，当时无他苦。舌苔薄黄而腻，脉象弦细。诊为湿热浸润，以三才封髓丹为主方，改汤剂治疗。

党参15克，生地黄30克，天门冬30克，砂仁（后下）8克，黄柏10克，生甘草10克，生薏苡仁30克，赤小豆30克，连翘15克，土茯苓15克。水煎服。

服用7剂后复诊，言口腔溃疡已愈，又出现便秘，会阴部瘙痒。改方为：生白术30克，生决明子15克，火麻仁15克，白鲜皮15克，苦参10克，紫草15克，何首

乌15克，连翘15克，玄参10克，生甘草10克。水煎服。

三诊时，便秘有明显改善，每日可排便一次，无痛苦。会阴部瘙痒已无。嘱咐服用知柏地黄丸善后，每次8粒，一日3次，以冀滋阴补肾，清泻相火。

【按语】口腔溃疡、便秘，虽非一类疾患，但均由相火不能安宁所致。"君火以明，相火以位"，这是《内经》的名言。相火是什么？在人身上，除了心火为君火外，其他脏腑之火均为相火。肾中命门之火是相火，胃肠的湿热也是相火，肝经的湿热不解也是相火，大肠的湿热同样也是相火，俗话所说的"小肠火"亦是相火。相火可以上越，也可以下潜。这样就会出现口腔溃疡、便秘、会阴部瘙痒，甚至男子遗精、女子梦交等，也与相火有密切关系。而治疗相火越位的方药以封髓丹为最佳。此方原用于治疗遗精，后蒲辅周先生用于治疗口腔溃疡，效果非常好。毛老受到启发，并有所发挥，不仅用于口腔溃疡，还用于"相火上越"证，如慢性咽炎、慢性鼻炎、结膜炎、中耳炎等，随经选药，每收良效。

17. 三才封髓丹合升陷汤治疗阴纵（性神经衰弱）

李某，男，26岁，1981年5月12日就诊。

患者于1980年初犯手淫，同年10月因强力负重致睾丸下垂，左侧下垂约16厘米，右侧下垂约10厘米，并牵引少腹及大腿内侧疼痛，步履艰难，同年年底在家长催逼下结婚，婚后病情加重，遂与配偶分居。分居后，每夜梦遗，甚至白天亦有滑精，小便白浊，渐至卧床不起。经泌尿科检查：外生殖器发育正常，排除前列腺炎，诊为"性神经衰弱"。刻诊：面色㿠白，头晕耳鸣，盗汗，手足心热，气短，纳呆，睾丸下垂，阳事易举而不坚，每夜梦遗。舌质淡红，苔白厚腻，脉沉细无力。初诊为阴虚火旺，精关不固，脾失健运。拟滋阴泻火，健脾开胃，固肾摄精，选三才封髓丹化裁。

党参30克，天冬20克，生地黄15克，熟地黄15克，山药30克，芡实30克，砂仁10克，黄柏10克，生龙骨30克，生牡蛎30克，乌贼骨12克，茜草6克，川断12克，五倍子10克。水煎服。

二诊：服药9剂，旬内遗精5次，腿痛及虚热盗汗均有减轻，睾丸下垂如故。继用上方5剂。

三诊：因麦收未坚持服药，每3～4天梦遗1次，小便转清，睾丸下垂未见明显好转。舌边有齿痕，苔白厚，脉沉细，两尺无力。改拟升举中气，滋补肾阴，交泰水火，以期大气举而睾丸复位，水火济而阴精封藏。方取升陷汤合益肾汤加减。

生黄芪30克，升麻10克，柴胡10克，熟地黄30克，山萸肉15克，茯神15克，酸枣仁30克，炒白术15克，肉桂、黄连各5克，五倍子3克，白芥子3克，生白芍15克。水煎服。

另配玉锁丹：五倍子500克，白茯苓120克，生龙骨60克。共为细末，制成蜜丸，每丸10克，每次1丸，每日3次，淡盐水送服。

四诊：服上方20剂，丸药1料，睾丸恢复正常，服药期间仅遗精1次，性生活正常，唯劳累过度时睾丸有坠胀感。

守上方再服6剂，并于汤药后续服知柏地黄丸巩固疗效。1982年4月随访，身健无恙。

【按语】 睾丸下垂古称"阴纵"。《素问·厥论篇》云："前阴者，宗筋之所聚，太阴、阳明之所合也。"毛老指出，睾丸疾患不但与肝肾有密切关系，且与肺、脾亦相关联。大凡寒则缩，热则胀，下垂为气陷无疑。大气之维系在于肺、脾，张锡纯说："大气者，原以元气为根本，以水谷之气为养料，以胸中之地为宅窟者也"（《医学衷中参西录》）。可知大气升举有赖肺肃脾健，而肺脾气虚则大气下陷。因患者滑精较多，故先以封髓丹补肾固精，使大气不随精滑而续陷。后选张锡纯升陷汤中之芪、升、柴补而升之，俾大气升举，宗筋有约，则睾丸自不下垂。所用益肾汤与玉锁丹均出自《验方新编》，前方为补肾兼益心益肺益肝益脾之品，为治疗梦遗之良方；后方为补肾治浊之要剂。由于患者大气下陷、阴虚火旺、精关不固集于一身，一方力薄难以胜任，故采数方治之，后果然如期。

18. 春泽汤加减治疗水肿

钱某，女，34岁，2016年11月6日初诊。

主诉：颜面水肿1月余。患者于1月前晨起洗漱时发现颜面水肿，遂于当地诊所诊治，输液1周（具体治疗不详），未愈。后又经当地某医院中医科诊治1周，效果亦不佳。刻见：颜面水肿，双下肢水肿，腰部疼痛，四肢寒凉，纳眠可，尿频，大便干。舌边尖红，苔薄黄，脉弦细数。双肾输尿管膀胱彩超检查未见异常。

血常规检查示：中性粒细胞46.4%，淋巴细胞42.5%，嗜酸性粒细胞1.1%；血红蛋白浓度103g/L；红细胞压积33.2%；平均红细胞血红蛋白含量25.2%；平均红细胞血红蛋白浓度311g/L。尿常规检查：隐血（++），尿镜检红细胞0~2个/HP。诊断为水肿，证属肾气亏虚，气化失司。治宜温阳化气，利水消肿。拟春泽汤加减治疗。

猪苓15克，茯苓10克，泽泻30克，白术30克，决明子30克，桂枝10克，党参15克，大蓟10克，小蓟10克，藕节炭10克，茵陈30克，车前子（包煎）10克。5剂，水煎服，早晚各1次温服。

二诊：服药后自觉水肿症状明显减轻，大便正常，纳眠可，舌边尖红，苔薄黄，脉弦细数，仍尿频。复查尿常规：隐血（±），余均正常。守前方加冬瓜皮30克，白茅根30克，夏枯草15克。继服5剂。

2017年1月10日随访，患者水肿消失，纳眠可，二便正常。

【按语】毛老擅用春泽汤化裁治疗水肿。春泽汤出自《证治要诀类方》，由五苓散加人参而成；五苓散则出自于《伤寒论》。方中茯苓、猪苓、泽泻利水渗湿；白术健脾运湿，与茯苓配合更增强健脾去湿之作用；桂枝温阳以助膀胱气化，气化则水自行；党参补气，气虚则无力运化水湿，导致膀胱气化失常，亦出现浮肿。所加大蓟、小蓟、藕节炭清热、凉血止血，以消尿中血细胞。诸药合用，既可淡渗以利水湿，也可健脾以运水湿，气化以行水湿，故对水湿内停所致的各种水湿证均可治之。

19. 逍遥散合左金丸加减治疗乳癖

李某，女，39岁，2016年4月14日初诊。

主诉：发现右侧乳房外上象限包块1周。患者于1周前无意中发现右侧乳房外上象限包块，质硬，活动度好，有刺痛感，未曾治疗，今来就诊。刻诊：面色晦暗，畏寒，经量减少，时有头晕，纳可，眠可，二便调。舌淡，苔薄白，脉弦细。乳腺彩超示：右侧乳房外上象限包块，17毫米×21毫米。诊断为乳癖，辨证为气滞血瘀，痰瘀互结。治宜疏肝行气，化瘀散结。方选逍遥散合左金丸加减。

当归20克，白芍20克，柴胡10克，茯苓10克，白术10克，薄荷6克，川楝子10克，延胡索10克，郁金10克，黄连6克，吴茱萸3克，麦芽30克，皂角刺10克，甘草6克，生姜3片为引。7剂，水煎服，早晚各1次温服。

二诊：乳房包块已软，无刺痛感，面色转红，舌脉同前。守前方加制鳖甲20

克，醋莪术10克。7剂。经期停服。

在此方基础上加减治疗2月余，患者自觉包块消失，复查乳腺彩超示：双侧乳房未见明显异常。

【按语】逍遥散出自于《太平惠民和剂局方》。方中柴胡疏肝解郁，使肝气得以条达，为君药。白芍酸苦微寒，养血敛阴，柔肝缓急；当归甘辛苦温，养血和血，且气香可理气，为血中之气药；归、芍与柴胡同用，补肝体而助肝用，使血和则肝和，血充则肝柔，共为臣药。木郁则土衰，肝病易于传脾，故以白术、茯苓、甘草健脾益气，非但实土以抑木，且使营血生化有源，共为佐药；加薄荷少许，疏散郁遏之气，透达肝经郁热；生姜降逆和中，且能辛散达郁，亦为佐药。柴胡为肝经引经药，又兼使药之用。左金丸出自于《丹溪心法》，方中黄连为君，清泻肝火，使肝火得清，然气郁化火之证，纯用大苦大寒既恐郁结不开，又虑折伤中阳，故又少佐辛热之吴茱萸，一者疏肝解郁，以使肝气条达，郁结得开；一者反佐以制黄连之寒，使泻火而无凉遏之弊；一者可引领黄连入肝经。加入鳖甲软坚散结，莪术活血化瘀，皂角刺化痰消结。诸药合用，共奏清肝泻火，软坚散结之效。

20. 丹栀逍遥散加味治疗头痛

韩某，女，30岁，2014年2月27日初诊。

患者自诉头痛2周余，右侧偏重。刻诊：面色稍红，右侧头痛、心慌、胸闷、善太息，胃脘部胀满，右胁部不适，纳眠差，面部有褐斑，月经量少色深。舌红、苔薄白润，脉弦细。诊断为头痛，证属肝郁化火。治宜清肝火、疏肝郁、止头痛。拟丹栀逍遥散加味治之。

牡丹皮10克，生栀子5克，当归10克，生白芍10克，夏枯草10克，代代花10克，佛手花10克，玫瑰花15克，生麦芽15克，丹参15克，甘草10克。10剂，水煎服，每日1剂。

二诊：患者诉服药后症状好转，仍有记忆力减退，睡眠差，舌脉弦同前。守上方加石菖蒲10克，炒枣仁20克。10剂，水煎服，每日1剂。

三诊：患者自诉服药后头痛好转明显，睡眠已可，仍太息，胃胀满不能食，舌红、苔薄黄，脉弦细。处方：牡丹皮15克，焦栀子5克，当归10克，生白芍15克，赤芍15克，薄荷（后下）10克，茯神15克，玫瑰花15克，丹参15克，紫灵芝

10克，夏枯草15克，甘草10克。7剂，水煎服，每日1剂。

2个月后随访，患者诉诸症皆消失，未再发作。

【按语】毛老指出，头为诸阳之会、清阳之府、髓海之所，五脏精华、六腑清气皆上注于头，故阳气受阻或清阳不升，或肾精不足，或血虚失养等，均可发为头痛。本案为典型之情志抑郁，气机阻滞，肝气不得疏泄，肝郁久而化火，故毛老首选丹栀逍遥散加减。方中代代花开胃宽胸，佛手花疏解肝胃之郁，玫瑰花、灵芝、当归三味药解郁活血，夏枯草清肝火、解郁结。诸药合用，直切病机，共奏良效。

21. 叶天士滋阴息风方治疗高血压耳鸣

刘某，男，58岁，2011年3月30日就诊。

患高血压8年，冠心病5年，半年前因心绞痛及耳鸣、头晕经西医治疗，病情好转，但耳鸣未愈，并出现舌尖麻木，特请中医诊治。脉象弦细，舌体胖大、苔薄白。辨为阴虚风扰，病在肝肾。治宜滋阴、柔肝、通络、息风。在服降血压西药的同时，加用中药"叶天士滋阴息风方"治疗。

霜桑叶30克，天麻15克，茺蔚子15克，女贞子15克，生山药30克，熟地黄15克，龟板（先煎）15克，怀牛膝10克，赤芍30克，丹参30克，莲子心6克，生栀子6克，生甘草10克。水煎服。

服药14剂后，耳鸣、舌麻减轻，头晕未发作。后在原方基础上随症加用蝉衣、王不留行、旱莲草等，继服30剂，耳鸣未再发作；舌麻明显好转。

【按语】头晕、耳鸣是高血压病常见的症状，也是阴虚阳亢的诊断依据，但舌麻并不多见。毛老指出，麻木是风动之象，发作于舌体，说明风入少阴心经（若舌体厚腻，又与太阴脾湿有密切关系）。治疗此证，一般应当滋阴息风，如杞菊地黄汤、二至丸、定风珠等。本例用方虽无方名（"叶天士滋阴息风方"系笔者暂拟方名），但出处有名，即叶天士《临证指南医案》。该书第一卷就是中风、肝风、眩晕等篇，叶氏多以肝肾阴虚风动立论，应用滋养肝肾药如何首乌、枸杞子、熟地黄、女贞子、五味子、麦冬、胡麻，息风药如天麻、甘菊、霜桑叶、钩藤，又时而用清肝之羚羊角、镇肝之石决明等，其经验足供后人借鉴。

22. 左金丸合半夏泻心汤加味治疗胃痛（慢性胃炎）

石某，女，60岁，2013年11月1日初诊。

主诉： 胃脘部隐痛5年余，加重2个月。患者5年前因与家人发生摩擦后出现胃脘部疼痛，呕吐酸水，呃逆，在当地医院诊断为慢性胃炎，长期坚持服用雷尼替丁、西咪替丁、胃必治、奥美拉唑等药物治疗，服药后症状减轻，停药后不久症状反复。近2个月来因停服西药后症状加重，遂前来就诊。刻诊：胃脘部隐痛且伴有烧灼感，口苦，咽干，口腔有溃疡，头昏，时而心悸，测血压：150/90mmHg。舌干涩、嫩红且有瘀斑，脉细涩。诊为胃痛，辨证为肝胃不和，胃阴亏虚，胃失和降。治宜调和肝胃，清热养阴，降逆止痛。拟左金丸合半夏泻心汤加味治之。

焦栀子6克，淡豆豉6克，清半夏10克，黄连6克，吴茱萸3克，干姜8克，党参10克，砂仁（后下）8克，九香虫5克，甘草10克。7剂，水煎服，每日1剂，早晚分服。忌辛辣油腻之品。

二诊： 患者自觉胃脘部烧灼感、隐痛与口腔溃疡均有所减轻，仍口中干涩，头昏，测血压：150/96mmHg。舌嫩红，伴瘀斑，苔薄白，脉弦细。处方：藿香10克，厚朴花10克，炒杏仁10克，清半夏10克，木瓜10克，茯苓10克，炒白术10克，紫苏叶（后下）10克，霜桑叶10克，芜蔚子15克，砂仁（后下）8克，甘草10克。7剂，水煎服。

三诊： 既往症状均明显减轻，测血压：150/86mmHg。舌嫩红，伴瘀斑，舌边齿痕，苔薄白，脉弦细涩。上方去炒杏仁，加丹参15克，赤芍15克。7剂，水煎服。

2个月后随访，患者自诉诸症皆消失，未有复发。

【按语】 毛老诊断此病证为肝胃不和，胃阴亏虚，胃失和降。胃阴亏虚则生内热，发为烧灼感或隐痛，在口为口糜，即口腔溃疡。毛老在遣方用药时首选左金丸合半夏泻心汤加减，调和肝胃，辛开苦降，肝胃同治，泻肝火而不至凉遏，降胃逆而不碍火郁，相反相成，使肝火得清，胃气得降。该患者既有喜热恶寒之饮食习性，每食生冷之物即胃脘痞满，又有阴虚血瘀之证候，临床中多见胃脘胀满、烧灼，甚则隐痛，时或口腔溃疡，故加栀子、豆豉以清心火及胃中虚热而和胃，九香虫行滞气以止痛，藿香、厚朴花化湿热以消痞，木瓜、桑叶滋胃阴以养胃，丹参、赤芍散瘀血以瘀斑。诸药共用，效如桴鼓。

23. 八珍汤合桃红四物汤加味治疗漏证

黄某，女，36岁，2016年12月26日初诊。

主诉：月经淋漓不断1年余，加重3个月。患者于1年前因不明原因出现月经经期延长，淋漓不断月余，经量多，有血块，色鲜红。曾在当地医院做过两次清宫治疗术。但清宫后仍出现经期延长，淋漓不净，身困乏力。刻诊：月经淋漓不断已36天，量多，有血块，色鲜红，无腹痛、腰酸、腰痛等症状。面色萎黄，身困乏力，双手掌部及爪甲、口唇发白，纳眠尚可，二便正常，舌淡、尖红，苔薄白，脉弦细数。曾做过两次人工流产术。子宫附件彩超示：子宫内膜增厚，约18毫米，余未见异常。诊断为漏证，辨证为气虚血热。治宜补气养血，清热凉血止血。方选八珍汤合桃红四物汤加味。

党参15克，黄芪30克，当归12克，白芍18克，生地黄12克，桃仁6克，红花10克，白茅根30克，柴胡10克，桔梗10克，荆芥炭10克，黄芩炭10克，大蓟10克，小蓟10克，藕节炭10克，蒲黄炭10克，麦芽30克，炙甘草10克。5剂，水煎服，每日1剂，分2次服。嘱忌食辛辣。

二诊：服药后出血已止，精神明显好转，白带仍多，纳眠正常，二便尚可。面色萎黄，舌淡，苔薄白，脉沉细弦。守前方去止血药，加理气补血药。处方：党参15克，黄芪30克，当归12克，白芍20克，生地黄12克，桃仁6克，红花10克，白茅根30克，柴胡12克，桔梗10克，麦芽30克，炙甘草10克，枳壳12克。7剂，水煎服，每日1剂，分2次服。

之后以八珍汤为基础方加减，服用2个月而愈。

【按语】本案属气虚血热型漏证。患者在此之前做过两次人工流产术、两次清宫治疗术，近1年来月经淋漓不断，干净时日甚少，血虚较重，气随血脱，脉细数，诊断为血热气虚证无疑。治当补气养血，清热凉血止血为法。方用八珍汤补益气血，方中党参、黄芪补气；当归、白芍、生地黄补血养血以生新血；桃仁、红花活血化瘀而祛瘀血；柴胡、桔梗宣肺理气；荆芥炭、黄芩炭、大蓟、小蓟、藕节炭、蒲黄炭清热凉血、活血止血；炙甘草补益气血、调和诸药。

24. 补阳还五汤加味治疗中风后遗症

孙某，女，45岁，2012年5月15日就诊。

患脑梗死2年。语言不利，右侧肢体活动失灵，走路不稳，呈蹒跚步，失眠。

舌苔薄白、质暗红，脉象弦紧而细。原患高血压、高血脂，经治疗已控制在正常指标内。治拟补气化瘀、通络开窍，以补阳还五汤加味治之。

生黄芪30克，赤芍30克，炒川芎8克，地龙8克，炒桃仁10克，红花10克，郁金10克，石菖蒲10克，制远志10克，防风10克，合欢皮30克，夜交藤30克。10剂，水煎服。

二诊：症状无明显改善，加用安宫牛黄丸，一日1粒，分2次服用。10剂。

三诊：由于经济原因，安宫牛黄丸仅服1粒，后经电话联系，嘱改用牛黄清心丸，一日1粒。失眠有好转，舌苔中部厚腻，加入四妙散药物，即炒苍术10克，薏苡仁30克，黄柏8克，怀牛膝10克，去制远志、防风。10剂。

四诊：经服药物30剂，已能行走500米左右，气色转好，语言较前流利，下肢仍无力。舌苔薄白，脉象已有缓和。上方加老鹳草15克，伸筋草15克。取30剂，以巩固疗效。

【**按语**】补阳还五汤是治疗中风后遗症的首选良方，但用得巧与不巧，疗效大有不同。毛老认为，这种巧与个人的临床体验有密切关系。特别是黄芪一味，是用四两好，还是用一两、二两、三两好，或是更大剂量。有人说大剂量效果最好，即用到120克，或180克；有的则说用30克或20克即可。而毛老常用量为15~30克，或30~60克，很少用到90克以上。地龙是必须用的，它能通下肢络脉，改善下肢运动能力。毛老还常常用到伸筋草、透骨草、老鹳草三味，这三味药走下肢，入细络，伸筋脉，又利于肢体活动的恢复。

25. 济生肾气汤加味治疗多饮症

丁某，男，16岁，2012年11月11日就诊。

口渴多饮已2个多月，自诉每天饮水3大暖水瓶（约6000毫升），伴有纳食多，小便多，大便稀薄，一日3~4次，且有日渐加重之势。曾多次检查血糖、血脂、肝肾功能、甲状腺激素等，均无异常。刻诊：口渴，心烦，眼干，精神疲倦，乏力，嗜睡。舌质淡红，舌苔白微腻，脉象沉细弱。诊为阳气不振，肾气不化证。以济生肾气汤加味治疗之。

熟地黄30克，山萸肉15克，生怀山药15克，茯苓10克，牡丹皮30克，泽泻15克，炮附子8克，肉桂6克，陈皮10克，怀牛膝10克，车前子（包煎）15克，枸杞子10克，生甘草10克。水煎服。

二诊：服用上药10剂，口渴恢复到正常生理状态，精神状态好转，饮食正常，大便成形，一日1次。但仍有心烦、眼干，守上方加白菊花30克，生薏苡仁30克。服用10剂，病愈。

【按语】口渴不止，在排除糖尿病、甲状腺功能亢进症等内分泌疾病后，中医治疗有一定优势。本例16岁男子，本当"二八而肾气盛"，即肾的气化功能达到正常人的状态，但却口渴引饮，加之小便多，说明肾之气化功能不足，水停于下焦，不能蒸化为雾露之状，以灌溉五脏六腑，故口渴引饮，小便反多。《素问·生气通天论》云："阳气者，精则养神，柔则养筋。"阳虚则神疲，气不化津则眼干，水湿停于皮肤之间则身困乏力。其舌脉亦呈现气虚之象。

《金匮要略·消渴小便不利淋病脉证并治篇》云："男子消渴，小便反多，以饮一斗，小便一斗，肾气丸主之。"这里所说的"消渴"仅指饮水多而言，非糖尿病也。男子为阳，女子为阴。这里首言"男子"乃是强调阳气的主导作用，非专指男性也。肾气丸是温肾阳、助气化的代表方剂，是在滋补肾精的基础上，加用附子、肉桂，以激发肾的气化功能。后来医家在方中加入牛膝、车前子两味，以加强排浊的作用，浊水去，则真水通。方中所加陈皮，乃防熟地黄之腻；加入枸杞，以增补肝阴；后加入白菊花，以清肝明目；薏苡仁以利湿解困。方不杂投，其效如期。

第三节　经验方治验

1. 清肺通便汤治疗低热

王某，男，76岁，2014年6月25日就诊。

低热近14天，一般上午36.9℃，下午38.5℃。曾用抗生素2天，未见效。刻诊时伴有咳嗽，咯黄痰，大便干燥。X线片检查提示：支气管炎。舌苔薄黄腻、湿润，脉滑略数。诊为肺热内蕴，大肠燥结。予清肺润肠法，拟清肺通便汤治之。

黄芩10克，百部10克，桑白皮15克，瓜蒌皮15克，芦根15克，连翘15克，鱼腥草30克，鳖甲（先煎）30克，生决明子20克，桔梗10克，生甘草10克。

服用1剂而热退，继服3剂，未见发热，咳嗽咯痰近无，大便通畅。后加北沙参15克，麦冬15克，清养肺阴，以固其根。

【按语】清肺通便汤系毛老经验方，已在临床应用20余年。方中有毛老临床常用的三个"药对"：一是百部与黄芩，为清肺祛痰之要药；二是桑白皮与瓜蒌皮，为祛痰止咳之常用药对；三是甘草与桔梗，为《伤寒论》中之桔梗汤，俗语"甘草桔梗，专治喉咙"，意思是凡咽喉及气管的病，为必用之品。连翘清热透肺窍，鳖甲入阴分而滋阴清热，鱼腥草为清肺系痰热之要药，决明子有通便降气作用。后加入麦冬、北沙参，意在滋阴增液，以利肺阴的恢复。方虽简略，恰当对应，故收效快捷。

2. 青白退热饮治疗发热

张某，女，53岁，2015年7月12日初诊。

以发热10个月，加重2周为主诉。患者于10个月前感冒后出现发热，时轻时重，在当地诊所治疗后症状有所减轻。之后间断出现下午和夜间发热，体温最高时达38.3℃，一般波动在37.3~37.8℃，晨起后体温降至正常，持续10个月。在当地县、市医院做各种检查，结果均正常。近2周来又因受凉感冒，发热加重，在当地诊所经输液治疗（具体用药不详）后症状不减，体温反升至38.5℃，遂求中医治疗。刻诊：发热下午和夜间加重，体温37.8℃，晨起减轻，咽干，不咳，无咯血吐痰等症状，纳眠可，二便正常，舌质红，苔少而干，脉浮弦细。实验室检查：血常规均正常，肺炎支原体和衣原体检查阴性，结核抗体检查阴性；X线胸片示：未见异常改变。

诊为发热，证属表证未解兼阴虚内热。治宜宣肺祛风，清热解郁，养阴清热。拟青白退热饮加减治之。

青蒿15克，白薇10克，银柴胡10克，北柴胡10克，黄芩10克，知母10克，生石膏30克，连翘10克，鳖甲（先煎）20克，苏叶（后下）10克，制半夏9克，薄荷（后下）6克，党参10克，大枣10克，生甘草10克，生姜6克。5剂，水煎服，每日1剂。嘱患者避风寒，忌食辛辣及刺激性食物。

2016年8月8日，患者来诊时诉，去年发低热10个月，服药5剂而愈。今又感冒2周，症状与去年相似，要求按去年方药再开3剂。1个月后随访，患者服药后热退而愈。

【按语】本案系风热犯肺，郁久化热，灼伤津液而致。青白退热饮为毛老自拟经验方，由青蒿、白薇、银柴胡、北柴胡、黄芩、生石膏、知母、连翘、苏叶、薄荷、生甘草等组成。该方具有祛风透表，清热解毒作用，主治感冒发热或内伤发热，舌苔薄白，脉浮滑而数者。无汗出者可加荆芥、防风；夜热甚者加生鳖甲（先煎）；头痛者加葛根、川芎；苔腻口淡者加藿香、佩兰；小便短赤者加白茅根、冬瓜皮；便秘者加生大黄、牵牛子；咳嗽者加百部、桑白皮。

本方由青蒿鳖甲汤、白虎汤、小柴胡汤加减而成。青蒿鳖甲汤清阴分之热（里热），白虎汤清气分热（表热），小柴胡汤清半表半里之热。另用苏叶、薄荷两味辛味药，前者性温，后者性凉，以开发腠理，腠理开泄，溱溱汗出，热势自然消退，其用量可依据证候性质而定。毛老吸取张锡纯的经验，在方中加用连翘，张氏云："连翘用至一两，必能发汗，且其发汗之力甚柔和，又甚绵长。"连翘另一特点为透发经络之热，解毒之力较强，即抗菌、抗病毒的作用较强。在解热方面，毛老喜欢用柴胡和银柴胡，前者清气分之热，后者清阴分之热。

3. 青白退热饮合"藿三味"治疗发热

赵某，男，42岁，2016年4月8日初诊。

主诉： 发热1月余，加重1周。患者于1个月前受凉感冒，感冒愈后遗有低热，体温最高37.8℃，一般在37.2~37.6℃波动，发热无一定规律，服退热药后汗出热退，药力尽而热象起；伴身困乏力，口淡，纳食差，睡眠可，二便正常。舌质淡红，苔薄白稍腻，脉浮细弦。血常规检查正常，肺炎支原体、衣原体检查阴性，胸部X线检查未见明显异常。此为风热犯肺、热毒内蕴兼湿所致低热证。治宜祛风透表，清热解毒，兼以祛湿。拟青白退热饮合"藿三味"治之。

青蒿30克，白薇10克，银柴胡10克，北柴胡10克，黄芩10克，生石膏30克，知母10克，连翘10克，紫苏叶（后下）10克，薄荷（后下）6克，藿香10克，佩兰10克，砂仁8克，甘草6克。5剂，水煎服，每日1剂，分2次服。嘱避风寒，忌食辛辣。

1个月后随访，未再发热，一切正常。

【按语】 本案属感冒后余热未尽。发热不定时，而且热势不高，舌苔薄白但苔腻，说明兼有湿象，故患者感身困乏力，口淡，纳食差。方用毛老经验方"青白退热饮"清退感冒后之余热，"藿香三味饮"（藿香、佩兰、砂仁）祛湿解表。两方合用，共奏疗效。

4. 麻黄九味汤加味治疗支气管肺炎、肺炎衣原体感染

李某，女，37岁，2016年10月4日初诊。

主诉：咳嗽、吐痰、气喘1月余，加重1周。患者于1月前因受凉引起咳嗽，发热，鼻塞流涕，经治发热、鼻塞流涕已愈，唯咳嗽难治，伴咽干、气喘，曾经输液治疗（具体用药不详）2周，在当地市中心医院检查，确诊为支气管肺炎，迁延1月余未愈。刻诊：咳嗽有痰，色黄黏，难咳，气喘有痰声，无发热恶寒等症状，纳眠差，大小便正常，舌质红，苔薄白，脉弦细。血常规示：中性粒细胞稍高，肺炎衣原体检查阳性，肺炎支原体检查阴性，C反应蛋白为阳性，X线胸片检查示：双肺纹理增粗、紊乱。诊断为支气管肺炎、肺炎衣原体感染，中医辨证为肺卫失宣，痰湿中阻。治宜宣肺止咳，化痰平喘。拟麻黄九味汤加味治之。

炙麻黄8克，炙杏仁10克，五味子5克，清半夏9克，桔梗12克，炙冬花10克，前胡10克，葶苈子10克，化橘红10克，炙百部10克，黄芩10克，柴胡10克，甘草6克，生姜6克。5剂，水煎服，每日1剂，分2次服。

二诊：患者服药后，症状明显减轻，已不喘，仍有轻微咳嗽，痰已不黏，易于咳出，纳眠可，二便正常，舌脉同前。守前方继服5剂。

2016年12月24日随访，患者一般情况良好，已不咳不喘。

【按语】麻黄九味汤系毛老结合自身长期临证实践，从前人医籍中筛选出治疗咳喘使用频率较高的药物而拟定的经验方，由麻黄、杏仁、五味子、半夏、桔梗、冬花、前胡、葶苈子、橘红9味药物组成。毛老还编写了汤头歌诀："麻杏味，半桔梗，冬前葶苈化橘红，咳喘一见便显功。"读起来朗朗上口。方中麻黄配杏仁宣肺平喘，止咳化痰；麻黄配橘红，止咳平喘，宣肺化痰；五味子收敛肺肾之气，对于久咳之肺肾气虚者尤效；半夏配桔梗，宣发肺气，降逆止咳；前胡止咳平喘；葶苈子和半夏相伍降肺气，止喘逆；化橘红止咳化痰力较强。全方合用，共奏宣肺平喘，止咳化痰之功。

5. 三黄养阴清肺汤治疗支气管扩张

刘某，女，76岁，2013年6月就诊。

患支气管扩张24年，缘此而提前退休。就诊时，已咯血3日，多为痰中带血丝，不时咳嗽、胸痛，口干渴。舌质红赤、苔薄黄腻，脉象细数。诊为痰火犯肺。治以清肝、肃肺、降气为法。拟三黄养阴清肺汤治之。

黄芩炭10克，黄连6克，黄柏炭10克，炒苏子10克，麦冬30克，玄参10克，贝母10克，薄荷（后下）10克，北沙参30克，南沙参15克，桑白皮15克，瓜蒌皮15克，生甘草10克。水煎服，7剂。

二诊：咯血已止，口干渴缓解，仍有咳嗽，胸痛减轻，大便干结，苔黄已润。上方加火麻仁15克，生决明子15克。7剂。

三诊：大便通顺，口渴已除。仍未见咯血，夜间咳嗽明显，脉舌无大变化。上方加鱼腥草15克，金荞麦根15克，去贝母、苏子。7剂。

四诊：夜间咳嗽消失，未见咯血。自诉病情稳定，要求服用滋膏剂巩固之。

北沙参50克，南沙参30克，麦冬50克，百部50克，黄芩30克，瓜蒌皮30克，桑白皮30克，阿胶50克，龟板胶50克，金石斛30克，浙贝母30克，鱼腥草30克，金荞麦根30克，生山药50克，白茅根50克，藕50克，金银花30克，连翘30克，地骨皮30克，桔梗30克，生甘草30克。取10剂，水浸1天，浓煎3次，将每次药液混合一起（胶类另炖化兑入）。取槐花蜜、枣花蜜、枇杷蜜、五味子蜜制膏，约3000毫升，收瓷瓶冷藏。每次取10毫升，温热水冲服（不能用刚烧开的沸水冲），每日3次。

5个月后再次就诊，诉说"服用滋膏剂很好"！

【按语】支气管扩张比较难治。毛老曾治疗一例大学音乐教授患此病者，不时咯血，常常夜间发作，当时无120急救接诊，全靠自己往医院跑。后来请毛老治疗，每次发作，患者都在中医病房那里等候，急则用垂体后叶素，缓则用中药治疗。当时毛老是以大黄泻心汤合黛龙汤为组合，也用一些炭类药，如黄芩炭、黄柏炭、炒蒲黄、地榆炭、大黄炭、血余炭等。很少用到三七或云南白药。经过半年多的中药治疗，咯血现象很少发生。后毛老调至省城，这位教授前来配过一次丸剂，言身体良好，"支扩"未再发作。时有咽部瘙痒，喝橘红颗粒即可缓解。

6. 双枝除痹汤合却瘀导滞散加味治疗眩晕（高血压病）

陈某，女，77岁，2015年11月10日初诊。

主诉：头晕1周，午后加重。患者自诉近1周来头晕频发，午后尤甚。刻诊：右侧足趾麻木，身困乏力，心悸动且烦躁不安，纳眠差。既往高血压病史20余年，测血压：172/92mmHg，平素口服"硝苯地平缓释片"，每日1次，1次20mg。舌红苔薄白，脉弦细。诊断为眩晕，辨证为阴津亏少，络脉空虚，风湿痹阻。治宜养阴通络，祛风除痹。拟双枝除痹汤合却瘀导滞散加味治之。

豨莶草30克，桑枝30克，桂枝10克，川木瓜15克，川牛膝10克，炒枣仁15克，茺蔚子10克，茯神15克，知母10克，炒川芎5克，蔓荆子10克，生山药30克，甘草10克。10剂，水煎服，每日1剂。

二诊： 患者服药后诸症皆有所好转，仍头晕、心悸，眠差，测血压：150/90mmHg。舌红苔薄白，脉弦细。处方：豨莶草30克，桑枝30克，桂枝10克，川木瓜15克，丹参15克，川牛膝15克，怀牛膝15克，当归15克，赤芍15克，伸筋草15克，透骨草15克，甘草10克。10剂，水煎服，每日1剂。

后在此方基础上间断服药月余，诸症消失，血压控制在（130~140）/（85~95）mmHg。

3个月后随访，患者自诉诸症皆好转，一般情况良好。

【按语】 豨莶草、桑枝、桂枝三味药为毛老临床常用的"双枝除痹汤"，具有疏通经络、祛风除痹之功效，用于高血压病引起的肢体麻木、沉重、活动不利等。其主药为豨莶草，《本草备要》载其"生寒熟温，治肝肾之风，四肢麻痹，筋骨冷痛，腰膝无力，风湿疮痛"。从宋代开始应用于中风后遗症；著名中医学家任应秋先生亦善用豨莶草治疗中风。其生用还有清热解毒之功效。茺蔚子、怀牛膝、川牛膝三味药又为毛老常用之"却瘀导滞散"，主要运用于高血压病。所谓"却瘀导滞"，即将瘀滞于头部的瘀血导引于下，使之循环无端，由此改变身体阴阳不平衡之状态，起到上病下治、清头明目、通窍活络之效。再配合川木瓜酸甘之品，伸筋草、透骨草舒筋活络。诸药并用，直切病机，故可取速效。

7. 小冠心2号方、生脉散、红茶松散治疗胸痹

李某，女，54岁，2015年10月7日初诊。

主诉： 胸闷、气短、心悸3年余，加重1周。患者3年前因情志不遂出现胸闷、气短、心悸，不规律发作，有时一日多次，有时几日一次，每次发作10分钟左右，有时可自行缓解，有时需含服速效救心丸及硝酸异山梨酯片后缓解。既往患有高血压病史5年、冠心病病史3年余。平时服用降压药物，血压控制尚可。测血压：124/92mmHg。刻诊：神志清，精神一般，睡眠及纳食可，小便正常，大便时黏时干，余无特殊不适。口唇稍发绀，舌质淡暗、舌苔黄腻，脉弦细涩。心电图检查示：窦性心律，ST段改变。诊为胸痹，证属气滞血瘀兼气阴两虚。治宜活血

化瘀，益气养心。拟小冠心2号方、生脉散、红茶松散加减治之。

丹参15克，赤芍10克，红景天10克，茶树根10克，太子参10克，麦冬10克，五味子5克，生山药30克，炙甘草10克。5剂，水煎温服。

二诊： 服上药后无特殊不适，心悸、气短、胸闷仍有发作。舌苔薄腻，脉弦细。方药：丹参20克，赤芍15克，降香10克，川芎8克，甘松10克，红景天10克，茶树根10克，葶苈子（包煎）10克，太子参15克，麦冬10克，炙甘草10克。7剂，水煎温服。

三诊： 服上药后自觉心悸、气短、胸闷症状发作时较前明显减轻，始有信心坚持继续服药。于前方中随就诊时病情变化加减，服用月余，患者心悸、气短、胸闷等症状发作次数大减，且自觉每次发作时疼痛程度明显减轻，持续时间缩短。停服中药，嘱其服用丹参滴丸、单硝酸异山梨酯片，不适随诊。

【按语】 毛老学验俱丰，临证擅用"三味方"。本案用方即由小冠心2号方、生脉散、红茶松散等"三味方"合方加减而成。其中小冠心2号方取自冠心2号方（丹参、赤芍、川芎、降香、红花），为治疗胸痹心痛血瘀证的主方。原方君药为川芎，臣药为丹参、赤芍。毛老以其君臣药为主药，注重活血而不破血，养血而不留瘀，于胸痹心痛之心胸闷痛、舌暗、脉行不利者，最为适宜。据研究，川芎偏于活心脉，赤芍偏于通脑络，故用量各有偏重。生脉散为补益心脏气阴的基本方，具有补气不燥，滋阴不腻的特点，为心脏病补益方之祖。红景天为藏药，有"西藏人参"之称，药理研究表明具有抗缺氧、抗疲劳、抗紫外线照射等作用；茶树根抗缺氧作用非常明显；甘松有镇静中枢、抗心律失常、解痉的作用。三味合用，有活血化瘀、改善缺氧、调整心律的作用。毛老在继承古方的基础上，不时吸取现代科研成果，充实于临床，效果如期。

8. 五参顺脉方加减治疗胸痹

赵某，男，58岁，2015年3月17日初诊。

主诉： 阵发性胸闷、心悸、气短半年余，加重1周。患者自半年前开始出现阵发性左胸前区憋闷疼痛、心悸、气短，精神欠佳，休息及舌下含服硝酸甘油后可缓解，多在劳累、饱餐、情绪波动时诱发。曾在当地医院诊治，查心电图示：心前壁供血不足。间断口服麝香保心丸，每日3次，每次2丸；冠心苏合胶囊，每日3次，每次2粒，症状可缓解。1周前因过度饮酒后胸闷、心悸、气短症状加重，发作频繁，且发作时间延长，今来就诊。刻诊：除上诉症状外，伴汗出、乏力、头晕、倦怠懒言、面色㿠白，纳差，睡眠欠佳，便秘，3~4日一次，口唇色暗，舌紫暗，舌底脉络紫暗，苔白厚腻，脉沉涩。诊为胸痹，辨证为气阴两虚兼瘀。治宜益气养阴，活血化瘀，调整心脉。拟"五参顺脉方"加减治之。

西洋参30克，丹参30克，北沙参30克，三七参30克，苦参30克，赤芍50克，川芎30克，降香50克，秦艽30克，冰片15克，桃仁15克，红花10克，生白术15克，全瓜蒌20克。7剂，水煎服，每日1剂。

二诊：服上药后，胸闷、心悸等症状减轻，发作次数减少，精神状态及面色较前好转，仍有汗出、乏力，饮食、睡眠均有改善，便秘略有好转，口唇色淡暗，舌脉同前。续用上方，7剂，水煎服，每日1剂。

三诊：服药后自觉胸闷、心悸明显好转，每日发作1~3次，精神状态改善，汗出已止，余症均有明显减轻或消失，饮食、睡眠可，大便1~2日一次，不干，口唇稍暗，舌淡暗，舌底脉络基本恢复正常，苔白厚，脉沉涩。上方去生白术、全瓜蒌。7剂，水煎服，每日1剂。

在原方基础上加减，又服20余剂，患者胸闷、心悸症状基本消失，余症基本恢复正常。继按原方剂量做成丸剂服用。1年后随访，患者不适症状消失，未再复发。

【按语】本案所用方为毛老自拟经验方——五参顺脉方。方中西洋参益气养阴，丹参养血活血，共为君药；北沙参、麦冬养心肺、润血脉，赤芍、川芎活血化瘀，此四味共为臣药；降香宽胸理气，为血中气药，苦参为辨病用药，有调整心律的作用，此二味共为佐药；秦艽通络，冰片开窍，共为使药。加用桃仁、红花活血祛瘀；生白术、全瓜蒌健脾益气、理气宽胸。全方以益气养阴为本，活血化瘀为标，避免了单纯应用活血药的弊端。毛老应用此方治疗冠心病心绞痛、心律不齐以及脑动脉硬化等病症多年，属气阴两虚、血脉瘀滞者，获效甚佳。经长期临床观察，此方确实具有扩血管、降血脂、抗缺氧、抗缺血以及恢复正常心律的作用，其强心止痛、纠正心律的作用尤为突出，对于左心室肥大的患者有显著疗效。

9. 益气养阴方加减治疗心梗后腹泻汗出

孙某，男，50岁，1989年9月就诊。

患者于同年6月因心肌梗死前综合症状住院治疗，在用西药的同时，用太多的滋阴药而致腹泻（一日2~3次）、怕冷、出汗、下肢水肿，而转入中医科病房治疗。脉细有结代象，舌尖红赤。听诊：心律绝对不整，无病理性杂音。脉证合参，显系用滋阴药过多，致使阳气失于温煦，阴液失于濡润，使其阴阳失和，故脉见结代。用益气养阴温通法。

野党参15克，麦冬15克，五味子10克，黄精15克，补骨脂10克，薤白15克，丹参10克，赤芍10克，浮小麦30克，炒山楂15克，炙甘草15克。水煎服，10剂。

二诊：汗出减少，腹泻一日1~2次，仍有恶寒感。上方加桂枝10克，防风10克，继服10剂。

三诊：微微汗出，大便成形，背脊恶寒仍存。脉结代无改变。加入甘松10克，苦参10克，以冀改善心律。14剂。

四诊：症状均有较大改观，患者述心身比较舒畅，无特殊痛苦，请求继续改善心脏功能。拟方：西洋参6克，麦冬6克，五味子6克，丹参10克，黄芪10克，炒枣仁10克，龙眼肉10克，赤芍10克，银杏叶10克，三七粉3克（每次1.5克，每日两次冲服），炙甘草10克。服用2个月为1个疗程。

【按语】本案乃因心梗过用滋阴药物而致腹泻、汗出等症。毛老治疗以益气养阴为主，并佐以补肾、化瘀、收汗、止泻药物。立法之义非常明确，即在和谐阴阳的基础上，用了对证之味，如自汗的浮小麦，止泻的补骨脂、炒山楂、薤白等。国医大师陈可冀院士有一张方子，名曰"益气养阴方"，又名"抗心梗合剂"，其组成即为人参、丹参、黄芪、黄精、赤芍、郁金六味。本例所用之方药，即含此方之义。最后所拟定方，其大的治则不变，唯所选之药有小的更动，如用酸枣仁合龙眼肉以养心安神，银杏叶合三七粉以化瘀通络。患者服用后，感觉良好，无不适反应。

10. 安胃清幽汤加味治疗胃痛（胃溃疡）

刘某，男，47岁，2015年9月10日初诊。

主诉：胃痛2年余，加重1周。患者近2年来间断出现胃脘部隐痛，曾在当地市中心医院诊治，行上消化道钡餐造影检查诊断为"胃溃疡"，间断口服西药（具体药物不详），症状好转。近1周因工作紧张胃脘部疼痛加剧，遂来就诊。刻诊：胃脘部隐痛，喜温喜按，空腹痛甚，得食、得温痛减，喜热饮食，轻微泛酸，神疲，倦怠乏力，大便溏薄，舌淡苔薄白，脉弱。诊断为胃痛，证属脾胃虚寒。治宜温中健脾，调和营卫，理气消滞，化瘀止痛。方选"安胃清幽汤"。

生黄芪30克，党参15克，生白术20克，生白芍10克，槟榔5克，高良姜5克，桂枝10克，乌贼骨10克，贝母10克，生甘草10克。7剂，水煎服，每日1剂。

二诊： 服上药后自觉胃脘部隐痛略有减轻，泛酸减少，精神状态稍有恢复，大便稀溏，舌脉同前。上方生白术加至25克，槟榔加至7克，高良姜加至10克。7剂，水煎服，每日1剂。

三诊： 服药后胃痛明显好转，泛酸已止，精神状态好转，大便略稀，舌脉同前。上方去乌贼骨、贝母。7剂，水煎服，每日1剂。

1年后随访，患者诉胃痛未再发作，余无不适。

【按语】 本案所用方为毛老自拟经验方——安胃清幽汤，本方从脾胃虚寒夹滞立论治疗消化性溃疡。方中黄芪性温味甘，入脾肺两经，补气之中兼有升发阳气、托毒生肌之功，用为君药。党参甘平，力能补脾养胃，健脾运而不燥，滋胃阴而不湿；白术甘苦而温，可健脾胃，散寒湿，止吐泻，与党参共为臣药。白芍酸苦微寒，功能调和脾胃，以防木旺乘土；桂枝辛甘而温，"其用之道有六：曰和营，曰通阳，曰利水，曰下气，曰行瘀，曰补中"（《本草疏证》），与白芍合用可调和营血；高良姜辛热，专祛脾胃之寒邪，有温中散寒，止痛止呕之效；槟榔辛苦而温，"主治诸气，祛瘴气，破滞气，开郁气，下痰气，去积气，解蛊气，消谷气，逐水气，散脚气，杀虫气，通上气，宽中气，泄下气之药也""此药宣行通达，使气可散，血可行，食可消，痰可流，水可化，积可解矣"（《本草汇言》）。以上四味，共为佐药。甘草甘平，一则补中益气，助参、芪、术之功；二者与白芍合用，可缓急止痛，治脾胃虚寒之脘腹挛急作痛；三则可调和诸药，是为佐使之剂。经系统临床观察及相关动物实验研究，该方对于消化性溃疡确有良效。

11. 健脾通便煎加味治疗便秘

李某，女，49岁，2014年10月3日初诊。

主诉： 大便秘结伴胃脘部不适3月余。患者于3个月前无明显诱因出现大便秘结，伴胃脘部胀满不适，于当地药店购买开塞露及润肠通便药物使用，症状有所缓解，未愈。为求进一步治疗，遂来求诊。刻诊：大便秘结，数日一行，便质干如羊粪，胃脘部胀满不适，伴呃逆，无泛酸，口苦咽干，双目干涩，心情烦躁不安、乏力、纳眠差、小便短赤。舌红赤、苔黄燥，脉弦数。诊为便秘（热秘），辨证为肠腑燥热，津伤便结。治宜泻热导滞，润肠通便。拟"健脾通便煎"加味治之。

生白术30克，决明子30克，火麻仁15克，清半夏10克，炒杏仁10克，淡竹茹10克，姜黄连10克，吴茱萸5克，荷叶30克，藿香10克，生甘草10克。10剂，水煎服，每日1剂，早晚分服。

二诊：大便已畅，心情舒展，口苦好转，胃脘部仍呃逆不止，舌红、苔薄白，脉弦细。处方：清半夏10克，姜黄连8克，吴茱萸4克，干姜10克，旋覆花（包煎）10克，代赭石30克，砂仁（后下）8克，公丁香（后下）5克，甘草10克，生姜10克。7剂，水煎服，每日1剂，早晚分服。

三诊：胃脘部胀满、呃逆皆好转，身渐有力，大便仍觉不畅，舌红、苔薄黄，脉弦细。处方：生白术30克，决明子30克，火麻仁30克，炒莱菔子10克，清半夏15克，竹茹30克，生龙骨15克，生牡蛎15克，炒紫苏子10克，生姜10克，甘草10克。7剂，水煎服，每日1剂，早晚分服。

1个月后随访，患者自诉大便正常，痞满消失，一如常人，未再复发。

【按语】生白术、决明子、火麻仁三味药为毛老临床常用的"健脾通便煎"，治疗便秘，常获良效。其中生白术健脾以滋肠道，促进大肠蠕动，是一味胃肠道的动力药，更是治病求本的药，不可或缺；决明子、火麻仁富含油脂，是润肠道之药。此三味合用，用量大则起效快，可用于成人或小儿便秘，均疗效非常。若是顽固性便秘，毛老在临床中常加牵牛子以达速效。

12. 白术通秘汤治疗便秘、腹胀

徐某，女，50岁，2013年3月17日就诊。

旧疾为"脑梗死""心肌缺血"。今来就诊主症为便秘、腹胀，2~3天排便1次，且干结难排，伴有腹胀，唯随大便排出方才减轻。饮食、睡眠正常。脑梗死无后遗症，时有心悸。舌苔黄腻，脉象弦细。脉证合参，系湿热壅滞，肠道失序。方用自拟白术通秘汤治之。

生白术30克，火麻仁30克，决明子30克，麦冬30克，天冬30克，炒莱菔子15克，防风10克，甘草10克。水煎服，14剂。

二诊：服药后，每日排便一次，腹胀减轻，但小腹痞满不适，舌苔转为薄黄

腻，脉细。上方加川楝子10克，炒枳壳10克。14剂。

三诊：服药期间，症状明显减轻，但停药后便秘如故。上方加炒牵牛子10克。14剂。

四诊：便秘基本痊愈，又言右手握力不足。遂于上方加入络石藤15克，鸡血藤15克，石楠藤15克，地龙10克。水煎服，14剂。

再诊：右手握力好转，又加入黄芪20克，14剂。

【按语】白术通秘汤是毛老经验方，由生白术、火麻仁、决明子、郁李仁、炒莱菔子、炒苏子、甘草等组成。君药为生白术，取其长于补气健脾运化之力。研究证实，白术确有增强大肠传导（蠕动）功能，其治疗功能性便秘已为中医同仁所共识。火麻仁、郁李仁为润肠药；决明子为清热润肠通便药；炒莱菔子通腑气，炒苏子降肺气，凡子类药均含油脂，更有利于润肠排便。本例又加用滋阴药麦冬、天冬以增阳明经的水分，润燥之力更强。对于生白术的运用，毛老认为，不必局限于气虚阴虚，凡便秘均可选用大剂量生白术。不要认为白术仅有补气作用，于阴津缺乏不利。实际上，白术应当是"补气生津"药，这样去理解运用就比较合拍。

13. 通络导滞方治疗偏头痛

朱某，男，62岁，2007年3月12日就诊。

罹患偏头痛30余年，经CT、脑电图、脑血流图等检查，均无异常发现。头痛以左侧为甚，并有沉闷感，每日都有发作。患者慕名从千里之外的苏南前来就诊。观其形体正常，面色黄润，叙述病情流畅，言其常用"止痛片"治疗。血压：172/90mmHg。舌质紫暗，舌苔黄白厚腻，脉象弦细而数。脉证合参，此乃湿热内伏，络脉瘀阻，伤及阴分所致。先以清热利湿为主，兼以活血止痛。取二妙散加味治之。

炒苍术10克，黄柏10克，苦丁茶10克，龙胆草5克，夏枯草15克，荷叶30克，茺蔚子15克，炒川芎15克，郁金10克，怀牛膝10克，沙参20克，生甘草10克，水煎服。

二诊：服3剂，其间头痛发作1次。血压：162/92mmHg。上方加入葛根20克，细辛3克，并加服寿比山片2.5mg，一日1片。

三诊：服3剂，头痛势缓，舌苔转为白腻，脉弦缓。血压：152/90mmHg。患者因生活不习惯，要求带药回家治疗。宜活血通络法，用自拟通络导滞方治之。

炒川芎60克，茺蔚子30克，生大黄30克，赤芍60克，葛根30克，天冬60克，天麻60克，细辛30克，全蝎30克，蜈蚣15条，僵蚕30克，生甘草30克。上药共研细末，炼蜜为丸，药丸大小以适口为宜。每剂为一月用量，每日分3次服。

四诊：诉服丸药后，头痛未再发作，感到多年来无比爽快，血压正常（未服降压药）。要求仍服丸剂，继书上方2剂，自配蜜丸服用。

8月中旬电话随访，头痛未再发作。

【按语】此案头痛，历患30余年。按"痛久必瘀""痛久入络"之说，当用活血通络剂治疗。毛老观其舌苔黄白厚腻，脉有数象，显系湿热蒙蔽清窍之征，故先以二妙散加味清热利湿为主，兼以川芎、郁金通其血脉。待湿热去其大半，则改用活血通络法，用自拟通络导滞方治之。方用川芎、赤芍活血化瘀；茺蔚子、生大黄却郁导滞；天麻、天冬、葛根柔筋舒络；全蝎、蜈蚣搜风止痛；细辛入络而止痛；甘草解毒而缓急。此方为毛老多年经验用方，多以散剂、丸剂，或免煎冲剂使用。本方除用于正偏头痛外，还可以用治颈源性头痛、眩晕等。

14. 《止园医话》头痛方治疗神经性头痛

齐某，女，38岁，1998年8月就诊。

患头痛3年余，多家医院均诊为"神经性疼痛"，给予谷维素、苯巴比妥、镇脑宁、清脑丸等，最初尚好，继之则无效。发作时以左侧偏头痛为主，但会波及头枕与颈部，睡眠不佳。来诊时，舌苔薄白而干、舌质红赤，脉象沉细而弦。诊为风热入络，肝阳化风。予《止园医话》头痛方。

连翘15克，黄芩10克，怀菊花15克，霜桑叶15克，薄荷叶（后下）15克，苦丁茶10克，夏枯草15克，藁本10克，白芷6克，荷叶15克，白茅根30克，生甘草10克。每日煎服1剂，分2次服用。

服用21剂前来复诊，言其头痛未再发作，唯有睡眠不佳，常做噩梦，影响睡眠质量，于前方加酸枣仁15克，夜交藤30克，焦栀子5克，莲子心5克，以清火安神。

继服21剂，睡眠安然，嘱以加味逍遥丸，疏肝清热以善其后。

【按语】毛老勤于读书，临证之际，善于汲取百家经验。本案所用头痛方出自《止园医话》，由近代医家罗止园著。书中记载，罗氏自身患偏头痛，罹患数年，服用中西药治疗，时发时止，后每至午后，体温升高，偏头痛更甚，急以此方治疗，一剂奇效，病减大半，三剂大效，六剂痊愈。书中还有一例治验，女性，50岁，患习惯性眩晕，服用此方数剂，数年未发。罗氏说："此方治偏头痛极灵，屡试屡验也。"岳美中先生曾用此方治愈其女儿剧烈性头痛。本方连翘轻浮，为解热清气分之妙品，菊花、薄荷清利头目，消散上焦之风热，桑叶搜肝经络脉之风邪，黄芩清除中上焦之火邪，苦丁茶祛头部之热邪，夏枯草解散热郁，荷叶边疏散邪热，鲜茅根消除痰热，更佐以白芷通窍散发表邪，引以藁本直达头顶，以除风邪。共奏祛风散热之效，以治风热上攻之正偏头痛。

15. 祛风扶正散治疗面瘫（面神经麻痹）

李某，女，30岁，2015年11月11日初诊。

以右侧口眼歪斜5天为主诉。患者5天前晨起觉面部拘紧不适，面部活动欠自如，口角流涎，右眼不能闭合。3天前在当地医院诊断为"面神经麻痹"，应用西药治疗（具体药物不详），效果不太明显。刻诊：右侧口眼歪斜，流涎，闭目不能，流泪，右侧额纹、鼻唇沟变浅，心烦，饮食受影响，睡眠欠安，二便尚可。舌红略暗，苔薄黄，脉弦。诊断为面瘫，证属风热阻络，气滞血瘀。治宜祛风解痉，活血通络。方选祛风扶正散。

钩藤（后下）25克，白附子10克，川芎10克，夏枯草20克，菊花15克，防风10克，生甘草10克。另用中药免煎剂：全蝎、蜈蚣、僵蚕、水蛭各9克。7剂，前7味水煎服，后4味用开水化开冲服，每日1剂。

二诊：服药后右侧口眼歪斜好转，可闭目，流涎、流泪减少，心烦、睡眠差缓解，右侧面部有麻木感，舌脉同前。上方菊花增至25克，加白芥子5克，细辛3克。7剂，水煎服。

三诊：服上药后，面部明显好转，麻木感减轻，心情好转，睡眠转安，二便可。舌淡红，苔薄黄，脉缓。

钩藤20克，白附子9克，黄芪30克，当归10克，川芎6克，僵蚕10克，全蝎9克，蜈蚣8克，水蛭9克，夏枯草10克，菊花10克，防风10克，甘草9克。免煎剂，15剂。

2016年3月15日随访，患者口眼歪斜消失，生活状况良好，一切如常。

【按语】祛风扶正散系毛老治疗面神经麻痹（小中风）常用的自拟经验方，临床疗效良好。该方以牵正散（全蝎、僵蚕、白附子）为基础方。牵正散出自《杨氏家藏方》，作用为祛风解痉，主治口眼歪斜，但无清热除风药物，活血通络的作用亦嫌不足。毛老加用钩藤、夏枯草、菊花、防风清热平肝息风；川芎活血；蜈蚣、水蛭祛风解毒通络；甘草缓急，且可解毒。临证时毛老还常加入补气养血的黄芪、当归。这是从"邪之所凑，其气必虚"方面考虑的，因为口眼歪斜表面上是风邪入络所致，但其根本因素是正气不支。如果忽略了这一点，单纯从祛风解痉治疗可能见效较快，若继续用之，药效就渐渐减弱。毛老引用其师张文甫先生的话说：单纯用祛风药，是只知进而不知退，只知攻而不知守，所以要一面驱邪，一面扶正。

16. 泌尿三味饮合四逆散加减治疗热淋（泌尿系感染）

张某，男，68岁，2016年3月26日初诊。

主诉：小腹急痛、小便频数伴热痛涩少1周。患者1周前不明原因出现小腹急痛、小便频数、热痛涩少，经检查化验后排除泌尿系结石及占位性病变。尿常规检查示：红细胞（+++），白细胞（+）。诊断为泌尿系感染，经抗生素输液治疗1周（具体用药不详），症状改善不明显，今寻求中医治疗。刻诊：小腹胀急，小便热痛涩少，心烦急躁，大便不干，舌质红苔白腻，脉弦滑实。诊断为热淋，证属肝经湿热。治宜清热、利湿、通淋。拟泌尿三味饮合四逆散加减治之。

桉树叶15克，瞿麦10克，半枝莲10克，白茅根30克，小蓟10克，柴胡12克，枳壳12克，芍药9克，陈皮9克，车前子（包煎）30克，甘草6克。5剂，水煎温服。嘱多饮温水。

二诊：服上药后小腹胀急消失，小便仍有些许热痛。复查尿常规：白细胞（-），红细胞（+）。患者自觉已无大碍，要求不再服药，遂改方为：桉树叶15克，白茅根30克，车前子15克。5剂，煎茶代水频服。

1个月后电话随访，服上药后各种症状已消失，无不适感。

【按语】本案用方由毛老创制的泌尿三味饮合四逆散加减而成。四逆散疏肝理气；泌尿三味饮清热、利湿、通淋。后者是毛老学习麻瑞亭先生经验方而得来。麻瑞亭先生发现桉树叶对于泌尿系感染有特殊效果，云"桉树叶有杀灭金黄色葡萄球菌之功效"，毛老配以瞿麦、半枝莲清热散结，用于急慢性肾盂肾炎、膀胱炎、前列腺炎等，远比导赤散等方效果好。毛老说，这是前辈人留给后人的宝贵经验，应当认真学习、应用。患者服药后症状大为改善，之后再用桉树叶、白茅根、车前子等煎茶代水频服，口味无苦涩之感，价钱又便宜，患者易于接受，是药物治疗的后续。

17. 泌尿三味饮合芳香三味饮加味治疗淋证（尿路感染）

张某，女，74岁，2014年8月25日初诊。

主诉：尿频、尿急、尿痛伴下腹下坠10余天。患者10天前出现尿频、尿急、尿痛，伴下腹下坠感，在当地医院诊断为尿路感染，经治症状改善不明显。刻诊：小便频数，艰涩难出，伴有热痛，腰部隐痛，双下肢有酸麻感，小腹部有少量体型较小的黄色水疱，身体乏力，纳眠差，大便正常，舌红、苔中部黄腻，脉滑数。诊断为淋证，辨证为湿热下注证。治宜清热利湿通淋。拟泌尿三味饮合芳香三味饮加味治之。

桉树叶10克，瞿麦10克，半枝莲15克，知母10克，黄柏6克，藿香10克，佩兰10克，砂仁6克，生白芍30克，薏苡仁30克，玉米须30克，肉桂6克，甘草10克。10剂，水煎服，每日1剂。

二诊：服药后自觉尿频、小便艰涩、热痛感好转，水疱消失，但有瘙痒感，舌红、苔中部淡黄，脉滑数。处方：桉树叶10克，瞿麦10克，半枝莲15克，知母10克，黄柏10克，肉桂3克，藿香10克，佩兰10克，砂仁6克，地肤子15克，白蒺藜15克，柴胡10克，黄芩10克，生甘草10克。10剂，水煎服。

1个月后随访，自述诸症皆消，一般情况良好。

【按语】毛老认为，淋证一病多为外感湿热，内伤饮食，情志失调，禀赋不足或劳伤久病所致。此案为湿热下注，蕴结下焦，导致肾与膀胱气化不利。所用"泌尿三味饮""芳香三味饮"均为毛老常用之"三味方"。其中泌尿三味饮由桉树叶、瞿麦、半枝莲组成，为毛老学习麻瑞亭先生所言"桉树叶有杀灭金黄色葡萄球菌之功效"并结合自身临床经验所拟，主要用于急慢性肾盂肾炎、膀胱炎、前列腺炎等，临床疗效远胜导赤散。知母、黄柏、肉桂三味药则为出自《兰室秘藏》的通关丸，主治热在下焦之癃闭。《素问·灵兰秘典论》云："膀胱者，州都之官，津液藏焉，气化则能出矣。"李杲云："热在下焦，填塞不通，需用感北方寒水之化，气味俱阴之药，以除其热，泄其闭塞。"该患者同时伴有中焦湿热不化，故用合"芳香三味饮"以健脾化湿。为医之道，不可不明察也。

18. 芡实合剂加味治疗尿浊（肾病综合征）

白某，男，63岁，2015年4月12日初诊。

主诉： 尿浊、尿白3年余，加重1个月。患者于3年前患急性肾炎，后迁延为慢性肾炎，至肾病综合征，在当地医院住院治疗数次，症状时轻时重，经治疗后尿蛋白仍为（+++）。刻诊：乳糜尿，小便频数，腰部隐痛，身体乏力，颜面及双下肢轻度水肿，头晕，心悸，纳差，舌质红，苔薄白，脉弦细。诊断为尿浊，证属脾虚气陷，肾气不固。治宜补肾填精，健脾益气，肃肺利尿。拟芡实合剂加味治之。

炒芡实30克，怀山药30克，炙枇杷叶10克，莲子30克，丹参15克，赤芍15克，金樱子15克，五味子10克，生黄芪40克，菟丝子15克，黄精15克，甘草10克。10剂，水煎服。

二诊： 24小时蛋白尿明显减少，腰痛好转，身体渐觉有力，舌质赤红，舌苔薄白。守上方加女贞子30克，旱莲草30克。10剂，水煎服。

三诊： 自觉身体明显好转，蛋白尿减少，仍尿频，测血压124/74mmHg，舌苔薄白，脉弦细。处方：炒芡实30克，怀山药30克，炙枇杷叶15克，桑螵蛸15克，金樱子15克，莲子30克，丹参30克，赤芍30克，熟地黄10克，陈皮10克，菟丝子15克，玉米须30克，生黄芪30克，漏芦10克，桑寄生15克，杜仲叶10克，黄精15克，甘草10克。14剂，水煎服。

此后，在本方基础上加减治疗，服药共2月余。3个月后随访，自诉蛋白尿已消失，身体余无异常。嘱其以玉米须每日30克，代茶频服。定期复查。

【按语】 毛老认为，尿浊之为病，初为湿热下注，日久迁延不愈，湿热邪势虽衰，但精微下泄过多，导致脾虚中气下陷，肾虚固摄无权，封藏失职，大多缠绵难愈。若劳累过度，多食肥甘厚味，可使本病加重或复发。毛老在临床中多选用岳美中先生所拟"芡实合剂"加减。该方由芡实、白术、茯苓、怀山药、菟丝子、金樱子、黄精、百合、枇杷叶、党参等药物组成，具有补肾填精，健脾益气，肃肺利尿之功效，特别是对于西医诊断为慢性肾炎、肾病综合征，属脾肾俱虚型之蛋白尿及水肿，效果尤佳。而玉米须具有利尿消肿之功效，仅此一味代茶频服，就具有消除尿蛋白之功效。毛老深谙药性，由此可见一斑。

19. 香蜜膏加味治疗郁证

王某，女，35岁，2016年4月20日初诊。

以烦躁易怒1年余为主诉。患者1年前与家人发生争吵后，开始出现烦躁易怒，时常郁郁不乐，坐立不安，症状逐渐加重，烦躁情绪发作频繁。曾到医院做心理治疗及药物治疗，症状有所缓解。刻诊：愁苦面容，言语低怯，时常无诱因而心烦，健忘，食少，纳谷不馨，夜寐不安，多梦，口咽干燥，舌红少津，脉细数。诊断为郁证，辨证为心肾阴虚。法当养心安神，补肾健脑，解郁润燥。

核桃仁50克，黑芝麻50克，小茴香粉15克，酸枣仁粉30克，朱砂10克，石菖蒲30克，冰糖30克，蜂蜜适量，香油适量，牛奶适量。先将前6味药压碎，与后4味药和合，再加适量水，搅匀，放在瓷盆内，上笼蒸之，用文火蒸1小时左右，如滋膏剂即可。每次食用10克（一小汤匙），每天3次，直接食用，或用开水化开服用。

另服加味逍遥丸，每次6克，每日2次；安神补心丸，每次15粒，每日3次。

二诊：服用上药半月余，症状明显好转，情绪失常发作频率减少，稍有食欲，睡眠转安，口咽干燥较前缓解，舌脉同前。续用上方15日。

患者服上药后自觉情绪较前明显转好，心情时感舒畅，饮食、睡眠好转，后继服上药2个月，病情基本痊愈，可正常工作。

【按语】本方系郑州市名老中医郭绍汾先生的经验方。毛老常用此方治疗抑郁症，疗效显著。方中核桃仁滋补肝肾，润燥利脉；黑芝麻补肾健脑，清利血脉；小茴香顺气解郁，调理气血；酸枣仁养心安神；朱砂清心除烦；石菖蒲开窍醒神。其他几味为滋补营养品，香甜可口。全方共奏养心安神，补肾健脑，解郁润燥之功。临证时毛老常加用加味逍遥丸以疏肝解郁、清退虚热；安神补心丸以养心安神解郁。三方合用，效如桴鼓。

20. 疏肝通络方加减治疗乳腺增生伴慢性胃炎

张某，女，45岁，2014年5月8日就诊。

患乳腺增生3年，慢性胃炎2年。刻诊：乳房胀痛明显，来经前更重，经后减轻，但并无消失感；伴有胃脘痞满，咽干，舌苔薄白，脉象弦细。诊为肝胃不和，乳络不通。当疏肝和胃，通络散结。以疏肝通络方加减治之。

橘核仁15克，橘络10克，柴胡10克，郁金10克，夏枯草30克，生牡蛎15克，浙贝母10克，生麦芽15克，谷芽15克，王不留行10克，生甘草10克。水煎服。

二诊：上方服用10剂，乳房胀痛明显减轻，有病痛若失感。但胃中灼热，肩背疼痛明显，舌苔脉象同前。改方为：淡豆豉10克，焦栀子8克，生麦芽15克，射干10克，芦根15克，橘核仁15克，夏枯草15克，秦艽10克，威灵仙10克，生白芍15克，生甘草10克。水煎服。

三诊：上方服用14剂，胃中灼热感消失，肩背疼痛有所减轻，有腹胀感，肠鸣漉漉。以香砂六君子汤加消瘰丸加减治之。服用14剂，效果良好。未再服药。

【按语】肝气不舒证在妇科疾病中尤为常见。乳头属足厥阴肝经，乳房属足阳明胃经，凡乳腺病当考虑肝胃二经。乳腺增生古属"乳癖"，见于《中藏经》，多由郁怒伤肝、思虑伤脾所致。症见乳房中生块，形如梅李、鸡卵，或呈结节状，推之可移，皮色不变，可随喜怒消长。类似于乳腺增生与乳腺良性肿瘤等。疏肝理气为对应之举。本例伴有慢性胃炎，虽与乳腺增生不为一类疾患，但从经络学与五行生克学角度，完全可以同时治疗。毛老所用"疏肝通络方"，是在程钟龄《医学心悟》消瘰丸的基础上予以增减的经验方。需要指出的是，毛老善用橘叶、橘络、橘核仁、青皮、生麦芽、谷芽等叶、花、芽、藤类药物来疏肝通络。其药味清淡，无厚重滋腻之品，无辛燥伤阴之性，虽为平淡无奇之物，但用来疏肝理气，通经达络，效果却是不容忽视的。

21. 凉血透疹汤治疗湿疹

郗某，男，52岁，2017年3月22日就诊。

患湿疹7年，时轻时重，分布全身，局部有分泌物，瘙痒甚。经省城几个大医院诊治，均无效果。视其上下肢体均有湿疹，个别处有分泌物，疹色红而边沿有白色粟粒，近期未外用药物涂抹。舌质红赤、中有白腻苔，脉象弦细。诊为湿毒浸润，蕴热未透。拟清热凉血，透发湿毒。用自拟凉血透疹汤治之。

生地黄30克，知母10克，白鲜皮10克，地肤子10克，苦参10克，制何首乌15克，莲子心5克，蝉衣15克，穿山龙10克，徐长卿10克，苏叶（后下）10克，黑芝麻30克，生甘草10克。水煎服。

二诊：连服28剂，症状明显缓解。上方加入冬瓜皮、茯苓皮各30克以祛湿；因夜间痒甚，加莲子心5克。

三诊：上方服用14剂，湿疹退去2/3，瘙痒明显减轻，患者自感满意，认为服用毛老开的方，是最有效的。继用上方14剂，以巩固疗效。

【按语】本案用药看似杂乱，实则有法有方。既有《奇效良方》中治疗皮肤瘙痒的验方"灵仙甘草石菖蒲汤"；又有止痒对药"白鲜皮、地肤子"；还有抗过敏对药"穿山龙、徐长卿"及"蝉衣、苏叶";其他如生地黄、知母则为清热凉血之要剂。毛老在临床上积累有许多对药,既有自己的经验,又有许多先辈者的遗方,依此不断充实自己的知识宝库,以提高自己的临床治疗水平。

22. 消毒化毒汤加味治疗暑季皮炎

蔡某,女,15岁。

就诊时自诉5天前,两下肢被蚊子叮咬,遂出现红色丘疹,瘙痒难忍,用手抓挠后呈片状红肿,个别丘疹有黄色分泌物。其脉浮滑,舌质红赤。证属暑季蚊虫叮咬后虫毒生风,浸淫营分。治宜清热解毒,凉血祛风。用消毒化毒汤加味治之。

荆芥10克,防风10克,黄芩10克,牛蒡子10克,知母10克,生石膏30克,生大黄6克,生甘草10克,生姜5克,葱白5克为引。

服3剂后,丘疹退去大半,但热感明显。上方加入苦参10克,徐长卿10克。服5剂,丘疹消退,瘙痒已除。

【按语】消毒化毒汤出自田净意《瘟疫安怀集》,原方所治为"瘟疫微毒,表传皮肤,形如疥癣,痒不可当,破出黄水",病由"疫邪羁留皮肤间"所引起。对于蚊虫叮咬后引起的继发性感染或局部淋巴结肿大,疗效良好。方中荆芥、防风祛卫分之风毒,黄芩、牛蒡子祛气分之温毒,知母、石膏祛营分之热毒,大黄有凉血排毒之功,甘草、生姜、葱白则有调和营卫,解毒透表之力。全方共奏祛风解毒、清热(暑)凉血的功效。毛老加入苦参、徐长卿二味,意在增强方药解毒之力。若湿毒明显,还可加入赤小豆、薏苡仁等。

23. 扶桑生发膏治疗脱发

张某,男,40岁,2016年2月23日初诊。

患者1年前因工作劳累后逐渐出现脱发,曾于当地医院治疗(具体药物不详),效果不佳。现头发稀少,头顶部脱发明显,发黄干枯,头皮瘙痒,面色淡黄,易疲乏,记忆力减退,纳眠可,二便正常。舌淡红,苔薄白,脉沉细。诊为脱发,证属血虚燥热。治宜滋阴养血,清热息风,活血化瘀,凉血生发。方选扶桑生发膏。

桑叶60克,黑芝麻60克,何首乌30克,侧柏叶30克,当归30克,熟地黄30

克，枸杞子30克，天麻30克，木瓜30克，连翘30克，龟板60克，炒川芎30克，赤芍30克，鸡内金60克，合欢皮30克，石菖蒲30克。2剂，水煎3次，取汁混合，约600毫升，用蜂蜜制成膏滋剂，约1000毫升。每次10毫升，每日3次，可直接口服，或开水冲服。

二诊： 服用1月余，脱发明显减少，面色较前红润，头皮瘙痒症状较前减轻，纳眠正常，舌脉同前。守前方继服1个月。

2个月后面色恢复红润，有新发生出。天气转暖，患者要求服用丸药，给予归脾丸合养血生发胶囊，以善其后。

2016年11月5日随访：患者头发已长出，但仍稀疏，面色红润，头皮无瘙痒症状，其他状况良好。

【按语】 本案属血虚燥热之脱发证，由血虚生热，虚热生风，耗伤阴血，瘀阻血脉而致。扶桑生发膏系毛老治疗脱发和须发早白病证的常用经验方。方中桑叶、黑芝麻、菟丝子、枸杞子滋养肝肾，明目润燥；何首乌养血生发；侧柏叶清热凉血生发；当归、熟地黄补血活血生发；天麻、羌活、木瓜养血润燥，补肾祛风。全方合用，共奏补肝肾，养肝血，润燥息风，活血凉血，养血生发之功。毛老弟子曾用此方治疗5例脱发和少年白发患者，疗效满意。

24. 补气养血通络汤治疗痹证

牛某，女，70岁，2003年9月25日就诊。

患者夙患肺气肿、心肌缺血。在门诊治疗多年，总是向好趋势。近月来心肺之疾虽有好转，但增四肢关节疼痛，甚则不能入眠，曾做热敷、理疗、按摩等治疗，未有减轻。查血沉、类风湿因子等项目，均未见异常。其原疾病脉象结代仍存，舌苔白腻，舌质暗紫。拟补气养血、祛风通络法。

党参15克，鸡血藤15克，炒杏仁10克，橘红10克，千年健15克，秦艽10克，威灵仙10克，木瓜10克，苏木10克，松节10克。10剂，每日1剂。每剂水煎2次，混合后分3次服用。

二诊： 患者服用6剂后，疼痛大为减轻，出乎医者之料。上方加入黄芪15克，继服10剂，疼痛竟然消失。

【按语】 此方之效，出乎意外。毛老将此方拟名为补气养血通络汤，用于虚人关节疼痛，常有良效。方中党参补气，鸡血藤养血；秦艽、威灵仙为常用之祛风止痛对药；木瓜舒筋，松节走节而祛风；苏木为活血要药，有"化死血"之效；千年健专入肝肾二经，为治疗风寒湿痹、筋骨疼痛之品；患者凤患咳喘，故仍用杏仁、橘红缓解之。

为便于记忆，毛老特编方歌一首：党参木瓜鸡血藤，秦艽灵仙杏橘红；苏木松节千年健，关节疼痛用此裹。

25. 秦艽止痛汤加味祛腰痛（腰椎间盘突出症）

李某，女，45岁，2015年7月3日初诊。

以腰部疼痛3月余为主诉。3个月前因劳作后汗出受风，而致腰部不适，加衣保暖休息后不能缓解，腰部酸痛重着逐渐加重，转侧不利，累及下肢关节屈伸不利，活动不便。曾在当地诊所治疗，服用西药1月余（具体药物不详），效果不明显。后经中医推拿按摩治疗，腰痛稍有缓解，但未能痊愈。腰椎CT检查示：腰4、腰5椎间盘轻度突出。舌苔薄白，脉浮。辨证为风湿腰痛。治当祛风除湿，活血通络止痛。以秦艽止痛汤加味治之。

秦艽15克，威灵仙20克，川牛膝15克，木瓜30克，桑枝30克，丹参30克，牡丹皮15克，豨莶草30克，炒白芍20克，生甘草10克。7剂，水煎服。

二诊：服上药后患者腰部疼痛稍减轻，下肢关节屈伸略有改善，舌苔薄白，脉浮。续用上方，威灵仙加至30克，炒白芍加至30克。7剂，水煎服。

三诊：服药后腰部疼重较前明显好转，肢节可做轻微活动，舌脉同前。继用上方，7剂。

患者服上方20余剂，腰部疼痛基本消失，下肢可做正常活动。

【按语】本案为风湿腰痛，其病机为风邪夹湿，留滞经脉，闭阻气血。毛老常用其经验方秦艽止痛汤治疗此类疾病，效果极佳。方中秦艽、威灵仙祛风散湿止痛；丹参、白芍养血活血；牛膝、木瓜、桑枝、豨莶草活血通络、祛风散寒；牡丹皮散血中之郁热，甘草缓解筋脉之拘紧。此方药力平和，无峻猛破血之药，适用于腰腿痛之慢性疾病。

26. 萦龙止血汤治疗鼻衄

刘某，女，34岁，2016年1月10日初诊。

以左侧鼻衄7天为主诉。患者因近日工作紧张，连夜加班，心情烦闷，出现左侧鼻出血难止，屡用压迫止血及凉血止血药物，止血效果不明显。刻诊：头痛，目眩，口干苦，平素性情急躁易怒，嗜食辛辣之品，小便色黄，大便干，2～3日一行。舌红，苔薄黄，脉弦数。诊为鼻衄，证属肝火上炎。治宜清泻肝火，滋阴凉血。以羚龙止血汤治之。

羚羊角粉（冲服）6克，生牡蛎15克，石斛10克，麦冬10克，沙参15克，川贝8克，夏枯草10克，牡丹皮10克，炒荆芥6克，薄荷炭3克，茜草10克，川牛膝10克，白茅根30克，鲜藕5片，紫草10克，生大黄6克。5剂，水煎服，每日1剂，分3次服用。

二诊：服上药后，鼻出血减轻，头痛、目眩有所缓解，仍有烦躁，小便颜色变淡，大便仍干，舌脉同前。续用上方，7剂，水煎服。

三诊：服药后，鼻衄已控制不发，头痛、目眩明显减轻，偶有烦躁情绪，小便淡黄，大便软，每日1次，舌淡红，脉弦。续用上方，7剂，水煎服。

2016年4月20日随访：续服上药后，患者鼻衄未再复发，余症均逐渐减轻或消失。

【按语】本案所选羚龙止血汤方为毛老在羚龙汤基础上化裁而成。羚龙汤出自清代费伯雄《医醇賸义》，其作用为养阴润肺，凉血止血，清肝泻火，主治肝火犯肺，迫血上行之鼻衄。毛老在原方基础上，加用紫草、生大黄以清热凉血，引热下行。毛老强调，方中羚羊角粉是治疗鼻衄必不可少的药物，它专入肝经，清肝泄热的作用非他药可以替代，只要无肝热犯肺，肺窍就不会再出血。

27. 祛风聪耳汤加减治疗耳聋

黄某，女，65岁，2014年8月6日初诊。

主诉： 耳鸣、耳聋10余年，加重2个月。患者10年前因失眠导致耳鸣，经治疗失眠已愈，耳鸣减轻。但随着时间推移，耳鸣持续加重，后发展至耳聋。曾在河南省人民医院检查（报告单已丢失），患者叙述为：听神经损伤；鼓膜受损；骨半规管阻塞。之后间断服药。近2个月来耳聋加重，甚则脑鸣，经人介绍来我院治疗。刻诊：除上诉症状外，伴胸闷，纳可，眠差，小便正常，大便稍干。血压146/90mmHg。舌淡暗，苔薄白，脉弦细涩。诊为耳聋，辨证为肝肾阴虚兼瘀血。治宜滋阴平肝，祛风通络，活血化瘀。方选祛风聪耳汤加减。

白蒺藜10克，潼蒺藜10克，蝉衣10克，牛蒡子10克，菊花15克，枸杞子10克，桑叶15克，女贞子15克，旱莲草15克，生磁石（先煎）30克，丹参30克，赤芍30克，大黄（后下）5克，甘草10克。5剂，水煎服，每日1剂。嘱忌食辛辣，调畅情志。

二诊：诉服上药后耳鸣、耳聋症状未减轻，大便较前通畅，胸闷症状减轻。守前方加牛膝15克，知母10克，去大黄。续服7剂。

三诊：服药后大便已通畅，胸闷症状消失，测血压：130/90mmHg，仍有耳鸣、耳聋。上方合王清任通气汤（柴胡15克，香附30克，川芎15g），续服7剂。

四诊：服上药后自觉耳朵通气。续上药7剂。

在此方基础上先后加减运用，患者坚持服药4个月后，自诉耳鸣减轻，已能听见声音与人简单交谈。后又坚持服药2个月。

2015年10月随访：患者耳鸣症状消失，听力恢复尚可，可与人正常交流。

【按语】本案耳聋系肝肾阴虚，虚阳上亢，风邪阻络所致，十余年顽疾终以毛老自拟经验方"祛风聪耳汤"取效。该方以祛风通络为主，滋阴平肝为佐。方中白蒺藜、潼蒺藜为毛老治疗耳鸣常用药对，二者均可祛风，但白蒺藜偏于祛外风，潼蒺藜偏于祛内风。其他药物亦多为毛老常用"对药"，如杞菊（枸杞子、菊花）补肾平肝；二至（女贞子、旱莲草）滋补肝肾；而桑菊（桑叶、菊花）清肝明目；蝉衣、牛蒡子配伍，可清泻头面之风热。毛老强调，生磁石一味，辛咸性平，入足少阴经，能够"坠炎上之火以定志，引肺金之气以入肾"（《得配本草》），说明它有镇降潜纳的功效，是治疗耳鸣、耳聋不可缺少的药物。至于丹参、赤芍，则具有活血化瘀作用，能够较好地改善局部微循环。毛老在此方基础上加减应用治疗多例耳鸣、耳聋患者，取效甚好。

28. 清热祛风方治疗面部红肿热痛

王某，女，43岁，2012年4月18日就诊。

每年逢谷雨时节，面部红肿热痛，立秋后好转至消失，经朋友介绍前来诊治。脉弦细无力，舌质紫黯、苔白厚干腻。予清热凉血、祛风除湿方药。

牡丹皮15克，焦栀子8克，黄芩10克，紫草10克，赤芍10克，荆芥10克，防风10克，茯苓15克，知母10克，牛蒡子10克，生甘草10克。水煎服，14剂。

二诊：患者来诊时，面部红肿热痛正值发作时期，经服药后面部红赤色大减，热痛亦有所减轻。上方加入滑石15克，生石膏15克。继服14剂。

三诊：症状基本消失。为巩固疗效，改用生四物汤加金银花、连翘、薏苡仁、赤小豆，水煎服。

【按语】谷雨是春季气温上升时期，此时发病，与风热夹湿有关。谷雨后降雨增多，空气中湿度增大，是皮肤病多发时节。面部红赤热痛虽非大病，亦不属于内科病范畴，但从"天人合一"角度分析，应与季节气温有关。"红肿热痛"应为阳证、表证、热证，故拟方应以清热除风为主。毛老所拟方药，以牡丹皮、焦栀子、黄芩、紫草、知母、赤芍清血分之热毒；荆芥、防风、牛蒡子除肌表之风邪；茯苓、滑石除湿邪；甘草和中，缓和药性。后用生四物汤养血凉血，金银花、连翘等清热除湿。2年后，据其朋友传递信息，时至谷雨面部未发红赤热痛。

29. 益气滋阴清热方治疗胆囊癌术后高热

李某，男，50岁，约于1996年8月就诊。

患胆囊癌手术后高热，在某省级医院治疗20余天，未效。经该院消化内科教授介绍前来求中医治疗。刻诊：体温40℃，伴有口渴引饮，无其他不适，生活可自理，自己乘车来诊。舌质红赤、苔白干腻，脉象弦细滑数。拟方：

生黄芪30克，太子参30克，麦冬30克，北沙参50克，黄柏10克，青蒿30克，牡丹皮30克，半枝莲15克，虎杖15克，草河车15克，三棱10克，莪术10克，生薏苡仁30克，白扁豆30克，冬瓜皮30克，桂枝10克，苏叶10克，生甘草10克。

服用2剂，竟然高热退去，此后未再出现高热。患者后来数次来我院诊疗其他疾患，言其先前高热的中药疗效，真是奇迹；介绍其前来就诊的西医教授也感到意外，几次见面都说，中药真是神奇！

【按语】此例高热治验，毛老至今记忆犹新。由此许多院内医生知道毛老善治高热，便将难治之发热患者转予他诊治。毛老回忆说：这例高热患者的治疗，当时并无经验方可用，但思路对了，遣方用药就会合拍。患恶性病，必然伤其元气，故取黄芪、太子参大补元气；热病伤阴，故又取滋阴之麦冬、沙参；直接清虚热的有黄柏、青蒿；清实热的有牡丹皮、半枝莲、虎杖；抗癌清热的有草河车、三棱、莪术；祛湿浊的有薏苡仁、白扁豆、冬瓜皮；又加桂枝、苏叶以祛肌表之邪，利于邪热之消散；甘草和中以解毒。方虽杂而用义清晰。毛老后将本方命名为"益气滋阴清热方"，又用此方治疗数例高热，均获良效。

30. 软坚消瘰丸治疗瘿瘤（甲状腺功能亢进）

林某，男，45岁，2016年3月6日初诊。

以颈前正中结块肿大3月余为主诉。3月前发现颈部正中结块，如樱桃大小，触之质软不痛，表面光滑，随吞咽动作移动，伴胸闷、烦躁、两胁窜痛，纳食欠佳，大便排出困难，质不硬，3日1次，小便尚可。在某医院检查示：血清T_3、T_4增高，TSH降低，结合症状、体征及实验室检查诊断为甲状腺功能亢进，经治疗效果不佳。刻诊：除上诉症状外，舌苔薄白，脉象弦细。诊为瘿瘤，证属气郁痰阻。治宜理气疏肝，化痰消瘿。方选软坚消瘰丸加味。

夏枯草30克，浙贝母10克，玄参30克，生牡蛎30克，生麦芽30克，橘络10克，皂角刺10克，连翘30克，生甘草10克。7剂，水煎服，每日1剂。

二诊：服上药后结块未见增大，心烦、胸闷症状稍有减轻，两胁仍感窜痛，纳食略有改善，但进食量仍少，苔薄白，脉弦。上方加炒香附10克，柴胡10克。7剂。

三诊：服药后烦躁、胸闷较前好转，两胁窜痛减轻，颈部结块较前稍有缩小，近日睡眠欠佳，睡后易醒，食量较前增强，排便困难好转，2日1次，苔薄白，脉弦。上方加合欢皮30克，夜交藤30克。7剂。

四诊：患者颈部结块明显缩小，两胁窜痛好转，胸闷、心烦减轻，睡眠转佳，苔薄白，脉弦。上方减合欢皮、夜交藤、柴胡。7剂，水煎服。

患者服上方30余剂，颈部结块基本消失，未见其他特殊不适。

【按语】瘿病有五种证型，此证属气郁痰阻，乃气机郁滞，痰浊壅阻，凝结颈前，故治以理气疏肝，化痰消瘿。软坚消瘰丸为毛老经验方，该方由消瘰丸加味而成。消瘰丸出自《医学心悟》，原方由三味药组成，即玄参、牡蛎、贝母，适用于肝经血燥有火所致的瘰疬。其中玄参咸寒而苦，既能滋阴凉血，又能清热解毒，由于咸寒，故又能软坚散结，为治疗火毒内结之主药；牡蛎亦是咸寒之品，但重在咸味，其软坚散结的作用比较突出；浙贝母味苦性寒，开泄之力较强，特别是对痰火内结的癥瘕、积聚、瘰疬等病症，常为必用之药。毛老在治疗此类病症时，喜加用夏枯草以清肝火、散郁结；所用生麦芽、橘络、皂角刺均为疏肝通络之品，且无伤阴之弊；连翘清热解毒力较强，散结消瘰作用亦较明显，是医家治疗外科疮痈、肿疖、瘰疬的常用药。对于本案，不可过用苦寒之药，以防败胃伤气。

第四章

方药心悟

第一节　用方心悟

一、经方的特点与应用思路

"经方"的概念可以追溯到东汉著名史学家班固的《汉书·艺文志》，其中提到经方家与医经家，经方之名由此而生。但当时的"经方"并非经典之方，乃是经验之方。时间上提出经方（经论方）是在宋代以后，因为注解、研究《伤寒论》是从宋代开始的，成无己是第一人，宋以前并没有把张仲景尊为医圣。宋代才开始有"经方"与"时方"两大壁垒。宋以后直至现在，"经方"就成为指代张仲景方剂的专有名词了。

经方的应用不受时间和空间的限制，治疗效果才是硬道理。诚如清代经方大家陈修园所说："儒家不能舍圣贤之书而求道，医者岂能外仲景之书以治疗？"在四大经典中，对辨证论治起到指导作用的是《伤寒论》。章太炎先生说："中医之胜于西医者，大抵《伤寒论》为独甚。"现主要结合《伤寒论》中的经方，谈谈自己的学习体会。

（一）经方的特点

1. 组方严谨，立意明确

经方的结构非常严谨，它的组成少则一味（甘草汤），多则十几味，一味药的有15方，2味药的有40方，3味药的有45方，4味药的有30方，5味药的有28方，合起来约160方，约占《伤寒杂病论》方（281首）的半数以上。例如，六经代表方剂，太阳经的桂枝汤仅5味药，阳明经的白虎汤仅4味，少阳经的小柴胡汤仅7味；太阴经的理中汤仅4味，少阴经的四逆汤仅3味，而厥阴经的乌梅丸算是比较多的，也只有10味。其他如麻黄汤、三承气汤、大柴胡汤、四逆散、小建中汤，还有著名的炙甘草汤也只有9味，可见仲景方药之精纯。所以民间俚语谓："药过十二三，大夫必不沾，没读圣贤书，何敢把脉参。"这些语句至今仍有现实意义。经方的配伍非常严谨，其立意非常明确。《伤寒论》全书397条，选药83味，组方113首，大法为汗、吐、下、和、温、清、补、消八法；而其所治之证，概括了阴、阳、表、里、虚、实、寒、热八证，所治病证外及四肢百骸，内及五脏六腑，为中医学创立了辨证论治原则，被奉为中医方剂学之圭臬。正如柯韵伯所说："仲景立方精而不杂,其中以六方为主,诸方从而加减焉。凡汗剂皆本桂枝,吐剂皆本栀豉,攻剂皆本承气,和剂皆本柴胡,寒剂皆本泻心,温剂皆本四逆,溷而数之,为一百一十三方者,未之审也。"

2. 主次有序,方证合拍

《伤寒论》的组方药味虽少,但君臣佐使结构明确,特别是"主病者为君,佐君者为臣"的定位关系一目了然。多数方剂名称就表明了君药的地位,例如桂枝汤、麻黄汤、小柴胡汤、炙甘草汤、半夏泻心汤、黄连汤等。有人统计《伤寒论》113方,以主药为名的就有102首。经方所治疗的不是症状,也不是疾病,而是疾病的证候,证候就是疾病的本质。它是疾病在发生发展过程中某一阶段本质的"象",例如发热、汗出、恶风、脉缓,代表了感冒的表虚证。表虚证即是本质,而四个脉证综合起来则是一个表象,拆开来看,仅言一个症状如发热、如恶风等,没有附加症状,可能什么也说不清,因而也无法入手治疗。只要符合表虚证这个"象",即症状群者,不论何病,均可以桂枝汤治疗,这就是经方的魅力;而在一个疾病谱内又有诸多证候,每一种证候都有一个代表方剂,这就是"同病异治"与"异病同治"之滥觞,就是辨证论治的本质。

3. 定量取效,有章有法

经方的定量是非常严格的。日本汉方医学家对经方非常崇拜,他们有两句发自内心的话,第一句是"汉方之秘在于量",第二句是"经方里边有密码"。他们很想把这个密码取走,但至今他们还没有真正掌握住。引用这些话说明经方的用量很重要。例如桂枝汤中的桂枝与芍药均为三两,而桂枝加芍药汤芍药是六两,前者是太阳病的方剂,后者则是太阴病的方剂。所以学习经方,在初学阶段,必须认真按照经方的原貌、原量去使用,不要一上来就把经方变得面目皆非,然后标之为"经方",这种现象在临床中并不少见。经方是有章可循、有法可依的。应用经方的过程,就是学习的过程,就是辨证论治的过程。对于《伤寒论》的学习,要陪伴我们一生。

4. 灵活多变,守而不泥

《伤寒论》第16条云:"观其脉证,知犯何逆,随证治之。"这句话是辨证的,是张仲景学术思想的代表性语句。可以理解为"观其脉证,随证治之"与"知犯何逆,随证治之"。前者为之"常",后者为之"变"。但这句话从整体上讲,关键词是"脉证"。脉象在《伤寒论》中的诊断价值十分重要,有人说:

伤寒从脉不从症，杂病从症不从脉，这句话有失偏颇，但也说明伤寒外感病的脉诊是不可忽视的。举个例子，对于发热恶寒脉浮者，大家都会想到桂枝汤或麻黄汤，而对于发热恶寒脉沉者，就不敢随意用桂枝汤、麻黄汤了，脉象在这里就显得非常重要了。张仲景在《伤寒论》中描述了许多错综复杂的证候，在"三阳病篇"有三阴病证候，在"三阴病篇"有三阳病证候，有上热下寒证候，有外寒里热证候，这些都说明证候是变动不拘的，因此经方的应用也不是一成不变的。证候变化的原因，有体质因素，有气候因素，有药物因素，在应用经方时要把这些因素考虑在内，没有一张方子是可以一成不变地用到底的。

（二）怎样应用经方

1. 证候思路问题

《素问》提出"治病求本"，辨证的精神就是求本。什么是"本"？"证"就是"本"，代表病的本质。任应秋先生说："一个名医的临床，关键在于思路。"治疗疾病是用辨证的思路，还是用辨病的思路，这是用好经方的关键。用经方必须用辨证的思路，即整体观的思路。把人与大自然界联系起来的思路，把一个病作为人体机能失调来对待，这就是中医的思路。例如冠心病，在西医看来是由冠状动脉粥样硬化引起的，其着眼点在"冠状动脉"和"硬化"，病位在"冠状动脉"，病性是"硬化"。而中医称之为"胸痹"，用张仲景的话说，就是"夫脉当取太过不及，阳微阴弦，即胸痹而痛，所以然者，责其极虚也。今阳虚知在上焦，所以胸痹心痛者，以其阴弦故也"。其病位在"胸"，病性是"痹"，病机是"太过"与"不及"。中医认为，"胸"中不但有心脏，还有肺脏，心主血脉，肺主宗气，还有"胃之大络，名曰虚里，出于左乳下"等。可见胸痹不是单纯心脏病变，还有肺脏病变；不单纯是血脉之病，还有宗气之病，还涉及胃腑等。引起"痹"的原因也不单是"太过"，还有"不及"，即气阴两虚；再说"太过"，西医只限于"硬化"，而且将"硬化"只限于"血瘀"，所以西医只着重活血化瘀法，开出的是复方丹参滴丸，或速效救心丸，或麝香保心丸。但在中医学家眼里，"硬化"还有气滞、痰阻、寒凝、食气等诸多因素，这就涉及肝、脾（胃）、肾等脏器。用这样的思路去考虑冠心病，冠心病就是整体疾病在心脏的局部反映。张仲景治疗"胸痹"，并不看重活血化瘀，而是采用宽胸、化痰、通痹、理气、扶阳等诸多方法。诸如宽胸宣痹的瓜蒌薤白剂，扶阳散寒的乌头赤石脂丸，心胃同治的橘枳姜汤，心肺同治的茯苓杏仁甘草汤，温阳利水的真武汤，益阴扶阳的炙甘草汤等。

用辨病的思路就是头痛医头，脚痛医脚，就会陷入只知活血化瘀而不知扶正祛邪的困境。毛老在诊治冠心病时，首先想到的是《金匮要略》中的"胸痹心痛短气病篇"以及《伤寒论》的有关篇章，还有当代医家治疗冠心病的经验，以及自己的经验教训，这就是"勤求古训，博采众方，并凭脉辨证"的思路过程。

2. 证候理解问题

《伤寒论》中的证候非常明确。有以六经命名的，如太阳证、阳明证；有以病位与病性命名的，如外证、表证、阳证、热证等；有以方证命名的，如桂枝证、柴胡证等；有后人命名的，如太阳表虚证、太阳表实证，阳明经证、阳明腑实证，少阳经证、少阳腑证等。

著名中医学家岳美中说："《伤寒论》言证候不言病理，证候是客观存在的，至今已一千五百多年，证候不变；出方剂不言药性，由实践而来，有是证，用是药。"像太阳表虚证、太阳表实证、太阴虚寒证，少阴热化证及寒化证等，这些带有疾病性质的证候，多是后人总结出来的。怎样理解这些证候？毛老的体会是在实践中理解和综合。"证候"一词是概念化的，它代表的是一组症候群，而临床上所碰到的是活生生的患者，他在那里不分阴阳表里地叙述他的痛苦，我们不可能去对照条文。怎么办？这就要求我们必须掌握证候的本质，即临床表现的主题，即代表方剂的主证是什么。如桂枝汤证的"恶风汗出脉浮缓"，麻黄汤证的"恶寒无汗脉浮紧"，白虎汤证的"高热汗出脉洪大"，小青龙汤证的"咳喘痰液清稀薄"，大青龙汤证的"高热恶寒身无汗"，五苓散证的"小便不利"，柴胡桂枝汤证的"发热恶寒肢节痛"，炙甘草汤证的"脉结代心动悸"，真武汤证的"恶风寒而身瞤动"，厚朴麻黄汤证的"咳喘心悸夹啰音"，理中汤证的"脐腹疼痛而下利"，半夏泻心汤证的"胃脘痞满舌苔腻"，黄连汤证的"热呕寒痛"，柴胡加龙骨牡蛎汤证的"胸满烦惊"，栀子厚朴汤证的"心烦腹满卧起不安"，乌梅丸证的"腹痛烦躁止而安宁"等。

在这里，为什么不说小柴胡汤证呢？因为很难用一两句话来概括小柴胡汤证候。《伤寒论》101条云："伤寒中风，有柴胡证，但见一证便是，不必悉俱。"哪一个"证"可以代表小柴胡汤证呢？可以说不拘一格。往来寒热是，胸胁苦满是，默默不欲饮食是，心烦喜呕是，口苦、咽干、目眩是。个人体会，凡游离于半表半里的证候即是小柴胡汤证。现代医学许多反复发作的疾病，如过敏性疾病、病毒性疾病、免疫性疾病、更年期综合征、精神神经系统疾病，多具有半表半里的证候，不能补，不能清，只能调整、调和。如月经今提前明错后一证，时汗出时无汗一证，时可食时厌食一证，时便溏时便秘一证，小儿时有抽搐一证，头痛一天数发一证，发热而呕一证，皮肤瘙痒一证等，凡在临床上出现似热非热，似寒非寒；似表非表，似里非里者，都可看作是半表半里证，甚至有些莫可名状的证候也可考虑用小柴胡汤来治疗。陈瑞春老师是伤寒学家，他一上午诊治20个患者，有15张小柴胡汤，肝炎、肝硬化，所谓的"大病"、疑难病，都会用到小柴胡汤。他自己说："疗效比人家好。"

据统计，用小柴胡汤治疗的病症有百余种。为什么小柴胡汤有如此功效？《伤寒论》230条最能说明问题，"阳明病，胁下硬满，不大便而呕，舌上白苔者，可与小柴胡汤。上焦得通，津液得下，胃气因和，身濈然汗出而解。"《伤寒论》中唯有小柴胡汤具有发汗、利小便、通大便这三种作用，如此则三焦通利，水道、谷道、气道都通了，疾病自然会有所改善。这就是《伤寒论》的方证学，这个问题叶橘泉先生早在20世纪50年代就提出来了，当然还可以追溯到唐代孙思邈的《千金要方》。清代陈修园说得更为明白："大抵入手功夫，即以伊圣之方为据，有此病必用此方，用此方必用此药，其义精，其法严，毫厘千里之判，无一不了然于心，而后从心变化而不穷。论中桂枝证、麻黄证、柴胡证、承气证等，以方名证，明明提出大眼目，读者弗悟也。"方证学应当是《伤寒论》的精髓，它不是简单的"方剂"与"证候"的对照，而是"方剂"与"证候"有机的内在联系。这种表现本质的症状需要从《伤寒论》中揣摩，更需要从不间断的把脉看病中体验和总结，这就是日本人所说的那个"密码"。但是方证学不是一个方对应一个症状，而是对应一个证候，这一点要搞清楚。

3. 药物配伍问题

理解了证候，还要进一步了解药物配伍。《伤寒论》的配伍大致分为两大类：一是相辅相成配伍，一是相反相成配伍。前者即协同作用，较好理解，如桂枝配麻黄，石膏配知母，大黄配芒硝，柴胡配黄芩，附子配干姜等；后者即拮抗作用，较难理解且不易掌握，如寒热互济的大黄配附子，黄连配干姜，麻黄配石膏；散收平调的桂枝配白芍，柴胡配白芍；升降有序的栀子配豆豉，代赭石配人参；补泻兼施的甘遂配大枣，厚朴配人参，当归、白芍配通草、细辛等。

相反相成配伍是《伤寒论》的精髓，多用于复杂证候，如寒热夹杂，热寓湿中，升降失序，阴阳俱虚，或大实有羸状，或至虚有盛候。后世医家对此非常重视，并有所发展，如寒热相济的左金丸，收散结合的五味子汤，攻补兼施的黄龙汤，阴阳互济的二仙汤等。张仲景将这些药性及作用相反的药物配伍在一起，是借其长而避其短，是一种激化作用。老子《道德经》中有一句名言，"反者道之动"。此正彼负，此阴彼阳，阴性药物在阳性药物作用下，变得活跃而有生机；阳性药物在阴性药物作用下，变得柔和而绵长。这就是明代医家张景岳所说的"善补阳者，必于阴中求阳，则阳得阴助而生化无穷；善补阴者，必于阳中求阴，则阴得阳升而泉源不竭"。

相反相成配伍主要取决于证候性质。证候性质的相互对立，决定了药物组合的相反相成，如果不明了证候性质，不假思索地拿来两味不同性质的药物，岂不是无的放矢！张仲景为什么用麻黄配石膏治疗"热喘无汗"证，而不用麻黄配大黄？这是因为"热喘无汗"在经不在腑，大黄虽能清热但不能解肌透表。为什么用附子配大黄治疗寒疝，而不用麻黄配大黄？这是因为病在下不在上，在里不在表。又如桂枝汤是一张散收并用的方子，散性的桂枝与收性的白芍是解决营卫不和的主要药对。生姜虽能发散，但远不及桂枝的宣卫通阳之力，故不能将生姜与白芍看成是相反相成配伍。

相反相成配伍通常是指在一张方子内起主要作用的药物，即解决主要矛盾的药物，也即前人所说的君药和臣药。把疾病中的各种证候搞明白了，将药物性能搞明白了，加上自己的细心琢磨，反复总结，自然会掌握经方的配伍。

4. 发挥应用问题

经方是否可以发挥？当然可以。近代伤寒学大家曹颖甫说："足见治危急之症，原有经方所不备，而借力于后贤之发明者，故治病贵具通识也。"六味地黄丸是对金匮肾气丸的发挥；复脉汤是对炙甘草汤的发挥；达原饮是对小柴胡汤的发挥；清暑益气汤是对半夏泻心汤和小柴胡汤的综合发挥；黄龙汤以及宣白承气、牛黄承气、导赤承气等，是对承气汤的发挥；温胆汤是从小半夏加茯苓汤加味而来；叶天士的椒梅汤、连梅汤是乌梅汤的变方。

要熟练应用经方，并有所发挥，就必须大量阅读前人的著作。个人体会，临床医生要更多地阅读近现代医家的著作。"与君一席话，胜读十年书""熟读王叔和，更要临证多。"前一句话是捷径，后一句话是实践，缺一不可。哪些书可以走捷径呢？一是《岳美中医学文集》（其中《岳美中医案集》尤为重要），二是《蒲辅周医疗经验》，三是《赵锡武医疗经验》。这三位前辈是地地道道的医生，终生为百姓把脉看病，积累有非常丰富的临床经验。他们对经方的理解与应用至精至微，"精"是理说得很透、很明白，"微"是用得很巧、很灵活。例如，岳美中先生对炙甘草汤的解读，赵锡武先生对真武汤的解读，蒲辅周先生对六气致病的解读，解决了毛老多年来在理解与实践上的困惑。还有曹颖甫的《经方实验录》、赵守真的《治验回忆录》，这两本医案也要读。《治验回忆录》中100个案例，用经方的就有58例，语言简练，夹叙夹议，要点突出，词达文显，可谓学习经方的引路者。还有两本书不能不读，一本是《名师经方讲录》，是全国经方学习班的讲课内容，有许多名家运用经方的经验，也有许多对经方的发挥；一本是黄煌的《经方沙龙》，很适合年轻人读。里边有些提法可以开阔思路，扩展眼界。如五苓散治疗带状疱疹，其思路取之于该方可消除水毒；葛根汤治疗疲劳症，取之于原方所治"颈项强几几"；小柴胡汤治疗久咳不止，取之于方后所言"若咳者，加五味子、干姜"等，这些经验既是继承，又是发挥。

当然，经方的发挥不是简单地照搬照抄。因为证候的复杂性决定了应用经方的不易性。疑难病的证候多是复合证候，二合一、三合一的证候比比皆是。这种复合证候在心脑血管病、肿瘤病、肝脏病、肾脏病、神经系统疾病等中非常多见。而经方的应用也是可以二合一、三合一的。如治疗痰瘀互结腹腔包块，用苓桂术甘汤合当归芍药散；治疗肺心病心衰，用小陷胸汤合葶苈大枣泻肺汤；治疗肿瘤放疗化疗后，用桂枝汤合黄芪桂枝五物汤合小柴胡汤等。这些经验不少医家都有体会。

对经方的发挥是建立在对"方证学"的深刻理解的基础上，经过反复实践得来的。"纸上得来终觉浅，绝知此事要躬行"。理论是灰色的，而临床实践则是常青树。"三折肱而后为良医"。清代伤寒大家柯韵伯在《伤寒论注》自序中说："夫仲景之道，至平至易，仲景之门，人人可入。"掌握了《伤寒论》中的方证学，就可以纲举目张，"虽未能尽愈诸病，庶可以见病知源"。

二、小柴胡汤应用二十法

小柴胡汤出自《伤寒论》。其组成为：柴胡半斤（12克），黄芩三两（9克），人参三两（6克），半夏半升（9克），炙甘草三两（9克），生姜三两（9克），大枣4枚，常用于消化与呼吸系统疾病，以及妇、儿、五官等科病证。

由于小柴胡汤独有"和解"的功效，历代医家对其颇为重视。有的经方医家所用处方竟有二分之一是小柴胡汤类方。毛老结合50余年临床经验，总结出小柴胡汤应用指征为：时发寒热，胸胁痞满，纳呆呕逆，月经失调，病发无序，苔白脉弦。具体症状为：容易感冒（妇女经期感冒尤宜），时发低热，或胸胁痞满，两胁胀痛，或食欲减退，干呕恶心，或月经周期失序，或经量时多时少，或所患之病，时有发作，难以捉摸，或病虽不重，但常年缠绵不愈，舌苔薄白，脉象弦细或弦滑等。这些症状常见于感冒、上呼吸道感染、慢性胃炎、慢性食管炎、慢性胆囊炎、慢性肝炎、过敏性鼻炎、口腔溃疡、神经性耳聋（耳鸣）、神经官能症（头痛、头晕）、自主神经功能紊乱、围绝经期综合征及亚健康状态等。

小柴胡汤的作用机制是：和解表里以平衡营卫，疏散胆热以顺和胃气，攻补兼施以扶正祛邪，寒热并用以除瘀积。药虽7味，总以柴胡为主药；以黄芩、半夏为臣药（在具体应用时，热势重者，以黄芩为臣药，寒气重者，以半夏为臣药）；人参、大枣为佐药，以扶助正气；甘草、生姜为使药，以调和诸药。今将毛老应用小柴胡汤的经验总结如下，供同道参考。

1. 小柴胡汤加藿香三味

藿香三味即藿香10克、佩兰10克、砂仁（后下）8克。此三味有醒脾开胃、化湿和中之功效，主治胆胃不和，湿浊不化，症见脘腹痞满，饮食不馨，口淡乏味，舌苔黏腻，如慢性胃炎、慢性胆囊炎等，多见此证。藿香三味以后下为宜。

2. 小柴胡汤合葶苈大枣泻肺汤

葶苈大枣泻肺汤见于《金匮要略·肺痿肺痈咳嗽上气》，主治"喘不得卧"之肺痈，具有泻肺利水之效。方取炒葶苈子10～15克，大枣（擘）10枚。两方合用，对控制呼吸道炎症，如结核性胸腔积液、肺部感染等，起效迅速。若加入半枝莲15克，鱼腥草30克，效果更好。

3. 小柴胡汤加玉屏风散

玉屏风散见于《世医得效方》，由黄芪30克，防风10克，白术15克组成，主治风邪久留不散，以及卫虚自汗不止，是常用的固表止汗、预防感冒良药。与小柴胡汤合用，增强护卫御风能力，对慢性肝炎、慢性胆囊炎、慢性胰腺炎等常患感冒者，具有预防与治疗的双重作用。

4. 小柴胡汤加四物汤

本方即柴胡四物汤，见于刘河间《素问病机气宜保命集》，由小柴胡汤与四物汤（生地黄10克，白芍10克，川芎6克，当归10克）合成。原方主治月经期感冒，特别是虚劳日久、时发寒热之女性；又可用于治疗"热入血室"证。本方经期服用可除寒热，亦不会留滞经血，影响月经运行。

5. 小柴胡汤加止痒三味

止痒三味为地肤子15克，白鲜皮15克，蛇床子15克，具有祛风燥湿、解毒止痒的功效。与小柴胡汤合用，对某些"发作有时"的皮肤瘙痒症，如荨麻疹、风疹及过敏性皮炎等，具有和解表里、调和营卫、祛风胜湿、快速止痒的功效。

6. 小柴胡汤加苓桂术甘汤

苓桂术甘汤（茯苓12克，白术6克，桂枝9克，生甘草、炙甘草各6克）为健脾除湿之主方。两方相合，具有和解表里、健脾渗湿的功效。凡慢性胆囊炎、慢性胃炎及妇女白带较多者，可以考虑选用此类方治疗。对于白带较多者，还要加入生薏苡仁、黄柏、败酱草等，以增强健脾祛湿的功效。

7. 小柴胡汤加二仙汤

二仙汤组成为知母10克，黄柏6克，当归10克，巴戟天10克，仙茅10克，淫羊藿（仙灵脾）10克，主治围绝经期综合征之阴阳失调、阴虚火旺证。两方合用，具有清解血热、调节营卫、解郁安神的作用，可用于在绝经期患月经先期，时时眩晕，经期伴有低热者。

8. 小柴胡汤加五苓散

本方俗名"柴苓汤"，出自清代《沈氏尊生书》，由小柴胡汤与五苓散（茯苓9克，猪苓9克，泽泻15克，白术9克，桂枝6克）组成。原方主治阳明经疟疾，后世医家用于普通感冒之小便不利、寒热往来等症。对于小儿急性肾小球肾炎之水肿，亦有良好效果。若加入玉米须、白茅根，效果更好。

9. 小柴胡汤加四消饮

四消饮为民间验方，由神曲10克，山楂10克，麦芽15克，鸡内金15克组成。加入小柴胡汤中，增强消食化痰功效，是治疗小儿伤风感冒夹食夹痰症之良方。中原名医耿彝斋先生曾指出，小儿痰饮多由伤食而致，消食是治疗小儿咳痰之大法。毛老每遇小儿伤风夹食夹痰症，用小柴胡汤合四消饮，多获良效。

10. 小柴胡汤加桂枝汤

本方即《伤寒论》之柴胡桂枝汤。小柴胡汤和解少阳之邪，桂枝汤解除肌表之邪，正如明代卢之颐所说，"小柴胡复桂枝汤各半，凭枢叶开，并力回旋，外入者内出，上下者下上矣"。此方除常用于感冒之寒热外，还可用于小儿癫痫、小儿多动症等。

11. 小柴胡汤加升陷汤

升陷汤（黄芪15克，知母10克，柴胡6克，升麻6克，桔梗10克）出自张锡纯《医学衷中参西录》，主治气短不足以息之大气下陷证，常见于大病之后，元气未复，或素体虚弱，尤以肺脾之气虚馁者。与小柴胡汤配伍，对于患有慢性消化系统疾病，如慢性胃炎、慢性胆囊炎、慢性肝炎、慢性肠炎及慢性支气管炎、肺气肿等，具有升清降浊、恢复元气、理顺气机之功效。

12. 小柴胡汤加二神丸

二神丸由补骨脂10克、肉豆蔻10克组成，出自《普济本事方》，主治脾肾虚寒之食后腹泻或五更泻。与小柴胡汤合用，临床上常用于慢性腹泻，中焦又有肝胆郁滞证者，症见胁肋胀满，纳呆欲呕，腹痛隐隐等，必见舌苔滑腻，脉象弦细。

13. 小柴胡汤加小建中汤

小建中汤由白芍18克，桂枝9克，炙甘草6克，生姜10克，大枣（擘）4枚，饴糖30克组成，主治虚劳腹痛。与小柴胡汤合用，适应于肝胃不和、虚劳里急、腹部隐隐作痛者，如慢性胃炎、消化性溃疡，有明显气滞、寒凝者。有血亏之象者，可加入阿胶粉冲服。

14. 小柴胡汤加良附丸

良附丸由高良姜、香附二味（各等份）组成，出自《良方集腋》，主治胃脘痛，气滞者加倍香附，寒凝者加倍高良姜。小柴胡汤与之合用，对于肝郁气滞、寒凝胃腑之肝胃不和，表现为脘腹疼痛，胁肋胀满，喜温喜按，或痛经者，有疏肝和胃、散寒解郁之效。

15. 小柴胡汤加三金汤

三金汤即郁金10克，金钱草10～30克，川楝子（金铃子）10克，为中医临床常用的清肝利胆止痛剂。加入小柴胡汤中，主要用于胆囊炎、胆结石等疾病。慢性胃炎、消化性溃疡属于虚寒证者，则不宜用此组合方。

16. 小柴胡汤加丹参饮

丹参饮（丹参30克，檀香5克，砂仁5克）出自陈修园《医学三字经》，主治心腹诸痛，而临床上常见心胃并痛者（或叫胃心综合征）。两方合用，具有行气解郁、化瘀止痛之效，常用于患有冠心病合并慢性胃炎或慢性胆囊炎者，表现为胸脘隐隐作痛、食欲减退、呃逆、心下痞满等。

17. 小柴胡汤加消瘰丸

消瘰丸出自《医学心悟》，由玄参、贝母、生牡蛎各四两（120克）组成，具有软坚散结、清火解毒之功效。而瘰疬又多生于少阳经，故取小柴胡汤合消瘰丸，消散少阳之热结，软化少阳之痰核。若加夏枯草一味，清火散结功效更为突出。

18. 小柴胡汤加三白散

三白散即白附子6克，白僵蚕10克，白芷10克，具有搜络风、通络脉、止痉挛之功效。与小柴胡汤配伍，具有搜风通络、和解营卫、防止病邪深入的功效，常用于面神经麻痹初期，症见面肌痉挛或拘急，或如蚁行，时发时止，或时重时轻者。

19. 小柴胡汤加当归芍药散

本方又名"柴归汤"（当归芍药散由当归9克，芍药15克，茯苓6克，白术6克，泽泻18克，川芎18克组成），具有和解营卫、养血祛湿、清热养颜的功效。主要用于女性绝经期月经量少，皮肤干燥，头发脱落，面色黄褐，精神疲惫，性冷淡，或用于女性慢性自身免疫性甲状腺炎（桥本病）等，是女性绝经期的保健方药。

20. 小柴胡汤加黄连温胆汤

本方即柴胡温胆汤。黄连温胆汤（黄连9克，半夏9克，陈皮9克，茯苓12克，生甘草9克，生姜6克，竹茹9克，枳实9克）具有清热和胃、降逆止呕、除烦安神之功效，与小柴胡汤合用，可使肝胆舒利、脾胃安和、神志安宁。用于肝胆不舒、湿热内扰之证，如慢性肝炎、慢性胆囊炎、慢性胃炎、围绝经期综合征及抑郁症，随症加减，可以收到比较满意的效果。

三、炙甘草汤应用六要

炙甘草汤是经方中常用方剂之一，因其能使断脉复续，故又名复脉汤，后世医家称其为"一切滋补之剂，皆自此方而变化之。"（明·李梴）"虚劳中润燥复脉之神方也。"（清·徐彬）仲景治心悸，王焘治肺痿，孙思邈治肺痨，三者皆认为是津耗燥淫之证。当代医家对此方进一步探讨，将其印定为通阳复脉、益气养血之剂，其证候以心悸、气短、胸中烦闷，苔薄，脉不整为主症，凡见于内科循环系统疾病的治疗。笔者学习并应用炙甘草汤多年，延至近时，或有所悟，特与同道交流。

为便于探讨，特将炙甘草汤原文摘录如下：

《伤寒论》177条云："伤寒，脉结代，心动悸，炙甘草汤主之。"

炙甘草汤：炙甘草四两、生姜三两、人参二两、桂枝三两（去皮）、生地一斤（酒洗）、阿胶二两、麦冬半升、麻仁半升、大枣30枚。

1. 结代脉考

脉结代是炙甘草汤的重要指证，如果将脉结代改为其他脉象，那后文的"心动悸"可能就不是炙甘草汤证了。所以"脉结代"对于炙甘草汤是必备的前提。《伤寒论》178条云："脉按之来缓，时一止复来者，名曰结。又脉来动而中止，更来小数，中有还者反动，名曰结阴也。脉来动而中止，不能自还，因而复动者，名曰代阴也。得此脉者，必难治。"结者，涩而不利，缓而时止，止而复来，主病为气血凝滞；代者，贷也，恒产告罄，脉来中止，不能自还，主病为气血大虚。结脉代脉皆属阴脉，二脉同见者，唯炙甘草汤而已。二脉相比，代脉之候较结脉为重。有单见结脉者，有单见代脉者，有结脉与代脉交替相见者，也有结脉与代脉同见者。如果出现代脉，必有结脉伴随，很可能是器质性心脏病；而心律失常者，均可见结脉，但并一定出现代脉。无论是结脉或代脉，或结代脉同见，都表明心脏气阴亏损、血脉瘀滞，唯轻重不等而已。据88例炙甘草汤证脉象统计，所见结脉者85例（97%），代脉80例（91%），其他为细脉与微脉等（见关庆增等《伤寒论方证证治准绳》312页，中国中医药出版社2012年出版）。对此脉象，医者首先选用的是炙甘草汤。

2. 何为君药

炙甘草汤何为君药，这应当没有什么疑问的。但古代医家却有不同认知。清代伤寒学家柯韵伯就不认为炙甘草是君药，他认为生地黄是君药，而炙甘草为佐药，他说："反以甘草名方者，藉以载药入心，补离中之虚以安神明耳。"是说甘草仅是引经药，是载药入心安神的。《伤寒贯注集》作者尤在泾，也不认为炙甘草是君药，这种认知至今仍有和声者。但多数医家认为，炙甘草应为君药无疑，其作用为"主持胃气以资脉之本源"（陈修园语）《灵枢·决气》篇云"中焦受气取汁，变化而赤是谓血"，中焦化源充足则气血足，气血足则心脉畅，何患脉之结代！陶弘景《名医别录》更明确地说，甘草有"通经脉，利血气"之功效。或问之，原方甘草四两，生地一斤，不应以量多者为君药吗？非也！经方中君药用量小于方中他药者，如桔梗汤、白头翁汤、竹叶石膏汤、甘草附子汤、黄芪桂枝五物汤、瓜蒌薤白半夏汤，以及百合类方等，即是明证。

3. 剂量之疑

原方中阴性药物用量重，如生地黄（一斤）、麦冬（半升）、阿胶（二两）、麻仁（半升）、大枣（30枚）；而阳性药物用量轻，如人参（二两）、生姜（三两）、桂枝（三两）。比较起来，阴性药物与阳性药物用量之比为7:3，阴主静，阳主动，如此怎能通血脉而除心悸？特别是大剂量使用甘寒性味之生地黄，滋阴生血力宏，其性能主静而非动，是否会影响血脉之运行？对于这个问题不少医家都做了解释。曹颖甫云："盖本方由七分阴药，三分阳药，阴药为体，阳药为用。生地至少当用六钱，桂枝至少亦须钱半，方有效力。"岳美中则解释道："阴药非重量，则仓卒间无能生血补血，但阴本主静，无力自动，必凭借阳药主动者以推之挽之而激促之，才能入于心，催动血行，使结代之脉去，动悸之证止。假令阴阳之药平衡，则濡润不足而燥烈有余，如久旱之禾苗，仅得点滴之雨露，立见晞干，又怎能润枯泽槁呢？"这种分析颇有见地，值得我们借鉴。但大剂量的生地黄会引起腹泻，对此笔者常加入炒山楂伍之，以免腹泻之虞。

4. 麻仁之用

对于方中配用麻仁有些人不理解，认为麻仁是润肠之品，不宜使用；还有的认为麻仁为枣仁之误，应改为枣仁。如柯韵伯曾云："此证当用酸枣仁，肺痿用麻子仁。"（见《医宗金鉴·删补名医方论》）其实麻仁在方中不单纯是润肠，更多的是润血脉之举。明代张景岳曾说，麻仁有"润心肺，滋五脏"之功效。多数医家认为，麻仁与麦冬、阿胶、生地黄，以滋阴润燥为务，如清·钱璜云："麦冬、地黄、阿胶、麻仁，同为润经益血复脉通心之剂也。"麻仁确实是以润肠通便见长，所以我们在应用时，要问一问病患大便如何，伴有便秘者，放胆用之，少则10克，多则30克；若有慢性腹泻，一日数次，粪便不成形者，可以用小剂量，以不超过10克为宜。笔者对伴有腹泻者，麻仁量10克，与肉豆蔻10克相伍，此润而固之之法也。

5. 水酒共煎

炙甘草汤方后云："以清酒七升，水八升，先煮八味，取三升，去渣；内胶烊消尽，温服一升，日三服"。经方中用酒者，除此方外，还有苦酒（苦酒汤）、白酒（瓜蒌薤白白酒汤）等。多数医家认为，汉之苦酒，即今之醋；白酒与清酒，即今之米酒，《周礼·天官·酒正》载有"三酒"，即事酒、白酒、清酒，三者皆用米加酒曲发酵而成，俗称米酒。酒之气热味辛，有温阳通脉之力，与水浓煎，汁多气少，阴液充盈血脉，以利于结代脉之复常。但多数医家体验到，酒之于炙甘草汤，并非必用之品。据资料统计，在88例古今医案中，除11例用水、清酒煎药外，余均未论及（见关庆增等《伤寒论方证证治准绳》313页，中国中医药出版社2012年出版）。对于不耐饮酒者，最好弃之不用，以免心悸加剧。

6. 加减之妙

经方的加减是有一定规律的，不可随意更替。在《伤寒杂病论》中已有加减之范例。例如小青龙汤、真武汤、小柴胡汤、四逆散等方下，均有不同加减之法。曹颖甫在《经方实验录》炙甘草汤条下说："古方之治病，在《伤寒》《金匮》中，仲师原示人加减之法，而加减之药味，要不必出经方之外，如阴亏加人参而去芍药，腹痛加芍药而去黄芩，成例俱在，不可诬也。如予用此方，于本证相符者则用本方，因次公（指章次公治验）于下利者去麻仁，遂于大便不畅者重用麻仁，或竟用大黄，遇寒湿利则合附子理中，于卧寐不安者，加枣仁、朱砂，要不过随证用药，绝无异人之处，仲景之法固当如此也。"但观今日经方之加减，多有杜撰之嫌，有的只选炙甘草汤二三味，而加入五六味，仍曰炙甘草汤治验，这种自撰方而冠以经方名者随手可见。治验虽真，但已无经方之味。笔者认为，要探讨经方真谛，在不影响原方君臣佐使结构的前提下，尽量采用经方之加减，即或个人经验，以增减二三味或三四味为好，不可随意增减，喧宾夺主。

四、论逍遥散

逍遥散出自宋代陈师文等编著的《太平惠民和剂局方》（以下简称《局方》），沿用至今已近千年，内科、妇科以及疑难杂病等几乎都会用到它。毛老对逍遥散的理解和应用颇有心得，简述如下。

1. "逍遥"释义

逍遥二字，最早见于《诗经·清人》篇，诗中有"二矛重乔，河上乎逍遥"句，它是写将士们手持装饰着野鸡毛的长矛，在河上逍遥自在，优游自得。而留给世人影响最深的是《庄子·逍遥游》。《逍遥游》是《庄子》的开篇作，是该书的叙述主旨。书中曰："今子有大树，患其无用，何不树之于无何有之乡，广莫之野，彷徨乎无为其侧，逍遥乎寝卧于下。"在这里也是指安闲自得，自由自在。可见逍遥二字，本义是悠然自得，没有什么约束。《逍遥游》就是自由自在，无拘无束的活动。你看鹏之大，水击三千里，"大鹏一日同风起，扶摇直上九万里"（李白句），是何等的自由与欢乐。而人能如此逍遥吗？不能！为什么？患在"有为"，如果一个人每日都在为己、为功、为名而忙碌，这样就不可能逍遥。而"至人无己，神人无功，圣人无名"（《庄子》句），一个人如果能达到"忘却自我""不求功绩""莫要名声"的境地，自然就无为了，也就可以逍遥了。

《逍遥游》全篇讲的就是逍遥自在，超脱于名利之外，任自然之理，运行无穷。清·王子接说："逍遥，《说文》与'消遥'通。《庄子·逍遥游》注云：如阳动水消，虽耗不竭其本；舟行水摇，虽动不伤其内。譬之于医，消散其气郁，摇动其血郁，皆无伤其正气也。"由此可见，"逍遥"原文虽然有绝对自由之义，但从人的七情六欲而言，"逍遥"有着消散郁结之正面性。从治疗角度考虑，"逍遥"并非不作为，而是要顺其本性，"道法自然"，于天于地，则阴阳互为，六气平和；于人于己，则气血运行，如环无端。

逍遥二字的对应词是抑郁，而抑郁是指人的心情不愉快、郁闷。《汉书·谷永传》云："故抑郁于家，不得舒愤。"白居易诗云："若情理愤痛，过于思者，则号呼抑郁之不暇，又安可胜言哉？"中医学将这种心理状态称为"肝郁"，或肝气郁结。解除肝郁的首选方法是对患者的心理调解。中医素有"百病皆生于气""气为百病之源"之说；更有学者指出，"肝为五脏之贼""五脏之病肝为先"。说明解除抑郁，必须将心理调整、疏调肝郁放到第一位。在此基础上，针对由肝郁所形成的病证，赋予方药治疗，将会收到事半功倍之效。而逍遥散正是针对这种"抑郁"病证所设立的首选方药。

2. 方义解析

宋代医家借鉴庄子"逍遥"思想的意境，以喻方药之功效，冀抑郁者在得到心理调节的同时，辅以药物疏解肝郁，使患者从抑郁困境中得到解脱，恢复到安然自得、逍遥自在的心态。而将"逍遥"二字作为方剂名称者首推《太平惠民和剂局方》，后世医家对逍遥散的加减化裁，均以此方为基础，至今仍在不断地研讨中。

逍遥散原方为：炙甘草半两，当归、茯苓、白芍、白术、柴胡各一两。上为粗末。每服二钱，水一大盏，烧生姜一块切破，薄荷少许，同煎至七分，去渣热服，不拘时候。

本方载于《太平惠民和剂局方》卷之九"治妇人诸疾"篇，所治为"血虚劳倦，五心烦热，肢体疼痛，头目昏重，心忪颊赤，口燥咽干，发热盗汗，减食嗜卧，及血热相搏，月水不调，脐腹胀痛，寒热如疟。又疗室女血弱阴虚，荣冲不和，痰嗽潮热，肌体羸瘦，渐成骨蒸。"

本方证系由肝郁不解，郁而生热，血热内伏，气逆犯脾，导致肝脾不和之证。所治以疏肝气、养阴血、健脾胃为原则。肝脏"体阴用阳"，凡病者多"体不足而用有余"。故方中以柴胡疏肝解郁，以顺其条达之性；当归、白芍养血柔肝，补肝体而和肝用；白术、茯苓健脾益气，脾强则不受肝侮，且有培土扶木之义；炙甘草缓肝急以止痛；薄荷助柴胡疏肝解郁。诸药合用，肝脾同治，气血兼顾，肝阴足则内热除，肝气疏则脾胃和，实为疏肝养肝、健脾和中之良方。

有学者认为，逍遥散脱胎于张仲景的四逆散与当归芍药散两方。四逆散以疏肝为主，柔肝为次；当归芍药散以养肝柔肝为主，健脾渗湿为次。逍遥散则综合了两方的功效，可谓经方的继承方、发挥方，为时方中最为常用的方药，广泛应用于内科、妇科、眼科等疾病。

3. 证治探讨

虽然逍遥散载于《太平惠民和剂局方》"治妇人诸疾"篇，但其所治绝非囿于妇科疾病。成书于清·康熙年间的《医方集解》，是一部非常有影响力的方剂专著。书中将逍遥散归入"和解之剂"，这样就扩大了逍遥散的应用范围，凡需要"和解"的疾病都可以考虑用逍遥散治之。与《医方集解》几乎同时问世的《医贯》，在论及郁证时说："木郁则火亦郁于木中矣。不特此也，火郁则土自郁。土郁则金亦郁，金郁则水亦郁。五行相因，自然之理。唯其相因也，予以一方治其木郁，而诸郁皆因而愈。一方者何？逍遥散是也。"又推而广之，曰："凡寒热往来，似疟非疟，恶寒发热，呕吐，吞酸嘈杂，胸痛肤痛，小腹胀闷，头晕盗汗，黄疸瘟疫，疝气飧泻等症，皆对证之方。推而伤风、伤寒、伤湿，除直中外，凡外感者，俱作郁看，以逍遥散加减出入，无不获效。如小柴胡汤、四逆散、羌活汤，大同小异，然不若此方之响应也。"赵氏所谓因木郁导致诸郁，其治木郁，使肝胆之气舒展，则诸郁自解，并将逍遥散列为治疗木郁之首剂。这种观点被后世医家认可并引用。但将逍遥散推为外感方剂，并认为较小柴胡汤为之"响应"，这句话于临床实践有偏颇之嫌。

清·吴谦《医宗金鉴》"删补名医方论"中论及逍遥散时说："治肝家血虚火旺……妇人经水不调，脉弦大而虚。"该书认为，肝性急而善怒，其气易郁，上郁则头眩、耳鸣、目赤，中郁则胸胁胀满或吞酸，下郁则少腹痛且溲溺不利。何方适宜？逍遥散也。方中柴胡一味，遂其曲直之性，畅达木郁，故名逍遥矣。

清代中期，吴仪洛《成方切用》出版。他将朱丹溪拟定的越鞠丸与逍遥散进行了比较，认为"越鞠之川芎，即逍遥之归芍也；越鞠之苍术，即逍遥之白术也；越鞠之神曲，即逍遥之陈皮也（逍遥散中无陈皮）；越鞠之香附，即逍遥之柴胡也；越鞠之栀子，即逍遥之加味也。但越鞠峻而逍遥则和矣；越鞠燥而逍遥则润矣"。这段文字比较中肯，说明逍遥散与越鞠丸相比，前者柔和而不燥，更适宜郁证的治疗。

清代末年，张秉成在所著《成方便读》中论述逍遥散时说："此方……以顺肝之性，而使之不郁。如是则六淫七情之邪皆治，而前证岂有不愈哉！"张氏所说的"顺肝之性"，有三个方面，一是调肝之气，二是养肝之血，三是培土扶木。实际是顺肝之性（如柴胡、薄荷、生姜），扶肝之体（如当归、白芍），安肝之宅（如茯苓、白术、甘草），体充实则功用和，性安顺则无郁生，土厚墩则木滋养。考逍遥散的八味药，正合三个方面之性能。后人在运用逍遥散时，多为原方加味，很少用原方减味的。这也说明原方之配伍与临床肝郁脾虚证是相吻合的。

4. 变化应用

对逍遥散的变化应用，首推明代薛己的《内科摘要》。薛氏在该书"各症方药"中，列加味逍遥散条，治疗"肝脾血虚发热，或潮热晡热，或自汗盗汗，或头痛目涩，或怔忡不宁，或颊赤目干，或月经不调，或肚腹作痛，或小腹重坠，水道涩痛，或肿痛出脓，内热作渴等症"。所用方药即逍遥散加牡丹皮、炒栀子，后人名为丹栀逍遥散。但薛己用加味逍遥散（丸）治疗最多的却是妇科疾病，他在《女科撮要》治验中，凡经期不调、经漏不止、经闭不行、带下、热入血室、历节痛风、瘰疬、血风疮、阴疮，以及保胎、产后便血、产后便秘等，均用到加味逍遥散。所列症状多系肝脾血虚发热所致，较之原方解郁散火之力更强。

清代高鼓峰的《医宗己任编》，有一首黑逍遥散方，其组成为逍遥散加熟地黄。其功效为养血疏肝，健脾和中。主治因肝郁血虚、脾胃不和所致的胁痛头眩，胃脘疼痛，以及妇人郁怒伤肝，致血妄行，赤白淫闭，沙淋崩浊等。

清代江笔花在《笔花医镜》中说："女科除外感内伤外，不外血虚与肝郁，所以治疗女科病，四物、逍遥二方，首当考虑。"他把逍遥散作为妇科病的首选方之一，这是对逍遥散功效的推崇，而不是划定范围。

当代名医对逍遥散的应用有更多发挥。秦伯未先生治疗肝硬化，以调理肝脾为基本大法，而最基本的方剂当推逍遥散。这个方剂可以用于肝硬化早期，也能用来善后，随症加减，即可以贯穿在肝硬化过程的全部治法之内。

蒲辅周先生认为逍遥散疏肝解郁，健脾和营，作用很好。他以丹栀逍遥散治疗肝郁证高血压、胸膜炎以及颈淋巴结核，依病分别加入决明子、夏枯草、珍珠母、青皮、郁金，消瘰丸等，收效满意。

王绵之先生认为逍遥散具有从三个环节调整脏腑功能的特点，即调节肝郁、血虚、脾虚。当归为第一君药，白芍为第二君药；臣药是茯苓、白术；而丹栀逍遥散可以清解三焦之郁火，是对逍遥散运用的发展。

出身于七代世医的赵清理先生，遵"万寿堂"祖训，善解郁证，对逍遥散运用娴熟，家传逍遥散活用的方子就有70首之多，堪称运用逍遥散之大家。

5. 现代研究

近年来，有关医家对逍遥散的临床运用领域进行了拓展性研究。研究证实，逍遥散对精神系统、消化系统、内分泌系统、妇科疾病等多科目病种，均有良好的治疗效果。很多专家学者对其组成、功用、药理、剂型等进行了深入研究（见

《河北中医》2017年5期）。还有学者观察逍遥丸对亚健康人群疲劳改善及对细胞免疫功能的影响，经过4周的干预，结果显示，不论是在改善亚健康还是改善疲劳状态等方面，逍遥丸均显示出明显优势；对其机制进一步研究证实，逍遥丸改善病情可能与纠正免疫系统紊乱有关（《世界中医药杂志》2018年1期）。

从临床角度来看，只要抓住其治疗目标——肝郁脾虚证，投逍遥散治之，必然见效。但从中医学角度来慎思，肝郁脾虚证表现在不同人身上，还会有不可预测的差异。因此，就逍遥散的临床应用定位，仍有许多问题需要深入探讨。希望不久的将来，逍遥散的效应内涵会更清晰，更明确；其制剂也会更科学，更方便，更能发挥预防与治疗作用。

五、黄元御、麻瑞亭与下气汤

黄元御（1705—1758年），名玉璐，字元御，别号玉楸子，山东昌邑人，清代乾隆年间著名医学家。《四库全书》收录黄氏医籍11部，计101卷，近200万字。近年来其医学著作受到重视，学术思想与经验亦得到传播与应用。其中《四圣心源》一书，最受青睐。

麻瑞亭（1903—1997），山东安丘人，曾任西安市中医院主任医师。麻老弱冠之年，卒遭时疫，病至危笃。幸得黄元御四传弟子舅祖李鼎臣精心救治，方得脱险。由此拜舅祖为师，弃文习医。李氏三世为医，均宗黄元御之学，对《四圣心源》之下气汤运用自如。麻老把脉看病60余年，对下气汤体验尤深，将其灵活化裁，用于内伤杂病及疑难重症的治疗，屡显奇效。

1. 一脉相承

下气汤出自《四圣心源》气滞篇，方药组成为：甘草二钱，半夏三钱，五味子一钱，茯苓三钱，杏仁三钱，贝母二钱，芍药二钱，橘皮二钱，共计八味，主治"滞在胸膈右肋者"。此方看似平淡无奇，所治范围也仅言"胸膈右肋"，但仔细思忖，此"滞"乃由中焦气机升降失司所致，"肺气不降之原，则生于胃，胃土逆升，浊气填塞，故肺无下降之路"。（《四圣心源》气滞篇）故其方（下气汤）应为调理中焦气机之用。人体之气机若能升清降浊，廓清三焦，何病之有！

李氏推崇并善用下气汤治疗内伤杂病及疑难重症，这对麻老影响匪浅，麻老则继承之，应用之，发挥之，他在《黄元御医书十一种》点校后记中说："得以潜心复习四圣典籍，先师医术，历代医哲名著。并进一步探索业师三代精研之下气汤，施于临床，化裁治疗急危重症，绝大部分内伤杂病，及妇科、儿科诸证，均感得心应手，疗效颇佳。"此段文字说明，看似平淡的下气汤到了名医手里，竟然变成了可以起死回生、挽救沉疴的良方。每读于此，颇受启迪，随之对《四圣心源》进行了细致学习，并将下气汤应用于临床，虽未完全掌握，但委实拓宽了思路，增长了知识。

2. 立方旨意

黄氏在《四圣心源》一书中，多次讲述阴阳五行的升降秩序，他在"天人解"中说道："祖气之内，含抱阴阳，阴阳之间，是谓中气。中者，土也。土分戊己，中气左旋，则为己土；中气右旋，则为戊土。"又道："戊土为胃，己土为脾。己土上行，阴升而化阳，阳升于左，则为肝，升于上，则为心；戊土下行，阳降而化阴，阴降于右，则为肺，降于下，则为肾。肝属木而心属火，肺属金而肾属水。是人之五行也。"他将中土脾胃列为阴阳之气的枢纽。清气上升，浊气下降，"清浊之间，是谓中气"。一旦中土不安，胃土当降而不降，脾土当升而不升，就会出现阴阳五行乖乱之局。这种土据中央，枢运四旁的认知，可以追溯到河图洛书。河图洛书列中央为五行之土，土为中轴，木火金水顺次位于东南西北四位。黄氏云："中气者，阴阳升降之枢轴，所谓土也……水、火、金、木，是名四象。四象即阴阳之升降，阴阳即中气之浮沉。分而言之，则曰四象，合而言之，不过阴阳。分而言之，则曰阴阳，合而言之，不过中气所变化耳。"（《四圣心源》天人解篇）中气之分，脾为湿土，胃为燥土，湿气过则伤阳，燥气过则伤阴。而黄氏认为，"己土之湿为本气，戊土之燥为子气，故胃家之燥不敌脾家之湿，病则土燥者少，而土湿者多也。"（《四圣心源》六气解）又说："戊土不降，则火金上逆；己土不升，则水木下陷，其原总由于湿盛也。"（《四圣心源》六气解）这是他强调五脏之病以湿病为多的理论依据，所以他在《劳伤解》篇中指出"十人之中，湿居八九而不止也"。麻氏在其《医林五十年》中开篇所言"阴阳五行""天人相参"等，基本是黄元御《四圣心源》的简化篇，但阐述得更直接、更明白。湿浊盘踞中焦，必碍气机之运行，故祛湿必健脾，亦必调理气机；湿浊运化，气机运行，中焦升降有序，四旁自然转动不息，人的生生之气如环无端，病患自然逃遁。

3. 方义析义

《伤寒论》361条云："少阴负趺阳者为顺。"少阴为肾水，趺阳为胃土。中土健旺，则土能克水，中气不败，则生生之气不绝，故为顺。黄氏云："水负则生，土负则死，故少阴宜负而趺阳宜胜。以土能胜水，则中气不败，未有中气不败而人死者。"（《四圣心源》六气解篇）麻老则云："伤寒如此，内伤杂病十之八九，亦属少阴负趺阳为顺。所以治疗内伤杂病，首在调中健中，旁及四维，随证施治。中土健运，升降复常，气血畅旺，经脉调和，则病剧者可瘥，病轻者可愈。"（《医林五十年》治疗大法篇）基于五行之中，以中土为轴；中土致病，以胃气不降，湿盛为患，所以黄氏特立下气汤为治疗胃气不降、气滞湿阻之主方。

是方君药为半夏与茯苓，半夏专入手太阴肺经、足阳明胃经，下冲逆而除痰嗽，降阴浊而止呕吐，排决水饮，清涤涎沫，开胸膈胀塞，消咽喉胀痛，平头上之眩晕，泻心下之痞满，善调反胃，妙安惊悸；茯苓泻水燥土，冲和淡荡，百病皆宜，至为良药。黄氏认为，"半夏辛燥开通，沉重下达，专入胃府，而降逆气，胃土右转，浊瘀归荡，胃府冲和，神气归根，则鹤胎龟息，绵绵不绝竭也"。（《长沙药解》卷一）"茯苓利水燥土，泻饮消痰，善安悸动，最豁郁满"（《长沙药解》卷四）。臣药当是陈皮与杏仁，陈皮入手太阴肺经，降逆止呕，行气开胸，"最扫痰涎"；杏仁为肃降肺气之要药，最利胸膈，兼通络脉。佐药为贝母、五味子，贝母苦寒，清金泻热，降浊消痰；五味子敛肺以止咳，以防气脱。芍药与甘草为使药，既有酸甘化阴之功，又有缓急（缓解病势之急，缓解药物之急）止痛之效，为经方中疏肝解郁要方。所以说，下气汤是和胃方，是祛湿方，是疏肝方，是理气方，不可因药少而小觑。

4. 临床指征

麻老经过60年的揣摩、实践、心悟，对下气汤之应用可谓日臻娴熟，堪为一绝。据笔者统计，麻老在其《医林五十年》一书中，所述内科病证52种，而首选方以下气汤加减者就有47种，所用比例为90%有余。但麻老在应用时，对下气汤原方进行了增减，最常用的药物为半夏、茯苓、杏仁、甘草、白芍，常以活血疏肝之何首乌、牡丹皮取代五味子与贝母，又常以橘红代陈皮。这可能是考虑五味子之收敛、贝母之寒凉，不大适宜于湿气之消散与胃气之下降。而牡丹皮化瘀血作用比较强，何首乌补肝肾，以顾护下元。

下气汤的临床应用指征不是可以用几个症状所能概括的。以麻老所言，下气汤适宜证候应当是：脾土不升，运化失职；肝木左郁，失其疏泄；肾失统摄，腰冷宫寒；胃气上逆，恶心呕吐；心火上炎，神不守舍；肺金右滞，咳喘痰逆。脾胃犹如树干，树干既痿，未有枝干不摇者。"所以心肺肝肾之病，多因脾胃燥湿之偏胜，气机升降之逆乱所致。"（《医林五十年》脏与腑篇）中气立则四旁和，中气健则五脏安，这就是为什么下气汤可以用于五脏六腑疾病的缘由。

麻老应用下气汤（包括经麻老改进过的下气汤），其随症随证的化裁规律如下：

肺热咳喘，加北沙参、芦根、薏苡仁、全瓜蒌等；

咳嗽吐血，加棕榈炭、生地黄炭、柏叶炭等；

遗精盗汗气短，加生龙骨、生牡蛎等；

胃脘痛，加延胡索、郁金、乌贼骨等；

臌胀，加猪苓、泽泻、泽兰、丹参、车前子等；

胃下垂，加苍术、枳壳、白术等；

泄泻，加肉豆蔻、干姜、党参等；

溃疡性结肠炎，加枳实炭、罂粟壳等；

肠结核，加厚朴、火麻仁、泽兰等；

冠心病，加郁金、延胡索、柏子仁、丹参等；

心肌炎，加柏子仁、白蔻仁、龙眼肉、白茅根等；

眩晕，加夏枯草、杜仲、茺蔚子等；

半身不遂，加决明子、杜仲、地龙、白僵蚕等；

慢性肾炎，加猪苓、泽泻、桂枝、泽兰、车前子等；

淋证，加桉树叶、白檀香、半枝莲、冬葵子等；

再生障碍性贫血，加红参、沙参、补骨脂、鹿角胶、当归等；

阳痿，加阿胶、淫羊藿、阳起石、补骨脂等；

癫狂，加小陷胸汤、蜀漆、朱砂等；

风湿历节，加鸡血藤、路路通、土茯苓、青浮萍等；

瘿瘤，加蒲公英、昆布、海藻、全瓜蒌等。

书中还有用下气汤治疗妇科疾患的经验，值得借鉴。

5. 对比应用

既然下气汤应用那么广泛，它与比较常用的健脾养胃方如小建中汤、黄芪建中汤、补中益气汤、益胃汤等，如何鉴别应用呢？从作用机制上讲，小建中汤得以温中，黄芪建中汤得以补虚，补中益气汤得以升清，益胃汤得以滋养，而下气汤得以降浊；如将他方作为补益剂、升清剂，那么下气汤就是祛邪剂、降浊剂。有人将下气汤视为"调中剂"，调中者，调理中气以健四旁，使紊乱的升降气机得以中和复位，这种认知也是符合实际的。用黄氏的话说，"四维之病，悉因于中气。中气者，和济水火之机，升降金木之轴，道教谓之黄婆"。（《四圣心源》劳伤解篇）若用民间一句话说，"圆圈转不转，中心是关键。"中心就是位于中焦的脾胃。

考《四圣心源》在叙述下气汤证候时言："凡痞闷嗳喘，吐衄痰嗽之证，皆缘肺气不降。而肺气不降之源，则生于胃，胃土逆升，浊气填塞，故肺无下降之路。"此文是说，由于胃气逆升，才使肺气不降，胃气逆升是源头，而肺气不降是支流，故应用下气汤时，常以胃气不降，湿浊不运为证候指征。麻老在具体应用时，特别注重舌象。在所述47种病证中，都有舌象记载，几乎都是腻苔，多数是白腻苔（或薄腻或厚腻），少数是黄腻苔。这是湿邪内停的重要指征，舍此就应慎用下气汤。在遣方用药时，笔者也慎用五味子，感觉到它有点酸收，不利于湿浊之运化。而常常加入藿香三味饮（藿香、佩兰、砂仁），以加强芳香化湿的作用；或三花汤（厚朴花、代代花、佛手花），以利于湿浊秽气之消散；或三芽汤（麦芽、谷芽、稻芽），以疏理肝气之郁滞；确实有热象者，可以加入萸黄连（左金丸）、连翘，以清散中焦之湿热；或呕恶不止，可以加入刀豆子、竹茹、炒莱菔子等。

《四圣心源》中还有达郁汤、地魄汤、天魂汤等，都含有调理中气，以运四旁的含义，这是黄元御留下来的一笔财富，是中医花园里的一枝奇葩。随着时间的推移，人们对它的认知会越来越清晰，而造福于百姓的事例也会越来越多。

第二节　用药心悟

一、常用对药

在张仲景辨证论治原则的指导下，毛老对药物性能和配伍进行了深入探索与思考，积累了丰富的经验，经临床反复验证，效果每能如期。现述其部分药对，供同道参考。

1. 柴胡　银柴胡

功效：清热保阴。

主治：外感发热，内伤低热，以及肝胆炎症。

用量：柴胡10～15克，银柴胡10～15克。

体会：柴胡清热，主要清少阳经的气分热；银柴胡清热，主要清阴分之热。或者说，柴胡以清外感之热，银柴胡以清内伤之热。但对于长期发热的患者，很难分清是内伤、是外感，或者是内伤外感之证俱见。对此，毛老常将两味药配伍使用，其退热效果要比用其中一味好得多。体质较强者，可用15克或更多；体质弱者，柴胡用量要在10克以下，以免苦寒伤其清阳。如果是用于肝胆炎症，两味药以10～15克为宜，不宜大量使用。

2. 功劳叶　鳖甲

功效：滋阴清热，软坚散结。

主治：内伤发热，骨蒸劳热，潮热盗汗等。

用量：功劳叶10～30克，鳖甲30～60克。

体会：功劳叶为冬青科植物枸骨的叶。其性寒，味苦，入肺、肾经，长于养阴清热，补益肝肾。主要用于治疗肝肾不足之内热绵绵，头晕耳鸣，腰膝酸软等。鳖甲为咸寒之品，以滋阴清热见长，还有软坚散结作用。凡阴虚低热，盗汗，耳鸣，腰膝无力，日渐消瘦，脉象细数，舌质红赤、苔少者，鳖甲为对证之药。

临床上见到低热或劳热者甚多。有以湿热为患者，有以疫邪作祟者，但以阴虚发热者为多，尤以肝肾肺阴虚为主。治疗肝肾阴虚发热的方剂有秦艽鳖甲汤、滋水养肝饮、黄芪鳖甲汤等；治疗肺阴虚劳的有百合固金汤、月华丸等；药对如知母配黄柏，女贞子配墨旱莲，鳖甲配龟甲等。而功劳叶与鳖甲配伍，前者清气分热，后者清阴分热，一表一里，一阴一阳，对于阴虚低热绵绵者，颇为适宜。

3. 红景天 茶树根

功效：温阳活血，强心清肺。

主治：肺心病、冠心病之胸闷、气短、心悸及心绞痛者。

用量：茶树根30～60克，红景天5～10克。

体会：这两味药是毛老临床上治疗心血管疾病的必用药物，有时也可能只用红景天。

红景天为藏医常用之药，入药用全草。其性寒，味甘涩，具有活血、清肺、解热、止血作用。传统用治咳血、咯血、肺炎咳喘、妇女白带；外治跌打损伤、烫火伤等。近年来，用于冠心病心绞痛有良好效果，其抗缺氧作用已被人们所熟知。这味药比较特殊，它既能活血化瘀，又可清热肃肺，还可治疗跌打损伤，这可能与它的生长环境有关。茶树根为植物茶树之根，以10年以上者为佳。其味苦，性平，主治心脏病、口疮、牛皮癣等。据报道，茶树根应用于风湿性心脏病、肺源性心脏病、冠心病、心律失常等，具有改善症状、降低血压、增加尿量、纠正心律等作用。茶树根还具有明显的抗缺氧作用，是治疗心血管疾病的良药，加之价格低廉，采集方便，无明显副作用和毒性反应，所以使用率越来越高。

毛老在治疗心血管疾病的处方中，红景天使用率约占90%，茶树根使用率约占70%。使用指征为：心血管病所见心慌、气短、胸闷、气息不足者，舌质紫黯者尤当选用。

4. 绞股蓝 银杏叶

功效：活血降脂。

主治：冠心病之缺氧者，以及高脂血症。

用量：绞股蓝10～30克，银杏叶10克。

体会：绞股蓝原为民间草药，最早见于明代朱橚《救荒本草》。其味苦酸，性偏寒，主要功效为养心健脾，益气和血，清热解毒，祛痰化瘀。民间有"北有长白参，南有绞股蓝"的说法，将绞股蓝与人参的功效相提并论，可见作用绝非一般。药理研究证实，其主要作用包括：①降低血脂，抗动脉粥样硬化；②抗血栓形成；③增强心肌收缩力，保护心肌缺血细胞，缩小心肌梗死范围；④双向调节血压，适应机体需要；⑤显著对抗糖皮质激素物质的副作用，增强糖皮质激素药物疗效；⑥增强人体免疫力；⑦抑制肿瘤细胞；⑧延缓衰老。

银杏叶为银杏（白果）树之枝叶，近年来常用于冠心病心绞痛等的临床治疗。研究表明，银杏叶提取物具有改善缺血心肌的血液循环、清除氧自由基、抗血小板活化因子等作用，并有抗过敏、抗休克的功效，对缺血损伤和器官移植排斥有保护作用，于血液循环、中枢神经、消化、泌尿、生殖诸系统均具有良效，还有抗血栓、改善微循环、降低血液黏度等多种效应。

毛老临证时常将二药合用，对高血压、心脏病以及高脂血症有一定疗效。还可取绞股蓝15克，银杏叶10克，沸水冲泡，当茶饮之，可以起到辅助治疗作用。

5. 苦参　甘松

功效：清热除湿，理气化瘀。

主治：心律失常（脉结代者）。

用量：苦参10～30克，甘松10克。

体会：苦参，味苦而性寒，本为清热除湿、祛风杀虫之药，近年来却用于心律失常，或有不解。考《神农本草经》云，苦参"主心腹结气，癥瘕积聚"。"心腹结气"，乃系心脾气血不能运载所致，特别是脾胃湿热影响了中焦的气机升降，导致心血不能畅通，出现心律失常。而苦参有清除湿热之效，能够使脾胃的气机升降得到恢复，心血畅通，心律失常自然会得到纠正。唐代孙思邈常用苦参治疗心脏病，是有临床实践根据的。

甘松，为败酱科植物甘松香的根及根茎，味辛甘性温，入于脾胃。具有理气止痛、开郁醒脾的功效，常用于治疗心腹疼痛。近年来，又用于治疗心律失常，这与其理气温通的作用有关。这种理气的作用，对治疗血瘀大有益处，"气行则血行，气滞则血瘀"，所以后人将它用于心律失常，效果亦佳。

以上二味合用，已成为治疗心律失常的常用之品。但对于非湿热证，或心率过缓的患者，则不适宜。药理研究证实，苦参的生物碱除具有抗心律失常作用外，还具有正性肌力作用，因此用于慢性心衰合并心律失常或有洋地黄中毒者，亦有较好疗效。临床观察表明，苦参对房性、室性心律失常均有疗效，尤其当西药应用无效或产生副作用和毒性反应时，更能体现出苦参独到的功力。

6. 夏枯草　半夏

功效：和调肝胆，化痰安神。

主治：肝胃不和之失眠。

用量：半夏6～10克，夏枯草10～15克。

体会：中医学认为，半夏得至阴之气而生，夏枯草得至阳之气而长，二药配伍，交通阴阳，和调肝胆，并可化痰和胃，顺应阴阳之气而安神。清代陆以湉《冷庐医话》引用《医学秘旨》谓："余尝治一人患不眠，心肾兼补之药，遍尝不效。诊其脉，知为阴阳违和，二气不交。以半夏三钱，夏枯草三钱，浓煎服之，即得安睡，仍投补心等药而愈。盖半夏得阴而生，夏枯草得阳而长，是阴阳配合之妙也。"

毛老重视"天人合一"论，强调人是离不开大自然的，在防治疾病方面，是与大自然息息相关的。半夏五月而生，夏枯草五月而枯，二者正好在阴阳交接时见面，而睡眠正需要阴阳交合。这种借助自然现象改变人体阴阳偏颇，正是天人合一的表现。

7. 鸡内金　鸡矢藤

功效：健脾和胃，消食化积。

主治：消化不良，或有食积、消化道结石等。

用量：鸡内金10～30克，若用于化石，可用30克，以研末服最宜；鸡矢藤10～20克。

体会：鸡内金是常用的健脾消食药。张锡纯对鸡内金的应用最为娴熟，称其为"健补脾胃之妙品"。但他更为注重的是鸡内金的消瘀化积作用，认为"无论脏腑何处有积，鸡内金皆能消之"。他还体验到，"凡虚劳之证，其经络多瘀滞，加鸡内金于滋补药中，以化其经络之瘀滞而病可愈"。近年来鸡内金作为化石之药，也有消瘀积、化瘀血的具体应用。

鸡矢藤又名鸡屎藤、毛葫芦、五香藤等，入药用其全草及根，主要分布于我国南方各省。其性平，味甘酸，功擅祛风活血、解毒止痛、消食导滞、除湿消肿等，主治风湿性疼痛、腹泻痢疾、气虚浮肿、肝脾大、瘰疬、肠痈等。《重庆草药》记载则以健脾除湿、益气补虚为主要功效，并说常用于小儿消瘦、食气疳积，成人气虚浮肿、臌胀、腹泻、遗尿、妇女白带等。

毛老将鸡内金与鸡矢藤配伍，主要作用是帮助消化，消除积滞，用于治疗消化不良效果甚佳。患者服用后，腹胀消失得快，胃口恢复得好。

8. 代代花　厚朴花

功效：芳香醒脾，疏肝和胃，消痞止痛。

主治：胃脘痞满，胁肋胀痛，不思饮食，时有恶心、呃逆等。用于慢性胃炎、慢性胆囊炎、慢性食管炎，或慢性肝炎等。

用量：各6～10克。

体会：代代花为芸香科植物代代花的花蕾，味甘微苦，功效疏肝理气，和胃宽中，开胃止呕。常用于胸中痞闷，胁肋胀痛，或胃脘疼痛，呃逆呕吐等。厚朴花，又名川朴花，为厚朴的花蕾，性味苦辛而温，功效宽中理气，化湿开郁。常用于胸膈痞闷，腹胀，口淡乏味等。

两药均有生发之气，香气浓郁，善于疏肝理气，醒脾和胃，施今墨先生常用于治疗胃肠病。主要用于慢性胃炎所致的上腹部痞满、胀痛、纳呆、恶心以及口中秽气等，具有芳香化浊、开胃进食的功效。亦可用于慢性肝炎所致的腹胀、纳差、厌食等。

9. 生白术　决明子

功效：健脾润肠，通便降压。

主治：便秘，高血压，高血脂，肥胖等。

用量：生白术30克、60克或90克；决明子15克、30克或60克。决明子泡茶饮用，一日50克。

体会：生白术通便，可以追溯到《金匮要略·痉湿暍病》篇。原文谓："伤寒八九日，风湿相搏，身体疼烦，不能自转侧，不呕不渴，脉浮虚而涩者，桂枝附子汤主之；若大便坚，小便自利者，去桂加白术汤主之。"方中白术用量最大，用到二两。这里所说的"大便坚"，就是大便秘结，是由于脾虚不能运行津液所引起的，张仲景已经注意到这一点，他用白术增强脾的运化功能，加强肠的蠕动力量，从而使秘结的大便通过大肠的传导作用而排出体外。决明子是一味清热药，一般用于头目疾病，如头痛、脑涨、目眩、目泪不收等。这是由于决明子入肝经，善于养肝阴，清肝火。但它又入大肠经，有润肠通便的功效，这种功效对高血压、高血脂患者，乃是一种福音。

对便秘而言，生白术是补气动力药，决明子是增液动力药；生白术增强肠蠕动，有利于排便；决明子增加肠液，有利于通便。毛老说：便秘，好像大河中停了一只船；肠道，好像是一条河流。用生白术，就是增强船的动力；用决明子，就是增加河道的水量。内外环境改善了，停滞的船自然就会行走了。如果是津亏便秘，可以加大决明子的用量；如果是气虚便秘，则要加大生白术的用量。

10. 肉豆蔻 石榴皮

功效：补肾止泻。

主治：慢性泄泻。

用量：肉豆蔻6～10克，石榴皮10～15克。

体会：肉豆蔻辛温，功效温中、行气、消宿食、固大肠，常用于慢性腹泻及脘腹冷痛等症。现代研究认为，少量肉豆蔻能促进胃液分泌及肠蠕动，大量则有抑制作用。石榴皮为石榴之果皮，味酸涩而性温，属收敛涩肠药类，适用于久泻、久痢等症。

肉豆蔻、石榴皮都属于收敛止泻药，但肉豆蔻辛温，可温中行气，固肠止泻；而石榴皮酸涩之力较强，所以止泻作用较快。二者对比，肉豆蔻可谓治本之品，效果较慢；石榴皮则为治标之药，起效较快。毛老曾治一例泄泻8个月的患者，抗菌止泻药用得不少，但每日仍泄泻10余次。取四神汤加石榴皮治疗，1剂见轻，3剂而愈。

11. 瞿麦 桉树叶

功效：清利湿热。

主治：泌尿系感染症状群。

用量：瞿麦10～15克，桉树叶6～10克。

体会：瞿麦是治疗淋证的常用药物。《景岳全书》云瞿麦"能通小便，降阴火，除五淋，利血脉。兼凉药亦消眼肿痛，兼血药则能破血下胎。凡下焦湿热疼痛诸病，皆可用之"。张景岳把瞿麦作为"下焦湿热疼痛诸病"的常用之药。《金匮要略·消渴小便不利淋病》载有瓜蒌瞿麦丸，瞿麦在该方中的作用即是清利下焦湿热。

桉树叶性凉，味苦辛，功效以解热、止痛见长，主治流感、痢疾、肠炎、关节痛、膀胱炎、疥癣、丹毒、神经性皮炎、湿疹、痈疮脏毒等，是一种解热消炎药。毛老将其用于治疗泌尿系感染，乃受清代御医黄元御学术传人麻瑞亭先生启发。麻瑞亭在《杏林五十年》中谈道："近几年来，余又将桉树叶试用于临床，证明其对肾盂肾炎有卓效……所以然者，临床证明，桉树叶有杀灭金黄色葡萄球菌之功效。"

12. 益智仁　乌药

功效：温肾散寒，固摄下元。

主治：小便频数，遗尿。

用量：益智仁10~30克，乌药10克。

体会：益智仁与乌药配伍，出自陈自明《妇人大全良方》，名缩泉丸，治疗下元虚冷，小便频数，小儿遗尿等。方中益智仁辛温，入脾、肾二经。入脾经，具有温脾止泻及摄涎唾功效；入肾经，具有补肾固精、缩尿功效。乌药辛温，入肺、脾、肾、膀胱四经。入肺脾二经，功于顺气止痛；入肾与膀胱二经，功于温肾散寒。

从药性功能上看，益智仁与乌药本不是"一家人"。益智仁长于温肾助阳，补益命门，收摄肾气，涩精缩尿；乌药长于温通行气，助气化，固膀胱。益智仁以"收"为主，乌药以"行"为主。但正是这种收与行的配合，使得肾气固守，寒气消散，各取其长，相得益彰。毛老每遇尿频、遗尿，无论是老年人的前列腺肥大增生，或是膀胱括约肌松弛，或是小儿尿床不醒，取益智仁30克，炒乌药10克（小儿减量），随证加入补肾、健脾类药，或加入升阳类药，均可取得良好效果。

13. 生地黄　黄连

功效：滋阴补肾，清热燥湿。

主治：消渴（包括糖尿病）。

用量：生地黄15~30克，黄连3~6克。

体会：生地黄配黄连，为《千金要方》治疗消渴的"对药"方，名黄连丸。生地黄滋阴凉血，黄连泻火解毒。生地黄得黄连，滋阴而不腻胃；黄连得生地黄，清热而不伤阴。据研究，两药均有降血糖的作用。只是在用量上，生地黄大于黄连。原方为黄连500克，生地黄5000克。从用药量上看，目的在于滋阴凉血，只有阴血足，热邪才能消退。由此可见，消渴病是以阴虚为本，热毒为标；所以治疗上，亦应以滋阴为主，清热为辅。

毛老在治疗糖尿病时，时刻不忘生地黄与黄连这两味药。其用量为：生地黄30克，黄连5克，比例是6：1。若是重度糖尿病，血糖居高不下者，还可以再加大用量，但需防止腹泻，因为这两味药都是寒性，容易伤及脾阳。毛老说，适当加用炒山楂、炒山药，就可以避免腹泻的发生。

14. 仙鹤草　大枣

功效：补气养血，增强体力。

主治：劳力脱气，疲乏无力。

用量：仙鹤草10～30克，大枣10～20枚。

体会：仙鹤草，对于各种出血症具有收敛止血的功效，凡出血均可加用之。它还有止痢作用，这可能与它的收敛之性有关，但要配伍一些对证之药。仙鹤草还有一种特殊功能，就是补虚、恢复体力。大枣的补虚作用主要有两方面：一是补益脾胃之气，一是养血安神。通过补益气血，使中焦之气充实，心血得到补充。

劳力太过，就会显得非常疲劳，精力也提不起来，这个时候百姓就会想起仙鹤草，与大枣配伍治疗这种疲劳，非常有效。《中药大辞典》云："仙鹤草，苦、辛、性平，大枣甘温，两者配伍，能补益气阴，治疗脱力劳伤和小儿疰夏。"仙鹤草又名脱力草，它与大枣配伍应用，取仙鹤草30克，大枣10枚，加水同煮，喝汤吃枣，以治脱力劳伤，对恢复体力，振奋精神，颇有裨益。

毛老常将本药对用于"亚健康"状态或"夏季热"的患者。症状轻者，单用即可；症状重者，可与保元生脉饮（黄芪、桂枝、人参、麦冬、五味子、炙甘草）联合应用。

15. 葛根　赤芍

功效：活血化瘀，疏通络脉。

主治：颈椎病，心脑动脉循环障碍等。

用量：葛根15～30克，赤芍15～30克。

体会：葛根治疗颈椎病、头痛、头晕，可以追溯到张仲景的葛根汤类方。

《伤寒论》14条云："太阳病，颈项强几几，反汗出恶风者，桂枝加葛根汤主之。"31条云："太阳病，颈项强几几，无汗，恶风，葛根汤主之。"几几，读音为jī jī，系南阳方言，意思是头项部不舒服。研究证实，项强是因为颈部毛细血管处于痉挛状态，而葛根能解除痉挛，疏通毛细血管，从而有利于血脉流通，且自古就有葛根能活血的记载，故可用于心脑血管疾病多种血瘀病证。

赤芍，为活血化瘀之要药。《神农本草经》中就有芍药"除血痹，止痛"的叙述。李时珍说得更明白："赤芍散邪，能行血中之滞。"张山雷将其功效总结为"逐血导瘀，破积泄降，活血行滞，宣化疡毒，皆宜赤芍"。可见赤芍为活血化瘀首选药物。药理研究证实，赤芍有解痉、抗炎、解热、镇静、止痛、抗血小板聚集及血栓形成、增加冠脉血流量、抗心肌缺血、防止肺动脉高压等作用。这与古代医学家临床实践的结论一脉相承。

将这二味药组合，可以说是"强强联合"，具有显著的活血化瘀、改善循环、祛瘀生新的功效。凡颈椎病引起的头痛、头晕、耳鸣、上肢麻木酸困等，或心脑血管疾病有明显瘀血指征者，葛根与赤芍组合是最为理想的。颈椎病可加鸡血藤、木瓜；冠心病可加丹参、降香；颈部酸痛可加透骨草、鸡血藤。

16. 丹参　杜仲

功效：活血化瘀，补肾壮腰。

主治：腰椎病。

用量：丹参10～30克，炒杜仲10～15克。

体会：丹参是一味养血活血药。《本草纲目》说："盖丹参能破宿血，生新血，安生胎，落死胎，止崩中带下，调经脉，其功大类当归、地黄、芎穷、芍药故也。"这是对丹参功效比较恰当的概括。毛老认为，丹参味苦，性微寒，活血化瘀之力有余，养血生血之力不足。临床上以主治瘀血性疼痛病症为特长，如心脑血管疾病、癥瘕积聚、疮疡痈肿等所致疼痛等。杜仲以补肝肾、强筋骨、安胎为特长，以盐炒杜仲补肾效果较好。现代研究认为，本品又有降压作用。凡肝肾虚弱所引起的腰膝酸软、筋骨痿弱、尿频、先兆流产、阳事不举，以及高血压引起的头痛、头晕、脑涨等，均可使用。

有人认为丹参为治疗心脑血管疾病的要药，一般不会用于下部疾患。但毛老指出，对于下肢瘀血证，丹参亦是常用之药。丹参治疗腰膝腿之疼痛早已有之，如陈士铎《本草新编》中说，"丹参，专调血脉，理骨筋酸痛……脚痹软能健"；《药性赋》认为丹参"治脚弱，疼痛"。将丹参与杜仲配伍，则是源于著名骨科专家郭春园的经验。郭氏取炒杜仲9克、丹参12克，水煎服，主治腰脊骨内增高病初期休息后疼痛，腰膝酸痛，以晨僵明显为特点。受此启发，毛老常将丹参与杜仲配伍，用于治疗腰椎病，以及由腰椎病引起的下肢疼痛、麻木、酸困等症。

17. 熟地黄　麻黄

功效：温阳补血，消散阴凝，通络止痛。

主治：下肢疼痛、麻木、酸困者，可见于腰椎病、糖尿病、足病、风湿性关节炎等。

用量：熟地黄10～30克，麻黄3～6克。

体会：熟地黄与麻黄配伍，出自《外科全生集》中的阳和汤。该方主治一切阴疽，如血栓静脉性脉管炎、骨结核、膝关节病变以及深部脓肿等。熟地黄与麻黄是该方的主要药物。熟地黄甘温，补血增液；麻黄辛温，通络破阴。熟地黄得麻黄，补血而不腻；麻黄得熟地黄，通络而不燥。对于上述病证，若单用熟地黄而不用麻黄，则阴血难以达于细络；若单用麻黄而不用熟地黄，则深部血脉难以充盈。

据朱良春先生介绍，用此对药加葛根、丹参、豨莶草治疗中风后遗症，效果更好。毛老指出，临床上凡遇到下肢有寒凝症状者，如下肢疼痛、麻木、酸困、抽搐以及静脉曲张，局部寒凉，或遇寒加重，或脉象沉迟无力，均可按寒证治之，而麻黄与熟地黄配伍，乃是最佳药对。

18. 茜草　徐长卿

功效：祛风除恶，通窍脱敏。

主治：过敏性鼻炎。

用量：茜草10～15克，徐长卿10～15克。

体会：茜草为活血止血药，善入肝经，专入血分，长于活血凉血，化瘀止血，多用于月经不调、风湿血痹，或吐崩尿血等，很少用于鼻衄。只是在杨时泰《本草述钩元》一书中，有治疗鼻衄的记载，这与它清热凉血的作用有关。徐长卿则是祛风止痛药，常用于风湿性关节炎及跌打损伤等疾病；又是治疗咳喘、皮肤瘙痒的良药。此药具有镇静、镇痛、松弛平滑肌、扩张血管等作用，可提高机体代谢能力，增强免疫功能，所以对过敏性疾病比较适宜。

茜草与徐长卿配伍，一味活血，一味祛风，看似风马牛不相及，但经临床应用，确实是治疗过敏性鼻炎的一对好药。国医大师干祖望（1912—2015）有一首治疗过敏性鼻炎的方剂，名叫截敏汤，其主要药物就是茜草、徐长卿，还有防风、乌梅等。毛老以其为主药，随症加减治疗数例过敏性鼻炎，确有一般方药所不及的效果。

临证应用本药对，毛老多用膏方，且以治疗小儿过敏性鼻炎居多。常用方：茜草60克，徐长卿60克，炙百部60克，黄芩30克，鱼腥草30克，金荞麦根30克。上药用纱布包好。另取甘蔗根500克，白沙梨500克，切块，与药物一同下锅煎煮，煎取3次，药液混合，放入锅内，加热开沸，放入槐花蜜、五味子蜜各半，一边加蜜，一边搅拌，煮至如米粥样即可。放凉后，倒入瓷器或玻璃瓶内。每次10毫升，加热开水冲服，一日2～3次。一般服用3天即可见效。若遇天气变化，或有过敏性鼻炎发作征兆，即刻冲服，就会有明显效果。

19. 蝉翼　凤凰衣

功效：清热润肺，利窍增音。

主治：声音嘶哑，咽喉不利，久咳不止。

用量：蝉翼6～10克，凤凰衣6～10克。

体会：蝉翼，即蝉蜕、知了皮、蝉蜕壳。《神农本草经》列为中品，名蚱蝉，言其"气味寒咸，主小儿惊痫，夜啼，癫病寒热"。李时珍认为，凡一切风热之证，皆可用之。但古人多用其身，后人多用其蜕。现在入药基本都是用蝉蜕。蝉翼轻清，善走人之上部，如头、颈、胸、皮肤，以疏散风热、清热透疹见长。凤凰衣，为鸡蛋膜衣（蛋壳内膜）。味甘性平，专入肺经，能养阴润肺，升发清气，可治久咳、失音、咽痛、口疮、目翳等症。

蝉翼与凤凰衣相配，是取两者轻清上浮，专走上焦，特别是善于清解咽喉部之邪热，故常用于咽喉部肿痛、喑哑、久咳、结节、口腔溃疡等。对小儿之惊风、哭闹，夜卧不安，或有皮疹瘙痒者，亦为良药。咽喉不利者，可配射干、牛蒡子；声音嘶哑者，可配北沙参、南沙参；口腔溃疡者，可配黄柏、砂仁；久咳者，可配桔梗、黄芩、百部；小儿惊风者，可配钩藤、竹叶；哭闹者，可配淡竹叶、栀子；皮疹者，可配白鲜皮、地肤子。

20. 马勃　青黛

功效：清热解毒，止咳利咽。

主治：热性咳嗽，咽喉炎，扁桃体炎。

用量：马勃5克，青黛6～10克（均须包煎）。

体会：马勃为马勃科马勃菌的子实体。其性平，味辛，专入肺经，以轻宣肺气，清热解毒，解散咽喉郁热为特长。主治咽喉肿痛，咳嗽失音；外用可止血，用于鼻出血、外伤出血。青黛为鲜大青加工而成。性味、功效与大青叶相同。内服以治肺热咳嗽；外用以治口腔炎、扁桃体炎等。

马勃宣透力胜，青黛清热力胜。二药合用，专走上焦，特别是咽喉以上。凡口腔、咽喉之热毒所致病症，均宜使用。

二、用药体悟

1. 谈麦芽舒肝

麦芽舒肝，最早闻听于张文甫先生。20世纪60年代，有位年轻医生给患者开了一张回乳的处方，是一味生麦芽二两，水煎服。张文甫老师马上纠正说：应当是炒麦芽，不应当是生麦芽。问其原因，他说：生麦芽舒肝通乳，炒麦芽健脾回乳。并引用《医宗金鉴·妇科心法要诀》云"无儿食乳乳欲断，炒麦芽汤频服宜"为佐证。毛老说，张师对生、炒麦芽功效的甄别，至今语音在耳。

《素问·金匮真言论》云："东方青色，入通于肝……其味酸，其类草木，其畜鸡，其谷麦。"可见麦芽是入肝经的。张文甫还指出："麦芽，包括谷芽、稻芽，其生长过程犹如甲乙二字。甲，《说文解字》曰：'东方之孟，易气萌动。'像草木破土而萌，阳在内而欲出；乙，《说文解字》曰：'象春草木冤曲而出，阴气尚疆。'像枝叶舒展，阳气欲伸之象。肝为乙木，胆为甲木，木喜调达，麦芽入肝（胆）经，其生发之气自可舒解肝郁，调达肝气。"后来看到张锡纯在《医学衷中参西录》中说："大麦芽性平，味微酸，虽为脾胃之药，而实善舒肝气（舒肝宜生用，炒用之则无效）。盖肝于时为春，于五行为木，原为人身气化之萌芽（气化之本在肾，气化之上达由肝，故肝为气化之萌芽），麦芽与肝为同气相求，故善舒之。"

由此，毛老对生麦芽舒肝有了更为明确的认识，凡由肝郁引起的各种病症，均可用生麦芽舒解之。如心绞痛、肝炎、胆囊炎、胃炎、月经不调、疝气等，凡所表现有痞、满、闷、胀、痛、下坠等症，舌苔白而不燥烈缺津者，均是生麦芽的适应证。

毛老在应用时，常配以芳香类药物，如心绞痛之气滞者，配降香、檀香、砂仁等；肝炎之气滞者，配香橼、香附、橘络等；胆囊炎之气滞者，配郁金、石菖蒲等；胃炎之气滞者，配代代花、厚朴花、佛手花等；而月经不调之气滞者，则配茴香、当归、川芎等；疝气之气滞者，多配橘核仁、荔枝核及肉桂等。一般用量为10~30克；甚而可用60~100克。而炒麦芽为健脾消食药物，舒肝作用不及生麦芽。

2. 谈茺蔚子活血降压

毛老年青时曾随河南登封名医耿彝斋先生（时年74岁）学习。耿氏善治杂病，常用茺蔚子治疗高血压病。问其作用，仅言四字：却瘀导滞。之后，毛老在临床实践中逐渐体会到此言凿凿。他认为，却瘀者，退瘀也；导滞者，使"滞"有疏通之机。换言之，即可使上部瘀滞下行消散。后读朱师墨先生所编著的《施今墨医案验方合编注笺》一书，更使毛老深信茺蔚子的"却瘀导滞"之功，具体到临床功效，以活血降压尤为突出。

茺蔚子，即益母草之子。味辛甘，性凉，无毒，入心、肝二经。明代李时珍《本草纲目》说此物"顺气活血，养肝益心，安魂定魄""行血甚捷"。清代何本立《务中药性》明确指出，本品"去瘀生新"。施今墨先生善用茺蔚子治疗高血压病，他所拟制的"高血压速效丸"，主药即是茺蔚子。施氏治疗高血压主一"通"字，认为茺蔚子、牛膝之类药物，"顺而导之，使血液不致上窜，则脉络贯通，上下之血液均衡，血压自然恢复正常"。

毛老受前辈经验启发，也常用茺蔚子治疗高血压病。凡高血压出现心肝火旺、脑络不和之证，见头痛目胀，视物昏花，心烦失眠，均可用之。头痛者配夏枯草、川芎；目胀者配野菊花、昆布；眼生翳膜者配青葙子、石决明；心烦失眠者配栀子、酸枣仁。并拟茺蔚子汤（茺蔚子15~30克，夏枯草15~30克，怀牛膝10克，赤芍15克，炒川芎5克）用于高血压病，每获良效。毛老特别指出，前人认为茺蔚子于瞳孔散大者不宜服用，妊娠期亦慎用。

3. 谈莱菔子治顽痰

毛老曾读清代名医徐灵胎所治"遍身痰核"案（《宋元明清名医类案》记载），颇受启迪。

病案：杨某，年30余，因"狎游"，私用父千金，父责备之，体质本虚，今虚兼郁怒，先似伤寒，后渐至神昏身重。医者以纯虚治之，"唯事峻补"，每日用人参三钱，致使痰火内结，"身强如尸"，举家以为无有生机，邀徐诊治。徐入诊视，举家哭泣。徐诊毕，又按其体，"遍身皆生痰核，大小以千计"，徐不禁大笑，"泣者尽骇"。徐曰：诸人之哭，是否以为他将死呢？试将府中大板重打四十，亦不死也。其父闻之，颇不信。曰：如果能起死回生，现今已吃人参费用千金，更当以千金为筹。徐曰：此言可以感动他人，余无此例也，当尽其道而已。遂立清火安神平淡之剂，佐以末药服之。三日而能言，五日而能坐，一月而行动如常。其时牡丹花方开，其亲戚朋友设饮，花前以贺。徐适至，戏言："君服人参千金而几死，服余末药而愈，药本可不偿乎？"其母舅在旁曰："必当偿先生，明示几何？"徐曰："增病之药值千金，去病之药自宜倍之。"病者闻之，有惊惶色。徐曰："无恐，不过八文钱买莱菔子为末耳，尚有服剩者。"众人观之，果然是莱菔子末。遂相对大笑。徐谓，杨某身上之痰核，皆是用补药使痰邪凝滞所致，半载方能消尽。幸而结在肤膜，若结在脏腑，早已死矣！

古云：人参杀人无过，大黄治病无功。此例可为佐证。本是实证，前医反用人参补之，乃是"误补益疾"。徐灵胎用莱菔子治愈，莱菔子与人参相比，价有天壤之别，性有补消之差。这就验证了前人的一句话：用药容易认证难。认证准确，莱菔子可治大病；认证不准，人参反可误人。

考莱菔子，是一味常用的药食两用之品，具有化痰消食、理气消胀、降气平喘之功效，尤其消痰化积之作用不容忽视。如《韩氏医通》三子养亲汤（莱菔子、白芥子、炒苏子），就是治疗老年顽痰咳喘的名方。作者韩懋说，三子"其性度和平芬畅"，方中莱菔子治痰，有推墙倒壁之功（朱丹溪语），言其祛痰之性烈也。

毛老受徐灵胎治疗"痰核"之启发，常用三子养亲汤加三仁汤减味，治疗皮下脂肪瘤，以及面部散在的脂肪球，每获良效。组方如下：莱菔子20~30克，白芥子10~15克，炒苏子10克，生薏苡仁30克，杏仁10克，白蔻仁（后下）10克，滑石

（包煎）30克，甘草10克，生姜皮10克。水煎服，每日1剂，15剂为1个疗程，一般2~3个疗程，即可见效。

4. 谈葶苈子治"呼吸四病"

葶苈子，性寒、味苦辛，为泻肺平喘要药。北宋《开宝本草》述该药"疗肺壅上气咳嗽，止喘促，除胸中痰饮"。呼吸四病，即上呼吸道感染、支气管炎、肺气肿、肺心病，均以咳、痰、喘或兼水肿为主症，故葶苈子当为首选之药。张仲景《金匮要略》有葶苈大枣泻肺汤、己椒苈黄丸等方，为葶苈子治疗痰饮、水气之名方。药理研究证实，葶苈子具有显著的止咳平喘、强心利尿、抗感染作用。

毛老以葶苈子为主药，加味治疗"呼吸四病"，疗效确切。现介绍如下。

（1）急性上呼吸道感染。拟葶苈银花汤：炒葶苈子10克，金银花30克，芦根15克，射干10克，生甘草5克。每日1剂，水煎，取汁500毫升，分早晚2次服。临睡前再于药渣中加水300毫升，煎沸后，离火稍候，熏吸鼻腔数分钟。

（2）慢性支气管炎。拟葶苈百部汤：炒葶苈子15克，百部15克，黄芩6克，双钩藤（后下）12克，桔梗10克，炒杏仁10克，炙甘草10克，生姜5克。

（3）肺气肿。拟葶苈子膏：炒葶苈子100克，炒杏仁60克，橘红60克，白果仁60克，生麻黄10克，五味子30克，山萸肉60克，穿山龙60克，炙甘草60克，仙人头（结籽后的白萝卜种）150克，大枣（切）30枚。先用清水浸泡诸药一宿，煎取三汁混合，加蜂蜜500克，乘热收膏。每服1匙，开水冲服，每日3次。

（4）肺心病。拟化裁己椒苈黄汤：炒葶苈子15克，川椒5克，防己10克，炮附子5克，桂枝10克，赤芍30克，益母草15克。葶苈子、川椒隔纸焙干，研末冲服，每次6克，分3次服完。余药水煎服。以上为1日剂量。

另外，葶苈子还可用于治疗淋巴结核、胃炎、闭经等。历代医家多有发挥，但该药苦寒力峻，只宜于实证，对肺虚喘促、脾虚肿满等症，则非所宜。

5. 谈板蓝根应用宜忌

板蓝根，味苦、性寒，归心、胃、肝、胆经，功效清热解毒，凉血利咽。主治温毒所致的疾病，如流感、上呼吸道炎症、流脑、腮腺炎、急性肠炎、菌痢、肝炎、颜面丹毒、热病发斑等。虽然药理研究表明，板蓝根对多种病毒与病菌有明显的抑制作用，但不要忘记它是一味苦寒药物。所以，对于上述疾病，只有出现温热、热毒、湿热内盛证候时，才能使用。

毛老根据资料分析，结合临床实践，归纳出板蓝根五项应用指征：①时行热病、高热神昏；②痰热郁肺，咳痰黄稠；③肝胆湿热，二便不利；④疮疖痈毒，红肿热痛；⑤突然吐衄，血色鲜红。凡出现上述任何一项，兼见舌红苔腻，脉数有力者，均可选用板蓝根治疗。

若出现以下五种病症者，则应慎用之：①体质素虚，经常感冒者；②慢性胃肠炎患者；③低血压、精神不振者；④过敏体质者；⑤患血液系统疾病者。其他如患有胃下垂、消化性溃疡、甲状腺功能减退、心律失常等疾病，也要慎用。近年来，有关板蓝根所致的过敏反应，如消化系统、造血系统不良反应已有不少报道。过敏反应表现为头昏、眼花、胸闷、气短、呕吐、腹泻、腹痛、面色青紫、四肢麻木、或皮疹等，严重者还可以引起过敏性休克，甚至危及生命。

毛老强调指出，有的幼儿园为了预防感冒，让所有儿童服用板蓝根冲剂；有的家长把板蓝根作为防治感冒、退热的万能药，小儿偶患感冒，就让其服用板蓝根冲剂。这些都是不正确的！板蓝根是苦寒良药，体虚无实火、热毒者慎用，否则会重伤阳气。应在医生指导下正确使用板蓝根，包括其各种制剂，如注射液、冲剂、片剂等。

6. 谈心脏病患者如何服用人参

人参，味甘微苦，生用微凉，熟用微温，具有大补元气、养阴生津、宁心安神、健脾保肺等功效。野山参气香浓厚，大补真元，但真品极少，且价格昂贵，比较少用；生晒参气香味苦，不温不燥，既可补气又能养阴，适用于扶正祛邪；白参味甘性平，补气平和，适用于健脾养肺；红参气香微苦，偏温燥，补气之中兼有振奋阳气之力；高丽参气香浓厚，味甘微苦，与红参相似但作用较强。

药理研究证实，人参对神经系统有兴奋与抑制的双重作用，可加强心肌收缩力，能调节内分泌、糖代谢及胆固醇水平，增强生命活力及机体免疫能力。

人参的服法有多种，如研粉服（或将粉剂装入胶囊内服）、嚼服、水煎服、酒浸服、水炖服、膏剂服、茶剂服等。在治疗心脏病时，还常与他药配伍使用。

（1）独参汤：人参30克，急煎服。治疗心衰与休克。

（2）生脉散：人参6克，麦冬30克，五味子10克。有强心升压作用，是治疗各种心脏病的主方。

（3）参附汤：人参30克，炮附子15克，水煎徐徐服。有强心、升压、改善血液循环的作用，为治疗心衰之主方。

（4）参竹丸：人参、玉竹各等分，研粉为丸，每服3克，每日3次。治疗风心病、冠心病和肺心病引起的心衰，具有显著改善心肌缺血和降血脂的作用。

（5）参蛤散：人参、蛤蚧各等分，研粉冲服，每次3克，每日3次。主治肺气肿、肺心病。

（6）保元汤：人参6克，黄芪12克，肉桂6克，炙甘草6克，生姜5片，水煎服。主治老年气虚心绞痛或心肌炎易感冒者，有益气强心、固表保肺的功效。

（7）人参三七琥珀散：人参粉1.5克，三七粉1.5克，琥珀粉1克，混匀，分2次冲服。主治气虚血瘀之心绞痛。

（8）抗休克合剂：红参、麦冬、五味子、炮附子、干姜、炙甘草各9克，肉桂6克，水煎服。有回阳救逆、益气养阴之功，用于四肢厥冷、心悸气短、汗出脉微、血压过低的休克症。

但是，人参虽好，也有禁忌。服用人参时应注意以下几点：①不可同服萝卜、浓茶；②煎煮时，忌用铁、铝等器具；③常有低热、口燥、心烦、便秘、鼻出血等"火热"症者慎用；④长期服用可出现异常兴奋、失眠、血压升高等症，故须在医生指导下服用，不可滥用。

第五章

诊余随笔

一、面对"焦桐"，做亲民爱民的医生

春风拂面，阳光温煦，我们名医工作室一行10人，于（2015年）4月下旬前往兰考县中医院进行讲学。讲学之前，我们参观了焦裕禄纪念园。虽然对焦裕禄同志的先进事迹早已知晓，并多次组织学习，但真正到兰考聆听关于焦裕禄同志先进事迹的讲解，并瞻仰其生前遗物，还是第一次，所以其感受与启迪，是前所未有的。

在焦裕禄同志纪念馆里，有文字讲解，有图片说明，还有实物展示。每一篇文字，每一件实物，每一个实例，都在向人们诉说着焦裕禄同志的内心世界，向人民传递着不屈不挠的奋斗精神。在那国民经济十分困难的时期，焦裕禄同志背负着党的重托、百姓的企望，拖着患病的身躯，义无反顾地带领全县干部与群众，面对自然灾害和落后面貌，不屈不挠，奋力拼搏。他深入基层，了解疾苦，为百姓解决实实在在的困难；他严格要求自己与家属，只求奉献，不图享乐；他吃的是百姓饭，穿的是百姓衣，铭记的只有两个字——责任；他身患重病，却把生死置之度外，心里始终装着党的事业和百姓的疾苦。

时代发展到今天，物质生活极大地丰富了，文化生活也丰富多彩，但焦裕禄的精神却不能忘却。一个民族、一个国家的兴旺与发达，不仅仅显示在经济实力方面，更显示在精神、文化方面，而焦裕禄同志所显示的正是精神的正能量。他启发人的斗志，鼓舞人积极向上，引导人们干实事、办好事，正如习近平总书记在为焦裕禄同志题词时所说，"焦裕禄同志用自己的实际行动，塑造了一个优秀共产党员和优秀县委书记的光辉形象，铸就了亲民爱民、艰苦奋斗、科学求实、迎难而上、无私奉献的焦裕禄精神"。习总书记所说的"亲民爱民"四个字，道出了焦裕禄精神的本质，只有把握着"亲民爱民"这个轴心，干任何事情才会有方向、有力量。

早在东汉时期，医圣张仲景就指出，医药是"爱人知人""救贫贱之厄"的大事，不得有一点马虎，更不得有一点私念。药王孙思邈的"大医精诚"四个字，更是说出了从医者的本质：医术要精，医德要诚。站在焦裕禄烈士纪念碑面前，我们内心多了一份愧疚；默念着习总书记的题词，我们脑海里更加明确了方向。我们从事的是"亲民爱民"的事业，心系百姓，手托健康，肩负着奔小康的重任。不论你职称有多高，走到基层，走到百姓中间，你会感到：基层百姓才是我们服务的对象，他们的质朴是对我们的敬重，他们的眼神是对我们的真挚信赖，那里才是年轻学子施展才华的地方。当百姓伸出手让你诊脉的时候，他们的话语寄托着祈望。在他们面前，我们没有劳碌之感。每送走一位患者，我们内心得到的是宽慰与释放。

在焦裕禄纪念园，我们站在"焦桐"面前，久久凝望，它那挺拔的躯干，繁茂的枝叶，散发出的清香之气，好像在对人们无声地说：这就是焦裕禄精神！我们后来者举起右手，发出誓言：做亲民爱民的医生！

二、劝君举笔须留意

每当翻阅《医学心悟》时，都被其开篇"医中百误歌"所感悟，特别是文中对医家用药之误，所言极是，"医家误，药不中，攻补寒温不对证，实实虚虚误非轻，举手须知严且慎……"而观当今之医林，犹如张仲景所云"曾不留神医药，精求方术……孜孜汲汲，唯名利是务"。近几年，余在临床上所看到的大方多了，贵重方多了，不伦不类方多了；而经方少了，实用方少了，惠民亲民的方少了。今举数例，以佐证之。

大方：每张处方都在20味药以上，甚至30味、50味，还有百十味的；一张处方内，有补虚的、疏肝的、活血的、清热的、滋阴的、健胃的等，美其名曰：药味多，把得宽，治的病就多。这类方，君臣佐使不明，寒热温凉堆砌，当然方药效果是与原意相悖的。

贵重方：每张处方都要开一些贵重药，如红参、西洋参、穿山甲、阿胶、藏红花、金石斛、三七等，甚至还要加一点冬虫夏草，不管病症是否需要，必有贵重药掺杂其中，问其何意？曰：补益元气，增强抵抗力。这类方，少则百十元一剂，多则上千元一剂。

跟风方：不论疾病的证候是寒是热，是虚是实，也不论何时何地何种体质，每张方都会有炮附子、淡干姜、肉桂、吴茱萸等辛温扶阳药，少则10克、20克，多则60克、100克，甚至更多。问其何意？曰：现在人都是"阳虚肾亏"。这类方最为误人，但好像是一种"时尚"，不时入目；而服后出现毒副作用的，也常有所闻有所见。

西医思维中药方：开这类方的人，不是用中医理论思维去辨证论治，而是用西医诊断的结果，去寻方、开方。如CT提示为脑梗，就开活血化瘀药；检查为炎症，就开苦寒清热药；若是小便不利，就开利尿通淋药；如果是肿瘤，就开破血攻毒药；如果是抑郁症，就开逍遥散。如此遣方用药，偶然有效，也不知其所以然，所以其效果也是不会持久的。

以上四类方，近年来有增多之趋势，不但见于那些坐堂医，在大医院也常常见到。这类方药，与中医辨证论治原则是违背的，更谈不上有经方的味道。这类方的出现，与"以药养医"的大背景有一定关系。但主要原因还是医者功底不厚，缺乏自信心，特别是对经方不熟，何能娴熟应用！

以经方为例，按照现在价格，常用的半夏泻心汤一剂药仅9.40元；小柴胡汤一剂仅12.90元；桂枝汤一剂仅3.20元。而这些方药，不但是治疗常见病的良方，也是治疗疑难病的法宝。无数次的临证经历证实，经方（包括常用时方）其疗效是肯定的，又是廉价的，可以说是惠民亲民方。而要掌握运用这些法宝，就必须如孙思邈所说，"先发大慈恻隐之心，誓愿普救含灵之苦"，有了这份仁心，就有了学习经方的动力，就会摒弃遣方用药的陋习。对此，我们应当大力提倡学习经方，运用经方，对于那些惠民亲民的经验方，也应当采取多种办法学习、推广、应用，使中医药更好地发挥保健养生的作用。

如果将"医中百误歌"读下去，有一句话是需要提示的，那就是"劝君举笔须留意"。把这句话作为警示语，永远挂在心头，就不会开出那些大方、贵重方、跟风方以及不伦不类之方。

三、读中医经典要有选择

回顾中医发展史，许多名医都非常重视经典，他们活到老，学到老，矢志不移。中医大师蒲辅周先生初出茅庐时，求诊患者很多，然亦有不效者。为此，蒲老毅然闭诊，关门读书3个月，将中医经典反复钻研、揣摩。之后复出悬壶，临证遂能得心应手，效如桴鼓。著名中医学家秦伯未先生指出，要当好医生，每年要拿出3个月的时间温习经典。首届国医大师任继学先生说："不到六十不懂中医。"此话颇耐人寻味，不仅是谦辞，更多是启迪后人。

中医书籍，浩如烟海。据最近调查发现，古代中医书目约有12 000种。我们一个人一生不可能全部阅读，但读经典却是最基本的要求。经典著作对于各学科、各专业都是必需的科目。在读经典的基础上，再结合自己的学科、专业，选择阅读其历史文献及近现代教学、临床、科研的新成果和新进展。

既然选择走中医路，就要以中医学科为主，踏踏实实，坚持不懈地去读经典，用经典。广西中医药大学刘力红教授的《思考中医》能风靡全国，影响较大，其原因就是他在阅读经典、学用经典方面走了一条不同寻常路，即还其庐山真面目。他对经典的诠释观点基本正确，对年轻人颇有启发。

读经典，是求本探源。正像长江、黄河一样，不知源，怎么去治理和利用。历代名医没有不熟读经典的。张仲景就是在"撰用素问九卷，八十一难，阴阳大论，胎胪药录"的基础上，撰写成《伤寒杂病论》的。清代名医徐大椿写了一篇《医学源流论》，他要求医家要参考《本草》，穷《内经》，熟《伤寒》《金匮》，特别要重《内经》之学。秦伯未先生提出："余之教人也，先之《内》《难》《本经》，使知其本也；次之以《伤寒》《金匮》，使知变也；次之以诸家之说，与以博也；终之以诸家医案，与以巧也。"岳美中先生也提出温课与自律规划，他自己以五年为期，温习了《内经》和清代各家温热名著及历代其他各家专著。

读经典关键在于有恒心、有计划、有笔记，养成天天读经典、天天有体会的习惯。我学习经典的方法是：抓住要点，结合临床，由粗到细，缜密思考。

抓住重点，就是要有选择地去读，例如学习阴阳五行，《素问·阴阳应象大论》等是重点；学习养生论，《素问》前四篇是重点；学习经络，《灵枢·经脉》等几篇是重点；学习病机，《素问·至真要大论》是重点；学习脏腑功能，《素问·五脏生成》篇等是重点。结合临床，就是学习不要落空，结合临床理解深，有的放矢记得牢。由粗到细，是讲先统看，后细读，"一目十行"是读书之大敌。缜密思考，是讲学习要用脑子，正面、反面都要考虑到。

我对经典的学习，是这样讲的，也是这样做的。例如学习《伤寒论》，我认为从方证学入手是一个好办法，一个方证一个方证地去探索。我喜欢用半夏泻心汤治疗消化系统疾病，而为了掌握半夏泻心汤的方证特点，我花费了近半个月的时间，查阅相关资料，还写了8000字的读书笔记，这只能算是初步学习。对每一个方证，我们都要搞清楚它的形成原因、证候特点、药物性能、配伍结构、适应病证、病势转归等，而要明白这些问题，则须先搞清楚它的语言逻辑特点。

四、从医生分级谈"三学"——读《岳美中医话集》感悟

古代的医生是分等级的。战国时期，魏文王问扁鹊："你家兄弟三人，都精于医术，谁的医术最好呢？"扁鹊说："长兄最佳，中兄次之，我最差。"文王不解地问："那为什么你的名声最大？"扁鹊说："长兄善治未病之病，一般人不知道他是先铲除病根，所以他的名气无法传出去；中兄善治欲病之病，多于病情初起时，一般人认为他只会治轻微小病，所以他的名气只及乡里；而我治的是已病之病，多于病情严重时，一般人看到我用穿刺、放血，或敷以毒药，以毒攻毒，或动大手术，都以为我的医术高明，因此名气就响遍全国。"

扁鹊这段话，就是"上工治未病，中工治欲病，下工治已病"的缘由。《素问·八正神明论》云："上工救其萌芽……下工救其已成。"说的也是这个意思。而《灵枢·邪气脏腑病形》篇则以治疗效率来分，即"上工十全九，中工十全七，下工十全六"，讲的是医生治病的成功率。与扁鹊所说的"上工、中工、下工"含义有异。

当今对医生水平是按职称分类的，但这种分类也不尽合乎实际，民间医生也有高手，职称高也有"盛名之下，其实难副"者。若从临床辨证论治水平来衡量，当代中医大家岳美中先生的分类是比较合理的。他在"医有五等"一文中将医生分为五等（或称五种水平）。

初等医生叫开方医生。这类医生只会背诵《汤头歌诀》《药性赋》或《药性歌括四百味》，对于中医学术理论还是门外汉。开起方来，只是按《汤头歌诀》的原方来开，如开四君子汤，必然是按照"参术茯苓甘草比"的顺序，不会随症加减。即使学一点名医经验，也是依样画葫芦，还常常问自己："我开的药方与书本上不差呀，与老师开的方是一样的呀，为什么不效呢？"这是因为基本功不扎实，特别是经典理论学习不够。这种医生多为初学者，需要从基本理论上下功夫。边学习、边临床、边总结，几年下来就会有质的提高。

二等医生叫开药医生。这种人开起方来，头痛医头，脚痛医脚。凡见头痛，就开川芎、白芷、夏枯草；凡见纳呆，就开焦三仙、鸡内金；凡见咳嗽，就开杏

仁、麻黄、百部；凡见腹泻，就开山楂、豆蔻、石榴皮等。他们可能读过《药性赋》之类的药书，但方剂记得很少。即使开药，也不大讲四气五味、升降浮沉、药性归经，只是药物堆砌，没有章法可言。这种医生胸无主见，获效者甚少，也要从基本功上下功夫，背诵方剂，熟读药性，多读经方，跟师侍诊，一点一点积累，治疗水平就会步步提升。

三等医生叫辨证医生。这种人受过中医教育，懂得一点辨证论治，在中医理论方面下过功夫，也可能有从师学习的经历。对常见病有一套诊治方法，积累了一定的临床经验，但遇见疑难病策略不多。别人能治的病，他能治；别人不能治的病，他也治不好。这种医生虽然懂得一点辨证论治，但不精不透，泛泛地说得过去，遇到复杂病就懵然了。这种医生可以多读名医医案，如《宋元明清医案》《临证指南医案》《王孟英医案》《岳美中医案》《蒲辅周医案》《经方实验录》《医案选读》，以及国医大师医案等。如此几年，必然能上一个新台阶。

四等医生叫入细医生。这种医生是高明医生，学验俱丰，诊治入微。不但能治常见病，还能治疗疑难杂病。辨证论治精细，遣方用药到位。方药很少有猎奇之品，但平淡之中，却有神奇之功。对经方运用娴熟，时有创新之举。这种医生懂得文理、医理、哲理，并能循循善诱，提携后学，是中医人才中的佼佼者，堪称当代名医。近几年评选的国医大师，可谓时代之楷模，高明医生的代表者。

五等医生叫上等医生。这种医生可谓"神仙手眼，菩萨心肠"，分析准确，用药贴切，妙手回春，起死回生。这种医生不但懂得辨证论治，对疾病的本质也了如指掌，可谓"辨证知机"，就是知晓疾病的转归与未来，堪称国家大医。可惜这种"神医"寥若晨星，在今天所见其少。我们是他们的崇拜者、追随者、学习者，几十年甚至几百年后，大家还在阅读这些上等医生的著作，传承他们的学风与精神。

每位有责任心的医生都想将自己的医术水平提高一步，那百尺竿头，如何才能更进一步？这就要具有"三学"精神。三学者，从人学，从书本中学，从临床中学，三者缺一不可。

一是从人学，也就是"拜名师"。稽考历代名医，无不拜师学艺。扁鹊从师于长桑君，张仲景从师于张伯祖，李东垣从师于张元素，朱丹溪从师于罗知悌，叶天士以从师17人而闻名医坛。当今的医学教育，更使人感到"师徒传承"是中医教育的良策之一，非学堂教育所能比。近年各地成立的"名医工作室"，有名医指导，年轻学子跟随学习，分期考察，末期审核，委实是年轻人得到锤炼和提高的好策略。笔者从自身经历中感到：跟师学习，记忆尤深，耳提面命，指点迷津，侍诊抄方，一语千金，提前得道，不易分心，传承百代，誉满杏林。

二是从书本中学，就是"读经典"。这里主要是指读中医四大经典，还有读"金元四大家""温病四大家"等的著作，当代名医的著作更不能忽视。他们的著作特点是理论与实践相结合，是经典理论的发挥，是临床实践的积累，易懂易记，易于应用，可谓是读经典的"捷径"。余喜读曹颖甫、张锡纯、施今墨、岳美中、蒲辅周、赵守真、章次公、赵锡武、秦伯未、裘沛然、邓铁涛等名家的著作，但也读基层医生所撰之书。读书所感受到的是：贴切临床，虚实结合，学验俱丰，几无偏颇，突出经方，时方灵活，不偏不倚，论点中和，寓有创新，切莫蹉跎。

三是从临床中学，即"多临床"。"熟读王叔和，不如临证多"，这里强调临证比读书更重要。"纸上得来终觉浅，绝知此事要躬行"，许多经验与教训是从临床上所学的，不是从书本中可以学到的。临床上学，不是简单地遣方用药，而是要具有辩证法的思维，用中医辨证论治的思维去思考。能不能用中医思维去思考并解决临床问题，是判断一个中医是否成功的金标准。作为一名中医，脱离临床就等于失去了中医之魂。但脱离了理论的指导，临床也是比较盲目的。我的体会是：尊重经典，勤于临床，进与病谋，退与心谋，经方为先，时方为续，诊治入微，心系百姓，时有新义，不忘初心。

以上是余读《岳美中医话集》的感悟，对余是启迪，愿与诸君共勉。

五、治病之道，气内为宝

《素问》里有一篇论文，名为"疏五过论"。医学的道理是很深远的，"若视深渊，若迎浮云"，如果医者对病情不了解，怎能谈得上良好的效果呢？而医者在诊治中常常有五种疏忽。这些疏忽，至今仍不时出现。笔者深有感触，述之于下，与同道共讨。

一之过。医者对所诊治的患者体质不了解，如"尝贵后贱"者，病多从内生，名曰"脱营"；"尝富后贫"者，气血渐衰，名曰"失精"。这些患者的形体如初，表面看不出什么毛病，但时时恶寒而惊悸，卫外之气不足，营内之血失荣。医者若不问其体质前后的变化，终不知晓病情，也就谈不上正确的治疗方法。

二之过。医者欲诊清病情，必问其饮食起居，还要知道是否有极喜极悲、极怒极苦的心理因素。"暴怒伤阴，暴喜伤阳"，两者截然不同。若不知病情之端倪，就不会正确使用补泻之法，这种不知补泻的医者，反而会损不足而益有余，导致"精华日脱，邪气乃并"的危局。人的精气日脱，邪气自然积聚而发，怎能有正确的治疗？

三之过。医者应当明了脉象的精微，从脉象中分别疾病的性质，掌握疾病变化的规律。至今有的医者不懂脉道，如张仲景所说："按寸不及尺，握手不及足，人迎、趺阳，三部不参，动数发息，不满五十。"更有甚者，只看心电图，否认脉象，这样的医生"诊之不足贵"，治疗的方药就谈不上中医之道了。

四之过。医者应重视心理因素的治疗。如前所说，诊病时，不了解患者生命经历中的贵贱、贫富、苦乐，不能打开患者心灵的结节，敷衍诊治，治疗失去法度，其结果是"病不能移，则医事不行"，精神内伤，身必败亡。这在治疗上是舍其本而求其末，很难取得预期的效果。

五之过。医者不明发病的根源。在诊病时，应知晓病情的全过程，包括其性别、喜恶、家庭状况等。"工不能知，何术之语"，在治疗时，不明阴证阳证，随意针刺经脉，患者日渐消瘦，医者不查其因，到了危重期，还不明白是什么病。这样的医生是"粗工"，谈不上为人治病。

医者的五种疏忽，是什么原因造成的？首先是"受术不通"，就是医术不高明。高明的医生，必知天地阴阳，四时经纪，五脏六腑，雌雄表里。再者是"人事不明"，就是不懂得患者的心理。高明的医生，从容人事，以明经道，贵贱贫富，各异品理，问年长少，勇怯之理。医者的医术不精，又对患者的病情、心理不了解，自然得不出正确的诊断。

治病之道，气内为宝。张景岳说："气内，气之在内者，即元气也。"人的元气是生命之根，失去元气，就失去了生命。《素问·五常政大论》云："气始而生化，气散而有形，气布而蕃育，气终而象变。"可见，元气贯穿于人的一生。俗话说："治病不治气，用药白费力。"这里所说的"气"，既包括七情之气，更多的是指药物所蕴含的"气"，即"四气五味"。医者正是运用药物气味之偏来纠正人体阴阳元气之偏。元气的周流在五脏六腑是不一样的。五脏之精气表现于气色，取决于精明，能从望诊上了解疾病的终始，就可以"按循医事，为万民福"。《素问》之所以重视保护元气，是因为只有元气充足，元气周流通畅，五脏六腑才能及时得到营养。这种元气就是人身之宝。

六、漫谈五郁证治

《素问·六元正纪大论》云："木郁达之，火郁发之，土郁夺之，金郁泄之，水郁折之。"这是关于"五郁"治法的最早记载。五郁发病，与五脏密切相关，但所呈现的证候又与相表里的腑有关联。因此在临证时，要从脏腑学说上去考虑，免得顾此失彼。

木郁之病，乃肝胆之郁也。多表现为两胁不适，胃脘痛，咽膈不通，饮食不下，甚则耳鸣眩晕，目不识人，或有突然仆地等。这是由于肝气郁结，日久不解，上于头目，横逆脾胃，甚则脑络不通所造成的。治宜疏肝理气，健脾和胃。"木郁达之"，达者，舒达也。方选柴胡疏肝散（《医学统旨》方，柴胡、陈皮、川芎、芍药、枳壳、香附、炙甘草）、丹栀逍遥散（《内科摘要》方，当归、白芍、茯苓、白术、柴胡、薄荷、炙甘草、牡丹皮、栀子）等。药物如柴胡、陈皮、青皮、苏叶、香附、川楝子、佛手、香橼、生麦芽等。

火郁之病，乃心与小肠之郁也。多表现为目赤心热，疮疡痈肿，胸背胀痛，血溢精少，甚则神志失常，心中懊恼，救治失时，或则暴死。这是由于炎火太过，伤及阴血，火毒内攻，郁而不解，甚则攻心或攻脑而死。治宜清泻火毒，疏通经络。"火郁发之"，发者，发越也，使火毒外泄之义。方选大青龙汤（《伤寒论》方，桂枝、麻黄、杏仁、炙甘草、石膏、生姜、大枣）、火郁汤（《兰室秘藏》方，升麻、葛根、柴胡、炙甘草、防风、白芍）等。药物如麻黄、桂枝、生石膏、生姜、葛根、升麻、柴胡、防风等。

土郁之病，乃脾与胃之郁也。多表现为心腹胀满，两胁苦闷，肠鸣腹泻，呕吐霍乱，身体困重，下肢浮肿，痰饮口腻，小便频数。这是由于脾胃不和，湿浊不运，积于脘腹，并流注下焦，旁及两胁。治宜通腑导下，祛其湿邪。"土郁夺之"，夺者，取也，使其改变原来的郁结状态。方选承气汤（《伤寒论》方，大黄、厚朴、枳实、芒硝、甘草）、中满分消汤（《兰室秘藏》方，青皮、当归、生姜、麻黄、柴胡、干姜、荜澄茄、薏苡仁、半夏、茯苓、升麻、黄芪、吴茱黄、草豆蔻、黄柏、木香、黄连、乌头、人参、厚朴、泽泻）等。药物如大黄、芒硝、枳实、厚朴、半夏、木香、泽泻、猪苓、茯苓等。

金郁之病，乃肺与大肠之郁也。多表现为咳嗽气逆，呕吐，心胸满闷，发作时牵引少腹痞满，咽干，面如灰尘，卧不能转侧，甚则心胸暴痛，不能忍受。这是由于肺气郁结，失于肃降，痰液阻络，并影响气机升降所致。治宜肃肺降气，祛痰通络。"金郁泄之"，泄者，发散、发泄也。方选葶苈大枣泻肺汤（《金匮要略》方，葶苈子、大枣）、厚朴大黄汤（《金匮要略》方，厚朴、大黄、枳实）等。药物如葶苈子、厚朴、大黄、杏仁、苏子、莱菔子、白芥子、生姜、丝瓜络、橘络等。

水郁之病，乃肾与膀胱之郁也。多表现为心胸寒痛，腰间憋闷而痛，大关节不利，四肢厥逆，腹满痞坚，行走不便。这是由于肾阳虚馁，阳气失于温煦，阴寒沉积所致。治宜温阳化气，利水祛浊。"水郁折之"，折者，断也，断其病路之谓。方选牡蛎泽泻散（《伤寒论》方，泽泻、蜀漆、葶苈子、商陆、海藻、牡蛎、瓜蒌根）、十枣汤（《金匮要略》方，芫花、大戟、甘遂、大枣）等。药物如泽泻、猪苓、茯苓、葶苈子、商陆、瓜蒌根、海藻、牡蛎等。

七、叶天士医话赏析

叶天士为清代医学家，一生忙于诊务，著作不多。所著《外感温热论》为温病学建立了辨证论治体系。而由门人整理的《临证指南医案》，集中反映了叶氏的学术思想与临床经验。余自弱冠读至古稀，其至醇至精，回味无穷。今就其医话数则，析义如下，以冀与同道共飨。

1. 伤寒必究六经，伏气须明三焦

见于《痞》病篇。叶氏云："温邪上受，首先犯肺，逆传心包。肺主气属卫，心主血属营。辨营卫气血，虽与伤寒同，若论治法，则与伤寒大异。"伤寒当以六经辨证，而伏气为温病范畴，不可用六经辨证。案中有几例伏暑医案，为暑湿内伏，夹食发病，故用三焦辨证，叶氏拟黄芩滑石汤类方施治。

2. 上焦宜降宜通，下焦宜封宜固

见于《吐血》篇。失血属于危症，多由浮阳或痰火盘踞于上，络脉受损所致。亦有少年阴火直上直降者，上为咳血，下为肛瘘。案中对失血治法论述颇详，大旨为上焦以降浮火为主，下焦以固封阴精为要。通降之药如黑栀子、牛膝、苏子、郁金、连翘、牡丹皮、降香等；固封之品如山药、地黄、鳖甲、白芍、黄精、玄参、麦冬等。

3. 治痰须健中，息风可缓晕

见于《眩晕》篇。眩晕由痰而致者，并不少见。案中多处提到"内风夹痰""痰晕""痰多作眩"等。治疗当以健脾化痰为主，佐以平肝息风。健脾取白术、半夏、橘红、茯苓、陈皮等，息风取天麻、菊花、钩藤、白蒺藜等。但叶氏又常佐以滋阴药，如何首乌、枸杞子、桑葚子、黑芝麻、柏子仁等，以冀滋水涵木，木平土安。

4. 肝为起病之源，胃为传病之所

见于《木乘土》篇。肝为风木之脏，性急而动，所生之病，多风多火，或乘脾胃，或上吸肾水，或木火刑金，或木复生火，故其生病，较他脏为多。但肝病首犯中焦者多，中焦者，枢纽也，病犯于此，脾胃失和，营卫不生，必旁及他脏，故曰"胃为传病之所"。医圣有言"见肝之病，知肝传脾，当先实脾"。实其脾胃，乃防变之上策。叶氏所言，与医圣之旨相同。

5. 膏粱无厌发痈疽，淡泊不堪生肿胀

见于《肿胀》篇。饮食不节，致病颇多。若膏粱肥厚，贪得无厌，久而营卫失和，经脉不通，在外发为痈疽，在内发为癥瘕。但若一味地清淡饮食，"不食人间烟火"，会使气血不足，营卫失养，清气不升，浊气不降，清浊不分，遂生肿胀，这在营养匮乏时期，并不少见。有的人为了瘦身美容，节食过度，引起营养不良性水肿，当今亦有所闻。

6. 保和化食，白金祛痰，附姜暖中，参苓养胃，生脉敛液

见于《痞》病篇。痞病有虚证，有实证，不可一方通治之。食积者，用保和丸消食化积；痰积者，用白金丸（白矾、郁金）消痰散积；寒凝者，用干姜、附子类温热药温阳驱寒；气虚者，用人参、茯苓类药益气健脾；还有因心劳过度而致者，当益气养阴，用生脉饮治之。

7. 脾宜升则健，胃宜降则和。太阴湿土，得阳始运，阳明燥土，得阴自安。脾喜刚燥，胃喜柔润

见于《脾胃》《便闭》《泄泻》等诸篇。脾胃之论，详于东垣，所立补中益气、调中益气、升阳益胃等汤，诚补前人之未备。但东垣详治于脾，而略治于胃，叶氏补之，拟定益胃汤（沙参、麦冬、生地黄、玉竹等）滋阴养胃。且叶氏又将脾胃功能分而述之。此段医话，最为中肯、完备。被医家称为"名言至论，深得内经之旨。"（见《脾胃》病篇眉批）

8. 升之不息为风阳，抑而不透为郁气

见于《肝火》篇。肝为刚脏，内寄相火，五志过激，阳冒无制，必上扰清窍，出现头晕、耳鸣、呕涎等，此即"升之不息为风阳"，治以潜降法，药如焦栀子、羚羊角、菊叶、芦荟、黄连、龙荟丸等。若气机当升不升，当降不降，抑制不舒，此即"抑而不透为郁气"，治以疏肝理气法，药如郁金、瓜蒌、荷叶、薄荷、石菖蒲等。

9. 开上郁，佐中运，利肠间

见于《湿》病篇。此乃叶氏治疗湿病之三法，又称"三消走泄法"。湿郁上焦，当开肺气，药如杏仁、大竹叶、瓜蒌皮、桔梗、鲜芦根、通草等；湿郁中焦，当健脾运化，药如白蔻仁、半夏、苍术、白术、藿香、谷芽、陈皮等；湿郁下焦，当宽肠渗利，药如厚朴、大腹皮、枳实、茯苓、猪苓、滑石等。

10. 龙相宁则水源生

见于《肝风》篇。"龙相宁"指龙雷之火安宁，"水源生"指肾水不断资生，唯此才能保持水火交济，阴阳平衡。而临床上常常见到水亏火旺证，即肾水不足、肝火旺盛。治疗上可以采取"急则治其标"的平息肝火法；也可采取"缓则治其本"的滋水涵木法。前者如天麻、甘菊、霜桑叶、白蒺藜、双钩藤、茺蔚子等；后者如何首乌、地黄、山萸肉、白芍、女贞子、麦门冬、玄参、龟板、鳖甲等。

11. 外饮以治脾，内饮以治肾

见于《痰饮》病篇。叶氏治疗痰饮，遵《金匮要略》痰饮篇治法，"病痰饮者，当以温药和之。"由外界风寒所致之痰饮，以肃肺健脾为法，方如《外台》茯苓饮、苓桂术甘汤、小青龙汤等；内饮者，由脾肾气虚所致，以健脾温肾为法，方如真武汤、金匮肾气丸等。

12. 欲求阳和，须介属之咸

见于《不寐》篇。叶氏治疗不寐，有对肝阳不降，阴亏阳浮证之酸枣仁汤；有对阳跷空虚，阳不入阴证之半夏秫米汤；有对胆火不宁，痰液扰心证之温胆汤；还有对肝肾阴损，浮阳上扰之介类酸咸收敛法，药如龟板、鳖甲、淡菜等，加入养阴之熟地黄、五味子、山萸肉、天冬等，以使阴阳和谐，夜眠自安。

13. 久病宜通任督

见于《痿》病篇。痿病多责于阳明脉空虚，或肺热叶焦，或湿热下注等。叶氏医案中有任督失养而致者。下肢痿躄，病多久羁，虽用参芪，亦未能救下。叶氏用温补任督法，药如鹿茸、肉苁蓉、当归、补骨脂、巴戟天、枸杞子等。方如四斤丸（组成为木瓜、天麻、肉苁蓉、牛膝、附子，或加乳香、没药等），金刚丸（组成为萆薢、杜仲、肉苁蓉、菟丝子）等。

14. 谷食养生，可御一生；药饵偏盛，岂可久服

见于《痹》病篇。痹病治疗比较棘手，即使以毒药攻邪，亦只能祛其大半，叶氏云："爱护身体，勿劳情志，便是全功道理。"药物是用来纠偏的，祛其所胜，使其平衡，尤其祛风寒、疗痛痹的川乌、草乌、附子、马钱子等，中病即止，不可久服。而谷食颐养气血，充实脏腑，补精御神，乃可享用一生。

15. 清络热必兼芳香，开里窍以清神志

见于《痉厥》篇。痉厥由暑热而致者，是热邪入营，遂逼心包，神昏欲躁，内闭外脱，当取寒凉以清热，芳香以透窍。单清里热则神志不醒，单用开窍则营热不解。故清热与芳香开窍并施。药如羚羊角、玄参、连翘、金银花与石菖蒲、川贝母、炙远志等；其成药如至宝丹、紫雪丹、安宫牛黄丸，以及苏合香丸等。

16. 体虚失聪，治在心肾；邪干窍闭，治在胆经

见于《耳》病篇。"肾开窍于耳""心寄窍于耳"。这里所说"体虚失聪"，是指肾阴亏虚，心火独旺，上扰于耳，形成耳鸣、耳聋，为虚证，治在滋肾阴而降心火，如熟地黄、生地黄、麦冬、天冬、白芍、山萸肉、鳖甲等，加以磁石、黑栀子、羚羊角等。胆络附于耳，若胆火侵耳，出现耳聋聤胀，为实证，当用清泄胆火药，如鲜荷叶、苦丁茶、青橘叶、夏枯草、牡丹皮、薄荷叶等。

17. 久痛在络，辛润通络

见于《癥瘕》篇。叶氏说："初病在气，久必入血。""初病在经，久病在络。"并提出了络病的治法，对中医络病学的完善与发展贡献极大。案中所谓"辛润通络"以及"辛香通络"，是指病入于络脉，结聚成瘕，昼夜俱痛，当用辛润之品，或辛香之品，前者如当归须、青葱管、桃仁、新绛、生鹿角、地龙；后者如香附、小茴香、桂枝、肉桂、吴茱萸等。这些药物多为温性，叶氏称为"温通营络""苦温通降"。

18. 王道无近功，多用自有益

见于《虚劳》篇。虚劳病多损之于肺、肝、脾、肾，案中治验，有填补精血法，有甘温建中法，有扶阳温肾法，有滋阴养肝法，有通阳守阴法。所用方药以汤剂为主，兼用六味、八味、归脾、虎潜、斑龙、资生、河车等丸剂。叶氏认为，滋补类方药犹如"王道"，缓缓投之，日久建功，不可急于求成；与此相对的"霸道"方药，如大黄、芒硝、附子、黄连、黄柏以及承气类方等，以驱邪为上，久服则损正，这是治疗虚劳病应当遵循的准则。

八、"炉烟虽息，灰中有火"析义

"炉烟虽息，灰中有火"，这句话出自清代叶天士《温热论》。原文是在谈到湿热病时，"面色苍者，须顾其津液，清凉到十分之六七，往往热减身寒，不可就云虚寒而投补剂，恐炉烟虽息，灰中有火也。"面色苍者，是指素体阴虚火旺，患了湿热病，必须注意维护津液，用清凉剂到十分之六七即可，这个时候会出现"热减身寒"，不可认为是虚寒证而用温补剂，湿热之势虽有减弱，但并没有完全消退，犹如炉中之烟虽息，但其灰中仍有星星之火，用了温补剂，热势是会复燃的。

这句名言，不但用于湿热病，亦可用于其他温热类疾病，如风温、暑温、秋燥等。这些病症在治疗过程中，也会遇到"热退身寒"的状况，如果认为"热退身寒"就是病好了，可用补一补，病家用鸡鸭鱼肉滋补之，医家用参芪附桂温补之，结果患者又见发热烦躁之苦，形成药复或食复之虞。清代名医魏之琇医案中有一病案很能说明这个问题，"表侄凌二官，年二十余。丙子患热病初愈，医即与四君、干姜、巴戟诸气分温补药，久之益觉憔瘦，状若癫狂，当食而怒，则啮盏折箸，不可遏抑。所服丸药，则人参养荣也。沉绵年许，其母问予，予曰：此余证未清，遽投温补所致。与甘露饮方，令服十余剂遂瘥。"（见《宋元明清名医类案·魏之琇医案》）又如清代名医许珊林曾治一湿温患者，经用大承气汤、增液汤、益胃汤等，热退、纳复。患者欲食羊肉以补之，近地医生云："病后胃气当复，羊肉最能补胃。"由是患者恣意饱食羊肉，次日身又发热，舌苔厚浊，许氏云："湿热病初愈，以慎口味为第一要务。"（见《清代名医医话精华·许那么温病治疗到"热减身寒"时，应当怎样处置呢？喻嘉言在《寓意草·辨王玉原伤寒后余热并永定善后要法》中说："人身天真之气，全在胃口，津液不足即是虚，生津液即是补虚。故以生津之药，合甘寒泻热之药，而治感后之虚热，如麦门冬、生地黄、丹皮、人参、梨汁、竹沥之属，皆为合法。仲景每天用天水散以清虚热，止取滑石、甘草，一甘一寒之义也。设误投参、芪、苓、术补脾之药为补，宁不并邪热而补之乎？"喻氏所言，颇与温热病后补益吻合。温病后，只宜清补，切忌温补，清补即是养阴，而温补则是助气，"气有余便是火"，火更伤阴。故温热病"热减身寒"后，只宜清补，切忌用参、术、芪、附等温热类药物补益。

清代温病学家王孟英对温病后之补体验颇多。他以《内经》"谷肉果菜，食养尽之"之义，重视食物之补益。王氏认为，以食代药，"处处皆有，人人可服，物异功优，久服无弊。"他常以梨、甘蔗等汁甘凉充液，养脏腑之阴，称梨汁为天生甘露饮，称甘蔗汁为天生复脉汤，称西瓜汁为天生白虎汤，这些果汁在温病中应用尤多。又如以橄榄、生莱菔组成青龙白虎汤，治疗温病发热之咽痛等。其他如冬瓜煮汤，陈米煮汤，莱菔煮汤，雪羹汤，生冬瓜子、芦根、西瓜翠衣、鲜竹叶、鲜荷叶、莱菔、丝瓜络、海蜇、柿蒂等煮水，以起到健脾利水、和胃纳食、生津养肺、健脾消胀等作用。

但对于气虚（甚则阳虚）感寒而发热的患者，在"热退身寒"之后，适当用一些温补剂或温热食物，也是必需的。正如张仲景在桂枝汤后所说，"服已须臾，歠热稀粥一升余，以助药力"。

九、读《医医小草》，谈用药的辩证法

清代医学家宝辉（生卒年不详），荆州（今湖北江陵）人。自幼酷爱医学，熟读医经。著《医医小草》一书，全书文字不多，意在救偏。其自序中曰："医学之难，难于无偏，无偏者仲景一人也。"又曰："天下多一明医，而所全者众，少一庸医，而所全者更众，兹编其欲化庸医为明医。"其中第一篇"精义汇通"，就是讲治法之偏的。明了治偏之害，就可以知道怎样预防治法之偏，不致成庸医而害人。

《精义汇通》篇全文如下：

滋腻妨中运，刚烈动内风；辛热耗营液，温补实隧络；苦寒伤生气，咸寒蔽太阳；外感忌酸收，内症戒消导；二妙不尽妙，四神亦非神；白虎固金佳，青龙驱水捷；理中伤胃脂，逍遥劫肝阴；牛黄损离火，黑锡夺坎水；温寒须行气，清热要活血；命方良有以，制剂岂徒然。

析义：

（1）滋腻妨中运，刚烈动内风：滋腻药如生地黄、熟地黄、龟板胶、鹿角胶、阿胶、何首乌、肉苁蓉等，虽有滋阴填髓之功，但易增脾湿，不宜运化；刚烈之品如肉桂、附子、干姜、川椒、苍术、吴茱萸等，有温阳化燥之力，但易耗阴而生内风。"妨中运"，是土喜燥而恶湿；"动内风"，是木喜水而憎火。

（2）辛热耗营液，温补实隧络：发表之药多辛温（热），如麻黄、桂枝、紫苏、羌活等，用过了就会耗伤阴液；而温补之药多甘温，如党参、白术、黄芪、补骨脂等，适量而止，不当温补而用之，则易壅塞经络，助邪益疾。

（3）苦寒伤生气，咸润蔽太阳：苦寒之药，如黄连、黄芩、黄柏、大黄、栀子等，有清热败火之功，但一旦过量，就易伤及人的生发之气；咸润之药，如鳖甲、海藻、玄参、牡蛎、芒硝等，有软坚清燥之效，但用量有过，则"心阳蒙蔽，神明为之不灵，精血为之日削"。

（4）外感忌酸收，内症戒消导：酸收之药，如酸枣仁、五味子、乌梅、木瓜、山萸肉等，具有"涩可固脱"之效，适应于失眠、精脱、久痢、汗出等，但外感病症却不可妄用之，易闭门留寇故也；内症者内伤症也，如伤阴、伤阳、伤气、伤血等，且不可乱投通利之品，如利尿的茯苓、滑石、石韦等，通便的大黄、槟榔、牵牛等，用之反成劳伤。

（5）二妙不尽妙，四神亦非神：二妙指二妙散，由苍术、黄柏二味组成，有清热燥湿之功效，若热重湿轻，当加入知母、地榆较妥，而治风湿、寒湿，非所宜也；四神指四神丸，由补骨脂、吴茱萸、肉豆蔻、五味子四味和合为丸，有补肾健脾之功效，是治疗五更肾泄、食后脾泄之名方，但有肝火炽而泻者，有协热而泻者，均非四神丸所宜。

（6）白虎固金佳，青龙驱水捷：白虎汤为清阳明经胃火之方，亦清肺火，若是肝肾之火，则非白虎所宜；小青龙汤为发汗散水之剂，寒饮咳喘为对证之举，若是温邪客肺之咳喘，误投必毙。

（7）理中伤胃脂，逍遥劫肝阴：理中汤为温胃醒脾之剂，对脾胃虚寒之证，具有温中健脾、和胃驱寒之效，但对血分之疾，却不适宜，否则会伤及胃之脂膜；逍遥散为理脾清肝之剂，但方内有柴胡，故有"劫肝阴"之说。此说起于清代。

（8）牛黄损离火，黑锡夺坎水：凡牛黄制剂，乃清痰火之用，多用于热性闭证，或仓猝之疾，若用于脱证，或久用不止，则会伤害离火（心火）；黑锡丹为纯阳香燥之药，用于阴火逆冲，气喘痰鸣之急症，用之不当，则会耗夺坎水（肾水）。二药性能迥别，用之不准，各有伤害。

（9）温寒须行气，清热要活血：气滞而后寒生，血壅而后热生。行气之药如香附、陈皮、薤白等加入温药队伍中，则散寒之力倍增；同样，寒凉之药若加入活血之药，如桃仁、牡丹皮、泽兰、三七等，则寒凉之药无冰伏之虞。

（10）命方良有以，制剂岂徒然：方药制剂有膏、丹、丸、散、煎、饮、汤、渍等，各有其义。膏取其润，丹取其灵，丸取其缓，散取其急，煎取其下达，饮取其中和，汤取其荡涤，渍取其气，而留于病所。如果不明这些道理，随意制剂，其效亦是徒然。当然，随着科学技术的进步，新的中药制剂不断出现，如中药注射剂、气雾剂、贴敷剂等，这是对中药制剂的发挥，也是中药学发展的必然趋势。

以上关于用药的警语，是经验，也是法则，颇具辩证思维。凡药物皆利弊相因，用其利而避其弊，或知其弊而反用之，这是中医学顺应自然、利用自然的思维模式。这种思维模式是符合客观规律的，所以必将继续下去，成为中药防病治病的法则而传承。

十、整理老中医经验之我见

传承老中医的临床经验是继承发扬中医药学术，促进中医药事业发展的重要步骤，是名中医工作室传承工作的主要环节。而整理老中医经验却贯穿传承工作的始终。达尔文说过："科学就是整理事实，从中发现规律，做出结论。"如果忽略了"整理"工作，名老中医的经验就会囿于一室，不被人传承和学习，那就会出现中医药学术断代的局面。

怎样整理老中医的经验？我谈一下个人的体会。

第一，夯实基础，不离基线。作为一名老中医经验的传承者，必须夯实中医基础理论，信仰中医科学，有"程门立雪"之志，尊崇经典，尊敬老师，尊重同道。能用中医基本理论指导临床，对常用方药比较娴熟，对各家学说有所了解，决心终生为中医事业奋斗。要做到时间保证，精力保证，按照要求努力完成所规定的学习内容，这就是继承者的基线。如存沽名钓誉之心，装点门面之意，或者完全用西医的分析观点去学习，去整理；或者仅仅索取几首方药，那就是离开了基线，只能学到"流"，而不能学到"源"，就是舍本求末。

第二，手脑并用，收集资料。整理老中医的经验必须重视资料的收集，资料是基础，正如建筑房屋一样，砖、瓦、水泥、木材、沙土、钢筋等，是建筑房屋的基础，只有具备这些材料，才有可能去勾画房屋的式样。比如撰写老中医经验的文章，编写书籍，对老师的经验不了解、不掌握，你怎能去总结老师经验呢！这可以说是"兵马未动，粮草先行""手里有素材，总结心不慌"。

对老中医的经验整理，要通过侍诊体验老中医在把脉看病时的诊治经验，用耳听，用目看，用手记，用心悟，还要用口问。"好记性不如烂笔头"，至今这句俗语还是做学问的必由之道。要尽可能多地收集第一手资料，要亲自看，亲自听，亲自记，切勿脱离侍诊。如果只是照别人的记录抄一抄，这样的资料，没有感性认识，就会缺胳膊少腿，就上升不到理论水平。

在收集老师资料时，除老师已发表的文章和出版的书籍外，最重要的还是临床资料，一是病例，二是医话。病例是第一手资料，谁收集的病例多，谁就得到的经验最多。量变会引起质变，资料少，仅及皮毛；资料多，就可触及血脉，学到真经。

第三，分类整理，写出心得。收集到老师的资料，是否学到了真经，还要看你整理的能力。一般临床老师的学术思想与临床经验有以下几类，一是辨证论治的典型病例，二是遣方用药的心得，三是医话。①辨证论治的典型案例，可以从几个方面去整理，从疾病学整理，如某某治疗慢性消化性溃疡的经验总结，某某治疗咳嗽八法，某某诊治高血压的经验探讨；或者是疑难杂病的总结，如某某治疗疑难杂病三则，也可以是一个典型案例，只要能拓宽思路，就会使读者有所启迪。②遣方用药的心得，如半夏泻心汤治疗反流性胃炎的临床体会，桂枝汤应用规范，应用大黄附子汤的体验。还可以直接论述老师遣方用药心得，如焦树德老师运用三合汤的经验总结，朱良春老师应用虫类药的规范等。③老中医医话，医话内容比较宽泛，它包括老一辈人读书的体会，治学回忆录，诊治教训，医德点教，这些内容很少是大篇大篇地讲述，而是一点一滴，一句话，一个例子，多是在潜移默化中传授。这就要看你是否用心听，用心记，"听君一席话，胜读十年书"。

第四，探求本源，继承衣钵。这项内容非常重要。年轻人跟师不是仅仅抄抄方，记记笔记，更重要的是在跟师中学习老师的学术特点。老一辈中医专家都有自己的学术特点，可以说是"流派纷呈，各显风采"。有一段话借来供大家参考，"以四大家而论，如张子和主治吐，然读子和书，而不读河间书，则治火不明；读河间书，而不读东垣书，则内伤不明；读东垣书，而不读丹溪书，则阴虚不明。不独此也，读四子书，而不读立斋书，则不明真阴真阳之理；不读鼓峰书，则不知攻伐太过之阴虚阳虚；不读又可书，则不知瘟疫、伤寒之异，小儿惊风之非。"（清·程芝田《医法心传》）这里既讲多读书，又讲要各具特点。具体到每一位跟师者，就要明确老师的学术特点。例如国医大师路志正治疗冠心病，是从脾胃立论，你就要对脾胃学说有所了解；国医大师张学文治疗脑血管疾病，是从瘀血立论，你就必须谙熟王清任几十首活血化瘀方剂及其立论依据；国医大师严德馨的学术思想以"气血"立论，并提出"衡法"为其治疗大法，你就要对《素问·至真要大论》等篇有一定理解，等等。有的老师案头上放着《医方集解》，有的是《临证指南医案》，有的是《陈修园医学全书》，或者是《医宗金鉴》，还有的是《本草纲目》，有的则是《医学衷中参西录》等，这些颇具学术特点的典籍多是老师学术思想的来源，跟师者必须下功夫去学习。如果跟师数年，还说不清老师学术思想的渊薮，那只是学了枝叶，没有学到根本。

第五，实事求是，放宽眼界。跟师学习对于年轻人来说，是一生学习的转折点。老师大多或年过古稀，或至耄耋之年，在有限的时光内，能将自己的学术思想与临床经验传授下去，这是他们的愿望。但一个人的经验毕竟是有限的，这与个人的经历与环境等有密切关系。跟师者必须踏踏实实地去学习，"拾到篮里都是菜"，不要有挑挑拣拣的想法，对于老师的经验要尽量多地去接受。有的用西医治疗的效果去对比老师的经验，认为老师的经验司空见惯，这也不需要，那也不需要，最后什么也没有学好。

但又不要囿于一个老师的经验，要放宽眼界，张仲景曾批评一种观点，即"始终顺旧，各承家技"。你看早在近2000年前，张仲景就把现在人的毛病指出来了。一位40多岁的进修生，曾在我院学习一年，后到北京进修两年，跟了20多位老师，不乏国医大师级的老师，总结、整理老师的治验、方药、讲稿等，多达百万字。据说现在在当地已有点名气，求诊者若市，能解决一些疑难杂病。

第六，整理医案，层次分明。整理老中医医案，是总结老中医经验的重要组成部分，这些年出版许多老中医医案，百花齐放，各显千秋。

古代医案的叙述与现在大不一样，一般是先述症状，再论病机。即先点出本案的主要症状，再据此进行分析。但现在对医案的书写方式，基本都是从症状说起，初诊、二诊、三诊等，不加修饰，直铺到底。这种医案的叙述，层次分明，主次有序，使人容易理解。

另外一种是夹议夹叙，带有散文的味道，例如一例暑温案，文云：时过大暑，暴雨过后，同村张某，清晨急来叩门，言其家母昨夜恶寒发热，不省人事，喃喃自语，邀余诊治。余随张某，急急匆匆赶到张家，进门后看到一位年轻人正在给张母施以针灸术，上刺人中，内关；下刺三里，并灸关元。张母神志稍醒，看到医生前来，张口欲言，余点头安慰之。切其尺肤，温和不寒，触其足趾，微凉。切其脉，浮濡如丝，但无结代；观其舌，质红赤，苔白腻不燥。问其二便，其子云：遗溺，未大便。脉证合参，此暑湿之患也，辨证为暑湿伤其气阴，心肺不支。心主神，肺主魄，心肺者，宗气之主也。故立益气养阴之法，兼以芳化暑湿之味……这种方式的特点是叙事式，不枯燥，引人入胜，看起来比较轻松，也容易记忆，老年人喜欢看，但写起来比较困难。

第七，梳理升华，写好按语。老中医的医案写好了，如何写按语？这是考察传承者学习成绩的重要一环。按语不但是对老中医经验的梳理，更重要的是"升华"，是提高，是传承者对老中医经验的较浅认识上升到自我感悟的过程。其按语可以由以下几种方式。

一是开门见山，抓主症：例如湿温，可以从患者的发热与舌苔厚腻入手，直接写出辨证依据与代表方药。

二是方证结合，抓主方：例如慢性腹泻，用方资生丸，可以从资生丸的出处、组成，以及与本证之吻合处撰写。

三是从远到近，抓特征：例如广泛性结肠溃疡，从此病的中西医治疗，写到此例的治疗经过，然后写出此例的证候特点与治疗方药。

四是遣方用药，抓经验：这一条很重要，老中医的经验方药，必须写好按语，要点明，把老中医的方药特点说明说透，有出处的必须写明，不要把老中医的经验写成孤独无源的东西。

五是直中有曲，抓细节：切勿把老中医的经验写得完美无缺，如"神效""奇效"等，写经验，也要写教训。误诊与误治也是财富，也是经验。这一类的医案近年也见到不少。

对于老中医医案的整理，要突出两点。一是要坚持辨证论治的分析，做到三清楚，即老师经验清楚，文理脉络清楚，读者心里清楚；二是要真实，要唯物，不能有虚假。做到这两点，写的医案才有价值，才有被采纳的可能性。

传承者在整理老中医经验时，要多与老师沟通，多与同道沟通，在立足本职工作与学习的同时，放宽眼界，向更多的老前辈学习。"长江后浪推前浪，世上新人赶旧人。"这是历史发展的必然，中医事业在传承过程中，也必然会得到提高和壮大。

第六章

养生杂谈

一、治未病应认清三个理念

治未病是中医学的预防学，它包括"未病先防，已病早治，既病防变，病后防复"等内容。古人将善于治未病的医生称为"上工"，将仅能治已病的医生称为"中工"或"粗工"，可见治未病并非一般医生所能为。而要掌握中医治未病学的知识，首先要明确其基本理念，即指导思想，这样才能运用其基本方法（即修德、心理、食疗、药膳、药物、针灸、按摩、音乐、雅兴、运动，以及气功治疗等）对健康人群进行养生保健指导，对患者提出正确的防变措施。

综合中医治未病学的内容，分析其具体方法的内涵，可以触摸到它的基本理念是：天人相应观、形神合一观和动态平衡观。

1. 天人相应观

"天人相应"（即天人合一）的观点早在春秋时期已经形成，而在《黄帝内经》中叙述得更为详尽与完整，并提出了顺应四时、顺应昼夜、顺应日月变化的观点。《素问·四气调神大论》云："夫四时阴阳者，万物之根本也。所以圣人春夏养阳，秋冬养阴，以从其根，故与万物浮沉于生长之门；逆其根则伐其本，坏其真矣。故阴阳四时者，万物之终始也，死生之根本也，逆之则灾害生，从之则灾害不起，是谓得道。"这是告诉人们，四时阴阳的变化，乃是自然界万物发生、成长、壮大、衰老、死亡的根本因素。违背四时阴阳变化的规律，就会出现异常灾害，人类就会发生疾病；只有顺应四时阴阳的变化，使自身的精神活动、起居作息、饮食五味、工作时序与四时阴阳的规律相适应，才能达到健康长寿，即"得道"。

中医学还认为，人与天地是息息相通的，天有日月，人有阴阳；天有春夏长夏秋冬更替，地有木火土金水五行制化，人有肝心脾肺肾五脏生克。如此紧密的相应，就确定了人体内环境必须与自然界的外环境相一致，即春养肝以应春之生，夏养心以应夏之长，长夏养脾以应长夏之化，秋养肺以应秋之收，冬养肾以应冬之藏；一年四季，春夏养阳，秋冬养阴，以适应天地之气的更替。《素问》还指出，一天之内阴阳的变化也有一定规律，即早晨阳气初生，日中阳气至盛，日西阳气渐衰，夜半阴尽阳生。疾病也会随着这种变化呈现出"旦慧、昼安、夕加、夜甚"的特点，依据自然界的变化，制定出相应的预防措施，宣传普及这方面的科普知识，使人们懂得"防患于未然"的可行性及科学性，这样就能使机体处于良好的健康状态，即使患病也能使疾病向好的方面转化。

2. 形神合一观

治未病还应遵循形与神的和合，形者神所依，神者形所根，调神与养形是统一的，《素问·上古天真论》指出，只有"形与神俱"，才能"尽终其天年，度百岁乃去"。所谓养形，主要是指脏腑、精血、肢体、五官九窍等有形机体的摄养。形体是产生神的根本，只有健康的形体，才会焕发出充沛的精神，《素问·上古天真论》强调，只有"形体不敝"，才能"精神不散"。所谓养神，乃指调摄精神，理顺心理。神伤则形伤，神亡则形亡，此即"失神者亡，得神者生"。在养神方面，中医学更强调心神的作用，要求做到少思寡欲，恬淡虚无，故有"心神乃形之大主"之说。若单纯地强调养形（即形体的活动），而忽略养神（即心理的调节），心怀邪念，志向不明，即使健康的形体也会步入早衰状态；而片面地强调养神而不重视养形，劳心过度，思虑不已，则精神也会因无强健的体魄显得疲惫不堪。

中医学形神共养的观点，与西医学关于健康概念是一致的。健康不仅是指强壮的体魄，还包括饱满的精神状态。怎样才能使形神合一呢？这就要求把养精与调神有机地结合起来。精是构成形体的物质基础，人体脏腑经络的功能，均赖精所化生的"气"而发挥能动作用，故常精气并称；精气充足则能养"神"，而"神"则能统率精气的生成和敷布，使形体能发挥正常的生理功能。所以，治未病必须把形体锻炼和心理修养结合起来，使人们懂得健康的真正含义。

3. 动态平衡观

治未病的直接效应应当是机体达到动态平衡，即阴阳平衡、气血平衡和脏腑功能的相对平衡，以适应自然环境、社会环境与生活和工作的需要，正如《素问·至真要大论》所言，"谨察阴阳所在而调之，以平为期"。阴阳平衡是机体健康长寿的前提，滋阴以和阳、扶阳以和阴则是维持阴阳平衡的两大原则。"上工"的养生理念是"虚邪贼风，避之有时；恬淡虚无，真气从之，精神内守，病安从来！"但在疾病因素干扰情况下，祛邪也是维持阴阳平衡的积极措施，而医生的职责则是"救其萌芽"，正如张仲景在《金匮要略》中所说，"若人能养慎，不令邪风干忤经络；适中经络，未流传脏腑，即医治之……"这是"上工治未病"的具体步骤。

气血是人体生命活动的物质基础，气与血相互依存，气可生血、行血；血可化气、裹气，二者如影随形，同行同止。若气血失去平衡，就会出现气血不生、不化、不行的病理变化，从而引起脏腑、经络功能失调而发病，正如《素问·调经论》所言，"血气不和，百病乃变化而生"。因此，调理气血，使之达到不偏不倚的平衡状态，亦是养生保健的重要课题，《素问·至真要大论》云："谨道如法，万举万全，气血平正，长有天命。"

中医学认为，人是以五脏为中心的有机整体，脏腑之间互相依存，互相协调，互相影响，保持着动态的平衡状态。若某脏有病，就会影响到其他脏器及其相关联的五官、九窍。《金匮要略》开篇即云："上工治未病，何也？师曰：夫治未病者，见肝之病，知肝传脾，当先实脾。"这里包含有"已病早治"和"既病防变"的早期治疗思想。而"中工不晓相传，见肝之病，不解实脾，唯治肝也"。由此可以看出，"治未病"必须明确脏腑之间的生克关系，有了这样的理念，才能提出必要的预防措施，截断疾病的传播途径，使疾病早日步入坦途。

综上所述，中医治未病学总的理念是整体观，整体观则包括人与自然是一个整体，人的脏腑、经络、气血与机体是一个整体，而且人与社会也是一个整体。这种整体观是动态的、相对变化的，不是一成不变的。对于一个人来说，因时、因地以及随着年龄的增长，其健康状态和疾病谱也会出现相应的变化。因此治未病的内容亦应有所不同。中医治未病学的内容十分丰富，但只要能掌握它的基本理念，就能运用其丰富的传统方法，为人们送去健康和快乐，为社会带来和谐与进步。

二、神医扁鹊的故事

扁鹊，姓秦，名越人，渤海郡郑人（今河北任丘一带），大约生活在公元前407到公元前310年。扁鹊是中医理论的奠基者，他以自己的实践首创了中医的"四诊法"，也就是我们常说的"望、闻、问、切"诊病法，并在此基础上建立了一套比较完整的科学诊断体系。

扁鹊是一位医术高明的医生，他游走四方，治病救人，到赵国邯郸，那里妇女病多，于是就当"带下医"，即妇科医生；到了洛阳，那里老年人患眼病、耳病的人多，他就当"耳目痹医"，即五官科医生；到了秦国首都咸阳，那里儿童发病率高，他就当了小儿医。他医德高尚，医术精湛，人们都非常尊敬他，把他比拟成会给人们带来喜讯的喜鹊，所以有许多有关扁鹊治病救人的故事在民间流传至今。

扁鹊的医术高明到何种程度？请细心品味下边的故事！

其一：据《史记》记载，有一次扁鹊带着几个学生路过西周分封的一个诸侯国虢国（今河南三门峡一带），在那里，他们听到大街小巷都在议论着太子死了！扁鹊听说后，很想知道其中的原委，当他走到宫廷门前，遇到中庶子（中庶子是王宫的侍卫大臣），扁鹊问，虢国太子是怎么死的？中庶子说，太子的病是血气运行错乱，疾病突然猛烈地在体表暴发使内脏受到了伤害。人体的正气不能战胜邪气，邪气蓄积而不能疏泄，导致阳脉缓慢，阴脉急促，所以突然昏倒而死。扁鹊根据自己的经验，觉得太子不是真死。他说，他死了多久了？中庶子说，从鸡鸣到现在。扁鹊又问，收殓了吗？中庶子回答说，还没有，他死去还不到半天呢。

扁鹊觉得很有希望，便郑重地对中庶子说，请禀告你们的国君，我是齐国渤海的秦越人，以行医为业，未曾拜见过贵国大王，请你立即禀告大王，就说我能使太子复活！中庶子知道秦越人很有名望，但不相信他能把死去的人救活，以为他说大话，于是很不以为然地说，先生该不是胡说吧？太子已死，怎么可能复活呢！接着中庶子谈起上古名医俞跗，说他的医术如何高超。他可以顺着五脏的腧穴，然后割开皮肤，剖开肌肉，疏通经脉，结扎筋腱，按治脑髓，触动膏肓，梳理横膈膜清洗肠胃，洗涤五脏，修炼精气，改变神情气色。先生的医术如能像俞跗那样高明，那么太子就能再生了；不能如此，就别用这样的话去欺骗刚会笑的孩子。

扁鹊尽管对中庶子的话很反感，但并没有着急，只是感慨地说，您说的那些治疗方法，就像从竹管中看天，从缝隙里看花纹一样小而不全。我行医多年，像太子这样的病人见过很多。只要知道体表的病，就能推断内脏的病；只要知道疾病内在的原因，就能推知外在的表现。我决断的方法很多，不会只停留在一个角度看问题。你如果认为我说的不真实，你现在就进宫去试诊太子，你会发现他的耳朵还有听觉，鼻翼还在微微张动，顺着他的两条腿往上摸，一直摸到阴部，应当还是温暖的。中庶子听了扁鹊的这番话，惊奇的眼睛发花而目瞪，舌头翘举不下而口呆，他赶紧进宫，把扁鹊的话禀告国君。国君又惊又喜，立即传令请扁鹊进宫。他对扁鹊表示感谢，说着还掉下了眼泪。

扁鹊根据大家谈论的病情，断定太子并没有死，他说，我认为太子的病是"尸厥"（假死，类似昏厥），此刻他正处于昏迷状态，手脚冰凉，脉搏微弱，乍一看就像死了一样，其实并没有死。懂得五脏六腑道理的人就可以治好这个病。国君听了扁鹊的分析，大为折服，马上请扁鹊进太子的房间治病。扁鹊来到太子面前，仔细观察了太子的气色，给他切了脉，又解开了太子的衣带，摸了摸太子的胸口。然后，叫弟子子阳摩好针具，在太子头顶中央凹陷处的百会穴上扎了针。过了一会儿，太子果然苏醒了。扁鹊又赶快调和了两种药，让弟子子豹用它热敷太子的腋下，经过这样的治疗，太子终于完全清醒了，不久居然能坐起来了。扁鹊又留下药，要太子按时服用，20多天以后，太子的身体完全恢复了健康。

扁鹊使太子起死回生的消息迅速传开，人们奔走相告，见到扁鹊的人都对他赞不绝口，扁鹊只是笑笑，说，我秦越人并没有起死回生的本领，太子本来得的就不是死症，他是可以活下去的，我只不过帮助他重新坐起来而已。

其二，有一次扁鹊拜见蔡桓公，他站在那里，观察蔡桓公的脸色，看了一会儿，说道："君有疾在腠理，不治将恐深！"腠理是指皮肤肌肉的纹理。意思是，您的皮肤肌肉的纹理间有点小病，不医治恐怕要加重。桓公说："寡人无疾。"扁鹊离开后，桓公对左右的人说，医生总喜欢给没病的人治病，以此炫耀自己的功劳。

过了10天，扁鹊又进见，他再次观察桓公的气色，对桓公说，您的病已到了血脉里，再不医治，会更加严重的。桓公还是不理睬，扁鹊只好扫兴地走了，桓公很不高兴。

又过了10天，扁鹊再次进见，他看到桓公的情况越发严重了，对桓公说，您的病已到了肠胃，再不医治，会更加严重的。桓公还是不理睬。扁鹊只好离开，桓公又很不高兴。

又过了10天，扁鹊再入宫，一见到桓公，转身就跑。桓公赶忙派人去追，问扁鹊为什么跑。扁鹊说皮肤肌肉纹理间的病，用热水焐、用药热敷，可以治好；血脉里的病，可以用针灸治好；肠胃的病，可以用酒剂治好；骨髓里的病，即使是司命神（管人寿命的神），也是束手无策。桓公的病现在已到了骨髓，所以我不再过问了。过了5天，桓公浑身剧痛，派人去寻找扁鹊，扁鹊已逃到秦国去了。不久之后，桓公就死去了。

从以上两则故事可知，早在2000多年前，扁鹊就具有"望而知之谓之神"和

"切而知之为之巧"的高超技艺，所以他能见微知著，防患于未然，被后世称为"神医"，这是当之无愧的。就连被称为医圣的张仲景也赞叹地道："余每览越人入虢国之诊，望齐侯之色，未尝不慨然叹其才秀也。"（见《伤寒论·序》）

还有一则故事，说魏文侯曾问扁鹊，你们家兄弟三人，都精于医术，谁的医术最好呢？扁鹊说，大哥的医术最好，二哥的差一点，我的医术是三个人中最差的。

魏王不解地问，请你介绍得详细些。扁鹊介绍说，大哥治病，是在疾病发作之前，那时候患者自己还不觉得身体有恙，大哥就开出药方，铲除了病根，这使得他的医术难以被人认可，所以没有名气，只是在我们家被推崇备至。我的二哥治病，是在病初起之时，症状尚不十分明显，患者也没有觉得痛苦，二哥就能药到病除，这使乡里人都觉得二哥只是治小病很灵。我治病，是在病情十分严重之时，患者痛苦万分，患者家属心急如焚。此时，他们看到我在经脉上穿刺，用针放血，或在患处敷以毒药以毒攻毒，或动大手术直指病灶，使重病患者的病情得到缓解或很快治愈，所以我名闻天下。

三、邵雍写诗话养生，不治已病治未病

邵雍（1011—1077），北宋经学家，自号安乐先生，谥康节。祖籍河北涿县（今涿州市），后徙居河南辉县。北宋"五子"之一，为理学象数学派创始人。

他一生写了不少富含哲理的诗，其中有一首养生诗对后人启发很大。诗云："爽口物多终作疾，快心事过必为殃。知君病后能服药，不若病前能自防。"

诗的首句"爽口物多终作疾"，是说贪图吃喝或饮食失于节制是会罹患疾病的。结合现代有些人的生活，每天大鱼大肉，泡在酒店里，烟雾缭绕，酒气熏天，这样的人没有不患上疾病的。有些人的饮食虽然不是大鱼大肉，但不喜欢吃蔬菜，不吃水果，偏食偏嗜，这样的饮食习惯也是不正确的。《黄帝内经》上说："饮食自倍，肠胃乃伤。"俗话说的"病从口入"，也是这个意思。因此《黄帝内经》首篇就提出了饮食养生的原则是"食饮有节"，饮食要"杂"，"量"要控制，这样就不会因"爽口物多"而致病。

次句"快心事过必为殃"。这是说人遇到高兴的事，往往会过度兴奋，过度快乐，这也会招致病患。"乐极生悲"说的也是这个道理。将此句引申为七情喜、怒、忧、思、悲、恐、惊，过了都会导致疾病。所以要讲究心理平衡，特别是遇到高兴的或悲观的事，要适当调理自己的情绪，不过喜，不过悲，顺其自然，坦然对待，否则就会影响身心健康。

第三句"知君病后能服药"。这是说人得了病，应当主动去看病服药，切勿讳疾忌医。提示人们有了病要积极对待，及早将病魔遏制于萌芽，不致酿成大祸。

末句"不若病前能自防"。这是这首诗的核心句，指出了"治未病"的观点。《黄帝内经》上说："圣人不治已病治未病，不治已乱治未乱，此之谓也。夫病已成而后药之，乱已成而后治之，譬犹渴而穿井，斗而铸兵，不亦晚乎！""治未病"包括未病先防，既病防变，病后防复三个内容。最主要的还是"未病先防"，加强身体锻炼，适度养生，提高自身的抗病能力，使自己能健康长寿，这是古今中外养生保健学的终极目的。

四、季羡林的养生之道

为国人所敬重的季羡林先生为中国文化之巨擘，他一生著作等身，蜚声海内外。虽然一生坎坷，饱受困苦，但他年近期颐，且活得非常"滋润"。不少同仁问他有什么养生秘诀，他敬谨答曰："养生无术是有术。"所谓"无术"，即无有养生的计划和妙诀；所谓"有术"，即有养生的思路和理念。

具体而言，他的养生理念是三"不"主义，即不锻炼，不挑食，不嘀咕。其一，不锻炼，并非不活动，而是强调适度锻炼，反对那些"锻炼主义者"。季先生年轻时，还是一位狂热的球迷。中年以后他不刻意去锻炼身体。他认为，如果一个人把锻炼看成是长寿的唯一妙诀，天天望长寿如大旱之望云霓，反不如顺其自然而好。人生有限，如果把大部分时间用在锻炼上，活着还有什么意义？其次，不挑食，即五谷杂粮、瓜果蔬菜只要有营养的东西，都可以吃；鸡鸭鱼肉，当然可以吃一些。有的人过于挑食，禁忌多如牛毛，蛋黄不吃，动物内脏不吃，吃一个苹果也要消三次毒。而季先生是随心所"欲"，好吃的就吃，不好吃的就不吃。心里没有负担，胃口自然就好，吃进去的东西就能很好地消化，再辅之以腿勤、手勤、脑勤，自然百病不生。第三，不嘀咕，季先生认为这一点最为重要。对什么事情都不嘀嘀咕咕，豁达开朗，乐观愉快，有问题则设法解决之，有困难则设法克服之，绝不为芝麻绿豆大事大伤脑筋，也绝不毫无原则地随遇而安，绝不玩世不恭，更不庸人自扰。有这样的心境，焉能不健康长寿？

季先生的养生之道还有一条经验是勤于用脑。他说："关于养生非要我讲出一个秘诀的话，那就是千万不要让脑筋懒惰，脑筋要永远不停地思考问题。""用脑伤神"的旧说法已经不能成立，应改为"用脑长寿"，这是他几十年的经验。季先生的晚年是在勤奋用脑中度过的。他把80岁当作冲刺点，每天四五点起床，伏案爬格，他在住院治病期间，还写书做文章，《病榻杂记》就是这样写出来的。他说："只要脑筋的活动不停止，新生细胞比死亡细胞数目还要多。勤于动脑筋，则能经常保持脑中血液的流通状态，而且能通过脑筋协调控制全身的功能。"

对于死，季先生不止一次地谈到它。他说："最有用的办法是先承认它。不去同它对着干，然后整理自己的思想感情。"他平生信奉陶渊明的四句诗，即"纵浪大化中，不喜亦不惧。应尽便须尽，无复独多虑。"人生活在大自然中，对于各种变化都要以平常态对待之。应变而变，随遇而安，不必反复地去嘀咕它。而在活着的时候，要多做工作，不要躺在老字上，无所事事。季先生还把这四句诗作为座右铭，印在脑海里。

回过头来，再去品味三"不"主义，每个人的心中都会明白，季先生的养生真正达到了"淡泊以明志，宁静以致远"。

五、潘楫"尊生十二鑑"析义

诊病之余，翻阅清代潘楫的《医灯续焰》，其书末列有"尊生十二鑑"，细细读来，颇有参考价值。特析义如下。

第一，远房事。"欲修长年，必先远色，况病者乎。"《素问·上古天真论》强调养生重在一个"精"字。精者，人身之根基也。精足则寿，精亏则夭。

第二，寡嗜欲。"嗜欲不满，心无宁时。""人非木石，安能绝无。"吃饭穿衣，取暖纳凉，生活必需，但不可贪得无厌。如果每天膏粱肥厚，饮酒作乐，必然"损耗精神，莫此为甚"。

第三，断思想。"思想无穷，神结于内，展转勿置，烦由内生。"这里所说的"思想"，乃指妄念，不切实际，想入非非，如此则耗散心阴，阴虚则热，内热则烦。所以说"心理平衡"乃是养生第一要务。

第四，消暴怒。《内经》云："怒则气上。"气上于脑，可发为头晕、头痛、呕血、厥逆、脑卒中等。如能"临事顾身，怒将潜灭"，所谓"顾身"，就是在怒发之前，要考虑到怒会伤及心身，如虑于此，怒气自然消退。

第五，戒劳动。这里所说的"劳动"，乃指过度劳力。过度劳力，"则气火烦沸，诸火上腾。"如夙有痰火，更不宜劳力过度。适度劳力，适度静逸，方为对应之策。

第六，省言语。"言由心发。"既发于心，亦必劳于心。若话语过多且烦乱，必然耗伤心气。又一言一语，必由呼吸而出，"费心损神，呼吸损气。神气两亏，于人何益？"若言语有序，声音和中，不发狂言乱语，则心安神静，何患之有！

第七，慎起居。"起居者何？一切行住坐卧，早起晚息也。慎起居者何？言一切行住坐卧，早起晚息间，谨而慎之。"无受风寒暑湿燥火之扰，取暖不过燥，纳凉不过寒。病中之人尤当谨慎，"正气存内，邪不可干。"

第八，勿迎送。所谓"迎送"，即天天在那应酬亲朋好友，不免要费心劳形。这种现象当今并不少见，既役于自己身心之累，又给他人增添烦恼，"谅我病夫，虽礼可废。"病痛在身，更不可因"迎送"而劳心耗神。

第九，节饮食。《内经》云："食饮有节。"今日讲"合理饮食"，其义相同。饮食所伤，多在偏嗜，"有偏于凉冷，偏于炙煿，偏于膏粱，偏于曲糵者"。如此，"渐令湿热垢腻，久积肠胃。发为疮疡者有之，发为痈疽者有之，发为种种恶疾者有之。""人又何苦取一时之乐，而博他日之大不快也。"

第十，检药石。"药石听医，吾何以检之哉？"有的健康者或患者，不听医嘱，妄自听信庸医治之。有的则按照书上的方药自试之，君臣药不分，致令轻者重之，重者致危。依此取药入口，后悔来不及了。

第十一，修德行。古语云："人有善念，天必从之。"何谓修德？"即忏悔改过也。"要扫除陋习，顿悟昨非。兢兢业业，不遗时日，约束自己的欲望，如此修身，"天意自然向往，凶眚自然潜消"。

第十二，明用度。用度者，费用、开支也。黄金白银自然是世间宝贝，但不可视金如命，唯利是图，唯劳动所获，心安理得。人生的光景有限，若每日花天酒地，大把花钱，那么他的生命还不如安贫乐道者。

六、田园诗人陶渊明，不为五斗米折腰

晋代陶渊明（365—427），字元亮，名潜，浔阳柴桑（今江西九江）人，曾做过江州祭酒、镇军参军、建威参军和彭泽令，41岁由彭泽令上辞官归隐，直至去世。陶渊明是一位著名的田园诗人，他的许多诗句反映了他对大自然的热爱和安贫乐道、悠然自得的养生思想。他的《饮酒》诗篇是组合诗，有20首，其中"结庐在人境"列第五首，重点写他远离世俗，超然物外的心态，以及沉醉于美好自然中的愉悦情感，是他田园诗的代表作。

诗云："结庐在人境，而无车马喧。问君何能尔，心远地自偏。采菊东篱下，悠然见南山。山气日夕佳，飞鸟相与还。此中有真意，欲辩已忘言。"

诗中说，造屋虽在人境，与老百姓生活在一起，但没有车马的喧闹，也没有世俗的应酬来打扰。若问我如何能够在人间隐居，却不受世俗的干扰？那是因为我摆脱了世俗的束缚，所以虽然居住在喧闹的人世间，也仿佛居住在偏远之地。采菊在东篱之下，悠然自得地望着庐山。那山的气象在黄昏的时候，显得更加美丽，远飞的鸟儿结伴而还。在这种环境中，感受到自然的乐趣和人生的真谛，想说出她的真意，却忘记了用什么样的语言。

陶渊明"不为五斗米折腰"，弃官而归，远离了车马喧闹之地，不为功名利禄所缠。"采菊东篱下，悠然见南山"，虽然已是夕阳西下，但晚霞和山色更加美丽。那些自由飞翔的鸟儿结伴而归，人生不也应该如此吗？陶渊明住在田园乡村之中，无世俗之缠绕，无官宦之烦恼，也是调摄情操、颐养天年的一种好方法。

七、九大长寿保健穴，滋阴温阳健脾胃

在中医学发展过程中，对针灸保健情有独钟，它具有简便、有效、价廉、安全等特点，因此受到广大百姓的欢迎。今将常用九大保健穴介绍如下，读者可以从中选择几个适合于自己的穴位，进行针灸、推拿、按摩等，以健身强体。

1. 足三里

足三里位于膝关节下，是养生保健第一要穴，为足阳明经之穴。具有健脾胃、助消化、通经活络、扶正祛邪，提高人体免疫功能的作用。主治消化系统疾病和过敏性疾病，平时可以作为保健穴进行按摩、拍打、温灸、拔罐等，坚持操作，必有效果。

2. 关元

关元位于脐下，为一身元气之所在。主男子藏精，女子藏血，主生殖，主元气。具有温肾固精、补气回阳、调理冲任、清理瘀血的作用。是防治泌尿、生殖系疾病的主要穴位。

3. 气海

气海位于脐下，是强身保健要穴，为男女精气汇聚之处。具有益肾固精、升阳补气、调理冲任、通经散瘀的作用。以主治妇科疾患及虚劳、阳痿、不孕、不育等见长。

4. 合谷

合谷位于大拇指与食指之间，是治疗头面疾病的主穴。具有醒脑开窍、清热疏风、宣肺通窍、镇静安神的作用。不仅能治疗头面诸多疾病，还能预防脑中风及老年痴呆；另外，合谷穴止痛效果好，是实行针刺麻醉最常用的穴位。

5. 内关

内关位于手腕内侧横纹后三寸，是心包络经穴。对心血管功能有明显调节作用，可以防治多种心血管疾病，是治疗冠心病的主穴，号称"冠心病的克星""心宝"等。具有宁心安神、宽胸理气、降逆止呕、和胃止痛的作用。

6. 大椎

大椎位于第七颈椎与第一胸椎之间，是督脉重要穴位，主一身之阳气。具有解表清热、疏风散寒、通调督脉、息风止痉的作用。对头部及颈部有促进血液循环的功效，是治疗脑血管病及颈椎病的首选要穴。

7. 肾俞

肾俞位于腰脊旁，是肾脏的腧穴。"肾为先天之本"，激发肾俞穴，可以滋阴精、壮阳气，补肾之精气，聪耳通窍，利水消肿。对防治肾炎、阳痿、遗精、月经不调、耳鸣、耳聋、腰肌劳损等，有很好的效果。

8. 三阴交

三阴交位于踝关节内侧上三寸，是足三阴经交汇点。具有健脾和胃、补益肝肾、滋阴生血、疏通经络的作用。对腹腔脏器，特别是男女生殖系统的健康，有重要保健作用。另外，三阴交还可以防治高血压、性功能减退、慢性肠炎，以及月经不调、失眠、遗尿等疾患。

9. 涌泉

涌泉位于足底前纹交叉处，是常用的保健穴位。具有开窍宁神、导热下行、补肾固精、水火交济的作用。另外，涌泉穴是老少咸宜的保健穴。可以防治高血压、神经衰弱、失眠、头痛、健忘、前列腺肥大、便秘等疾病。

八、学贯三家儒道佛，日常养生有十法

孙思邈，唐代伟大医学家，生卒时间为公元541—682年，享年141岁（一说为101岁）。他医德高尚，医术精湛，几度修德，洞明医理，学贯儒、道、佛三家，对养生学颇多感受。他将自己养生保健的感受写了一篇《真人卫生歌》流传于世，至今仍受百姓的青睐。另外，他有一套日常养生方法，十四个动作，简称"养生十四法"，其基本方法如下。

1. 发常梳

"发为血之余"，梳发能疏通血脉使其气血流通，从而改善头部的血液循环，疏散头部的瘀血。首先，梳头可以使头发得以滋养，发根牢固，防止脱发，并使新发早生。其次，梳头还可以缓解头痛，有预防感冒、健脑提神、清心明目、解除疲劳的效果。

2. 目常运

"目运"，又称"运睛"。方法为：

（1）双目紧闭，然后从左到右，再从右到左，转眼球18次，忽然睁大眼睛，自觉内热透出，有金花恍惚为好。

（2）看书感到疲劳时，起身活动一会儿，然后站在窗前，两目远眺，再看自己的鼻尖，如此8次。

（3）每在静时摩擦两手掌令发热，用两手大拇指背，摩擦揩眼14次。

"目常运"可去火，预防眼疾，解除疲劳，保护视力。

3. 齿常叩

"齿为骨之余"，上齿为胃经所属，下齿为大肠经所属。因此，常叩齿，有益肾固齿、护胃、调节肠功能的作用。方法是：身体自然放松，排除杂念，口唇紧闭，精神贯注，上下叩齿36次，停片刻后，再叩齿36次，如此叩齿，可做数次。

4. 津常咽

口中津液，古人称"人参果"；舌与水相合为"活"，故"道家以千口水为活"。意思是说，只要将舌下的大量津液，一口一口地吞咽下去，持之以恒，就能维持旺盛的生命力，达到延年益寿的目的。口中唾液含有消化酶和具有杀菌作用的溶菌酶，随时咽下唾液不仅能预防口腔干燥，而且能中和胃酸，保护胃黏膜，有助于消化与提高食欲，且有防癌作用。

5. 耳常鼓

"耳常鼓"又称"鸣天鼓"。天鼓就是耳中的声音，鸣天鼓的方法是：用双手掌心紧掩两耳门，手指置于脑后，两手食指压于中指上，然后食指顺中指下滑弹枕骨下沿，如击鼓之声，声音壮盛者为宜。这种方法可以清醒头脑，消除疲劳，增强记忆，对脑力劳动者尤为适宜。

6. 面常洗

五脏六腑之精气，皆上注于面部。且面部的经络比较丰富，气血不可有一时瘀阻，否则对脑部的功能有直接影响。这里说的"洗"，是干洗，而不是用水去洗。方法是：精神放松，排除杂念，迅速搓摩双掌，使双掌摩热，越热越好，自下而上，再自上而下，摩洗面部18～36次。手掌顺着鼻两旁、眼眶、耳旁，做洗脸状，轻轻按摩，使局部发热为宜。具有滋润面部，改善皮肤代谢，消除皱纹，醒脑开窍，预防感冒等作用。

7. 足常旋

足常旋即搓脚心。西医学家称足是人体"第二心脏"。人老先从脚上老。人体的12条经脉，其中一半以上起止于足，有许多穴位与脏腑关联。同时，足还支撑着整个身躯，并不停地运行，且远离心脏，供血较少，易于受到伤害。所以古人对足的保健十分重视，特别是足底的涌泉穴，尤为重要，方法是：在室内提倡赤足或穿薄的袜子活动；对涌泉穴的保健方法是：赤足，用左手抓住左足趾，突出前足心，以右手四指对准左足涌泉穴搓揉40～80次，然后换手搓揉右足涌泉穴。涌泉穴为足少阴肾经所属，搓揉涌泉穴，可以起到补肾温阳，交通心肾，稳健步履，祛风除湿的功效。

8. 腹常揉

此法是孙思邈养生长寿的功法之一。揉腹的方法是：一般取仰卧位，用右手以脐心为中心，顺时针方向，从小圈到大圈揉按18次为宜；再换左手向右反方向揉按10次左右。腹部是六腑之城郭，胃肠居其中，具有消化、吸收、排泄等多种功能；只有胃肠等六腑功能正常，才能使体内清气上升，浊气下降，有利于代谢产物的排出。

9. 肛常收

此法又称"撮谷道"，谷道，即肛门，意思是经常做收肛运动。其功效是可以增强肛门括约肌功能，加速静脉血回流，降低静脉压，促进肛肠疾病如痔疮、肛瘘、脱肛等消失；并可提供肛门部位抵抗疾病的能力。方法是：收缩肛门周围肌肉，然后放松，接着再往上提，一提收一放松为一次撮。一般每天练3～5分钟；如有肛肠疾患，最好每天早晚各练1次，每次练10～20分钟为宜。

10. 步常散

散步已经成为世人锻炼身体的有效方法之一。孙思邈的散步方法是：饭后散步，练功后散步，春、夏、秋户外散步，冬季在室内或走廊散步。散步方向以东西走向为宜，老年人一般每天步行1000~1500米即可，但不要在潮湿之地散步。散步的益处是：健脑提神，强心益肺，活血健骨，预防疾病等。

九、诗书画家郑板桥，一生坎坷寿延高

提起郑板桥，人们都会想起他那自我写照的四个字："难得糊涂"。其实他并不糊涂，他在官场不会溜须拍马，阿谀奉承，心里明白装糊涂；但在百姓面前，他心里非常清楚，正直廉洁，体贴民情，他把文人的骨气都表现在诗、书、画上。他一生坎坷，幼年丧母，中年丧妻，晚年丧子，又因为请赈灾民被罢了官，可谓生不逢时，痛苦不堪。处此逆境，他却怡然自得，乐以忘忧，竟活了73岁，在那个人均40岁的封建社会，怎能有如此高寿呢？究其原因有四：

1. 胸怀豁达

郑板桥有着豁达的胸怀和乐观的精神。他虽然因荒年开仓放赈而被罢了官，但他从未因此而萎靡不振。他在罢官13年中，从不向恶势力低头，除卖画维持生计外，还常与学者名流写诗作画，应邀出游，以陶冶情操。他的乐观精神使他适应了艰苦的生活。

2. 正直廉洁

郑板桥做官，不为个人之私利，想的是百姓疾苦。他在潍县任县官时，旱情严重，民不聊生，他却在县衙作画一幅，送给山东巡抚，画上题一首诗："衙斋卧听萧萧竹，疑是民间疾苦声，些小吾曹州县吏，一枝一叶总关情。"这是借诗为百姓请命。他被罢官去任时，一身清贫，连件像样的衣服都没有。百姓家家画像纪念，显示出他正直廉洁、深得人心的品德。

3. 仁慈之心

郑板桥仁慈忠厚，对待自己子女与仆人子女，一视同仁。他在《潍县署中寄舍弟墨第二书》中说：我52岁得一子，岂有不爱之理。但爱要有道，务必使其忠厚、恻侧，不要刻薄而急躁。仆人的子女亦是社会上的人，应当一样爱戴，不可使自己的子女虐待他们，凡鱼肉果饼，宜均分食，使大家欢喜跳跃。这种宽以待人的品德亦有利长寿。

4. 书画延年

作书作画，既是脑力劳动，亦是心境劳作。构思书画，有利于大脑的思维，活跃脑细胞，"用进废退"，使人的精气神保持旺盛状态；而作书画时，腕、指、肩、肘不断地屈伸活动，上下飞舞，左右旋转，既锻炼了肌肉与关节，又加大了肺活量，促进了血液循环，改善了新陈代谢，提高了心肺功能。书画家多长寿，与此有密切关系。

5. 饮食清淡

郑板桥在江苏兴化老家自撰自书厨房上的门联是：青菜萝卜糙米饭，瓦屋天水菊花茶。可见他的生活并不富裕，回到老家，吃的还是萝卜、青菜、糙米饭；住的依旧是瓦屋，喝着菊花水。清淡的饮食，使得他无膏粱肥厚之疾，使得他更接近百姓，而无惊神闹心之事。这也是他能长寿的原因之一。

十、幸福跟着健康走，财多并非是幸福

什么是幸福？《现代汉语词典》的解释是：使人心情舒畅的境遇和生活。用百姓的话说，幸福就是身体倍儿棒，心里舒坦，家庭和睦，富不傲慢，穷不悲观。你看，幸福不是吃得好，穿得好，而是健康和心理平衡。有钱就是幸福吗？

《健康报》在2011年2月9日第7版刊登了一个真实的故事，说的是一位癌症患者，他对去看他的朋友说："老弟呀，你看我一生拼搏，有了千万家产，在别人看来一定很幸福吧，可是钱能治好绝症，挽回生命吗？不能，钱对我来说就是一堆废纸。珍惜健康的身体吧，这才是最大的幸福。"

社会上流传一种说法，若用数字来表示健康与财富、地位、功名，那么健康是1，其他是0，有了健康，那是1000；如果没有了健康，你的财富再多，地位再高，功名再大，失去了基数1，那就只剩0了；也就是说，没有了健康，钱就是一张废纸，地位就是空设，功名也成了空中楼阁。

有的人，文化程度不高，家里也没有什么像样东西，但他们生活得很幸福，因为他们能坦然面对现实，他们日出而作，日落而息，吃自己种的五谷杂粮、蔬菜水果，不怕雨淋，不怕日晒，没有那么多的欲望，盼的就是孩子长大，有书读，有工作，每天虽然很忙碌，却乐乐呵呵，健健康康的。

还有的人，患上了疑难杂病，身心十分痛苦，但他们明白生死规律是不可抗拒的，疾病可能会使自己走向死亡，但也可能会化险为夷，走向好转。他们能面对疾病的缠绕，信任医生的安排，积极配合治疗，不悲观，不消沉。经过医生的治疗和护理，奇迹出现了，病魔退却了，痛苦消失了，他们获得了幸福，这种幸福要比万贯家财有更高的价值。

幸福的钥匙就掌握在自己的手里。作家们可以撰写出许多种幸福，但健康是第一位的。而健康的前提是心理平衡，"淡泊明志，宁静致远""问君何能尔，心远地自偏"，这是前人心存高远而不慕名利的经典语句，前人能做到，我们更能做到。有人将健康概括为三个内容，即心理平衡、合理饮食、适度运动，而且比喻成"铁三角"，心理平衡是一角，在最上边，起主导地位，其他两个在下边。如果没有了心理平衡起主导作用，其他两个"角"也就不存在了。这个比喻比较恰当，也符合生活实际。

由此看来，健康与幸福是密不可分的。而心理健康占主导地位，她虽然是无形的，但却蕴藏着巨大的能量，可以帮助你战胜病魔，克服种种困难，获得幸福与快乐！

附录

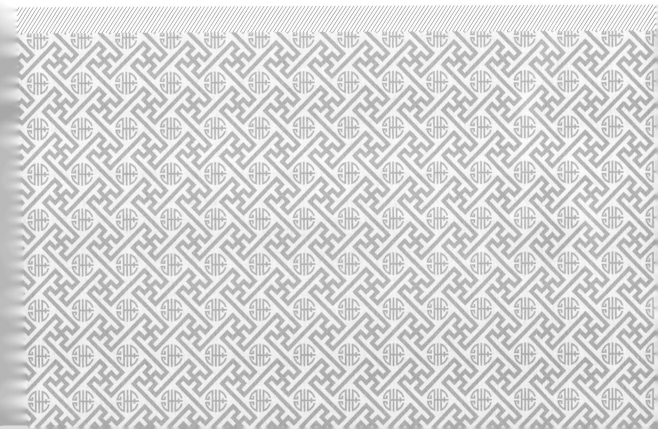

附录一　弟子感悟

一、一位远方来的患者谈毛德西教授"神方"

河南中医药大学第一附属医院　毛峥嵘

2013年9月的一天，毛德西教授正在门诊看病。大约10时许，按照就诊顺序进来一位患者，问及基本情况后得知，这位男性患者52岁，吉林省蛟河市人。

他说：我患心胸闷痛一年余，在当地医院诊为"冠心病"，并患有胆囊炎。初期用西药治疗，但效果不明显。后来由于经济条件限制，很少到医院治疗，而是常用单验方或中成药自我治疗，或能得到缓解。后在一本书上看到一首毛德西教授的经验方——五参顺脉胶囊，感到比较符合自己的病证，随即按照书上的用量配制一剂散剂，大约花了280元。每次5克，每日3次，白开水冲服。1周后，所患病痛明显减轻，胆囊炎症状也有所缓解，比过去所服用的药物效果都好，真是一张"神方"。当时就暗下决心，一定要到河南省中医院拜访毛德西教授，请其亲自诊治。为此，省吃俭用，积攒2000多元钱，来到郑州。

听了他的叙述，毛老及学生都很受感动。在问清病情并诊查舌脉后，给他开了处方，前后诊治两次，服用汤药14剂。所服汤药，价廉效高，每剂汤药仅10元左右。服药后，心电图显示，"窦性心律，无缺血表现"。诊查之余，毛老还给他讲解了冠心病养生知识，患者异常感激，握住毛老的手说："您真是中医的活菩萨！"毛老说："不敢当，不敢当！您这样信任中医，我也感到非常荣幸！"并送给他由毛老撰写的《老中医话说中药养生》一书。

五参顺脉胶囊，作为河南省中医院传统保留院内用药，从建院至今，已在临床使用20多年。该方吸取唐代孙思邈《千金翼方》的经验，融合毛老临床实践，经过反复修正，逐步形成了较为有效合理的经验方剂。在研制过程中，也加进了现代药理研究的成果，如苦参纠正心律失常等。方药以益气养阴为本，活血化瘀为标，避免了单纯活血化瘀的弊端。此方具有扩血管、降血脂、抗缺氧、抗缺血以及恢复正常心律的作用。经临床观察，其强心止痛、纠正心律作用突出，部分患者左心室肥大也得到了改善。

今将五参顺脉方介绍如下：

组成：西洋参30克，丹参30克，北沙参30克，三七参30克，苦参30克，赤芍50克，川芎30克，降香50克，秦艽30克，冰片15克。共研为细末（个别药物浓缩提取研末），装胶囊，每粒0.45克，每服4～6粒，每日3次。

加减：若做汤剂，胸闷甚者，加薤白；动则喘息者，加红景天、茶树根；汗多，加地骨皮、五味子；畏寒肢冷，加桂枝、炮附子；便秘，加生白术、全瓜蒌；睡眠欠佳，加黄连、肉桂；舌质紫暗甚者，加桃仁、红花。

全方具有益气养阴，活血化瘀，调整心脉的功效。主治范围为：冠心病、心绞痛、心律失常以及脑动脉硬化症，属气阴两虚、血脉瘀滞者。症见心慌，气短，心胸闷痛；或头晕目眩，颈项不舒，思维迟钝等；舌质偏暗，舌下静脉迂曲，脉象弦紧或见结代。

关于"五参汤"的名称，最早来源于孙思邈的《千金翼方》，原方名为"五参丸"，由人参、沙参、苦参、玄参、丹参组成，治疗心经虚热，不能饮食，食即呕逆，不欲闻人语等。当代国医大师张镜人有一经验方名为"四参汤"，由太子参、丹参、沙参、苦参等组成，主治心悸，脉结代者。在李济仁、颜德馨、张学文等国医大师的医案里，都有"五参丸"的印迹。国医大师的经验方，并非均来源于《千金翼方》，很可能是自己在长期临床实践中摸索出来的。不管是五参、四参，或者三参，乃至六参等，都寓有"攻补兼施"的含义，即补气养阴、活血化瘀。在这个治法的前提下，针对不同患者的证候，遣方用药，就不会有大的偏差。毛老所用五参顺脉方之"五参"，也是在不断临床实践中总结出来的。也曾用过玄参，虽有养阴润脉的作用，但考虑到玄参寒凉，偏于清热解毒，且有腻胃阻膈之虞，故取三七参代之，以加强活血化瘀的功效。所以一个经验方的形成，不是一朝一夕的事，而是需要反复实践才能得到的。

方中西洋参与丹参共为君药。西洋参的功效是既补气，又滋阴，张锡纯说它"性凉而补"，有点寒凉，可以补心肺之阴，也可以滋补肝肾之阴，但很少用于脾阴不足。它的补气养阴作用，可以称为"双向调节"。单纯补气作用不及党参，单纯滋阴作用不及麦冬，但在人参补益类药中具有"双向调节"作用的唯此而已，这对于心脏病气阴两虚之证候，是非常适宜的。丹参作为君药，也是当之无愧的。"一味丹参，功同四物"，这是对丹参作用的最高评价。说明它既能补血，又能活血，但两者相比，活血之力大于补血之功。另外丹参是凉性药物，对于心动过速者比较适宜，而对心动过缓者却不大合拍。北沙参、麦冬养心肺、润血脉，赤芍、川芎活血化瘀，此四味共为臣药；降香宽胸理气，为血中气药，苦参为辨病用药，有调整心律的作用，此二味共为佐药；秦艽通络，冰片开窍，共为使药。综合本方的作用为：益气养阴（心肺），活血化瘀（心与血管），调整心脉（综合力）。

二、毛德西教授辨治冠心病经验

河南省中医院　曾垂义

毛德西教授在长期的临床一线工作中，临证思路开阔，善治心血管疾病、消化系统疾病及内科杂症。临床善抓主症、抓主方，用药简而周全，疗效显著。本文就其在冠心病方面的诊治经验做一简述。

冠心病属中医学"心痹""胸痹""心痛""真心痛""厥心痛"等病证范畴。早在《黄帝内经》中就有相关症状记载，如《素问·藏气法时论》曰："心病者，胸中痛，胁支满，胁下痛，膺背肩胛间痛，两臂内痛。"汉·张仲景《金匮要略·胸痹心痛短气病脉证治》在理论及治疗上做了较全面的论述。《诸病源候论》《三因极一病证方论》《古今医鉴》《辨证录》《临证指南医案》《类证治裁》等均有"心痛""胸痹"等专篇论述。如《圣济总录·心痛统论》曰："心痛诸候，皆由邪气客于手心主之脉。"并论述了心痛的各种证候，如阵发痛，痛引喉，心背相引，腹胀归于心，心间痛、动作愈甚，往来上下、痛有休止等，即心绞痛的典型与非典型表现。

1. "阳微阴弦"定虚实

《金匮要略·胸痹心痛短气病脉证治》曰："夫脉当取太过不及，阳微阴弦，即胸痹而痛，所以然者，责其极虚也。今阳虚知在上焦，所以胸痹心痛者，以其阴弦故也。"后世把"阳微阴弦"作为胸痹心痛的病机依据，其中的阴阳有从寸尺脉论述，有从浮取、沉取论述，但总义均归阳虚阴乘，也就是本虚标实。心居上焦为阳中之阳，生理主动，病理状态时为阳气虚弱或阳气被遏，易被阴寒侵袭。毛老认为"阳微阴弦"非单纯虚，亦非单纯实。虚为心气、心阳、心阴、心血亏虚，而以心气亏虚为主。心气亏虚乃是导致心阳不振、瘀血等病理现象的基础。在心气虚的基础上，可产生心脾气虚、心肾阳虚等其他虚证。所以从理论上讲，所有冠心病的虚证都可从"阳微"发挥，实则是对胸痹心痛实证的概括，包括血瘀、痰浊、寒凝、气滞等因素，这些都是有形或相对静止之物，总属"阴邪"，阴乘阳位、胸阳不展、心脉痹阻而发胸痹心痛，即"所以胸痹心痛者，以其阴弦故也"。

2. 选方用药有讲究

毛老遣方用药不破常规而有自己的经验，选方用药依据为对本病病因病机的认识、各组方的深入分析及药性的差别等。临床中根据本病的病机及当代社会的特点，从单味药的应用及组方都体现了他对冠心病的不同领会及独特见解。

（1）虚有参差治不同：毛老临床常用生脉散合冠心2号方治疗冠心病，但对于心气亏虚程度的不同选药亦有差别。普通心气亏虚常用党参，气阴亏虚多用太子参、西洋参、黄精等，而对心气衰者用红参，对心气欲脱之重症则用移山参。党参甘平，为健脾益气常用之药，药性平和、药材广、价格低，适用于广大普通气虚患者；红参为参的熟制品，性味甘温，能大补元气、复脉固脱，具有火大、劲足、功效强之特点，适用于气虚较重者；移山参为野山参移植品种，为珍稀药材，其甘温具有补虚救脱、大补元气等功效，药用价值高，对气虚欲脱之重症为首选之药；太子参、西洋参等性味甘平，无大寒大热之痹，体润性和，补气生津，适用于气阴亏虚之人。

（2）多方化裁组新方：对于痰浊痹阻胸阳之证，毛老不局限于瓜蒌薤白一方，而化裁瓜蒌薤白白酒汤、瓜蒌薤白半夏汤、枳实薤白桂枝汤，组合瓜蒌薤白合剂（全瓜蒌、薤白头、清半夏、嫩桂枝、炒枳实）化痰降浊、宣痹通阳，实则体现了痰浊从温化、气化祛水湿的理论。

（3）寒凝心脉寻宽胸：对寒凝心脉之证，毛老以宽胸丸（荜茇900克，高良姜、延胡索、檀香各450克，细辛150克，冰片30克制丸）治之，取温中散寒、芳香开窍、理气止痛作用。他认为该方各药物多含有挥发油，其辛香走窜，作用迅速，能速达病所驱散寒邪，发挥药效。方中荜茇辛热有散寒止痛功效，能直驱寒邪、温中止痛，用量较大为君药；高良姜辛热、散寒止痛，与荜茇功效相似，助荜茇温阳散寒止痛为臣药；延胡索辛温、活血行气止痛；檀香辛温、行气活血；细辛辛温、散寒止痛；冰片辛凉、通窍止痛，共为佐使药物。全方芳香温通、散寒行气、活血开窍、通络止痛，对寒凝络脉之胸痹心痛尤为适宜。

（4）心阳不振用真武：毛老认为，肾阳为一身阳气之本，胸痹病心阳不振必以心肾阳气不足为主。心阳温运血脉，肾阳温化阴精，心阳虚则血脉滞而不流，肾阳虚则阴精凝而不化，均可使血脉痹阻形成胸痹。以真武汤扶阳抑阴，温通经脉，方中附子为温阳之要药，用量可随症增损，因人而异，用至30克者要先煎2小时，一般用量也要先煎30分钟以上，但不可不用，舍此心肾之阳难以复原。

（5）古方新用消瘰丸：毛老临床还以消瘰丸治疗"三高"引起的冠心病。《医学心悟·瘰疬》言："瘰疬者肝病也，肝主筋，肝经血燥有火，则筋急而生瘰。"毛老认为"三高"引起的血管狭窄，临床如表现舌质紫暗、舌下脉络迂曲、粗张，与"筋急"颇为相似。消瘰丸主治痰火凝结之瘰疬，痰火凝结与现代高脂饮食、高盐饮食、高糖饮食、压力过大、肥胖等血管狭窄之病因病机相似。血管狭窄基础为动脉粥样硬化，中医亦可归痰核、结块等，与消瘰丸主治相似。故可以消瘰丸治疗动脉粥样硬化之血管狭窄，取贝母化痰散结、玄参凉血散结、牡蛎软坚散结之用。

3. 权衡病证拟新方

毛老从事临床工作近60年，根据冠心病虚实相见、寒热错杂、痰瘀互结、心胃同病、心胆同病的复杂特点，或兼见腑气不通、肺气失肃、脑络阻塞，既可以表现为"至虚有盛候"，又可以表现为"大实有羸状"。通过长期临床探索拟定一首经验方，名为五参顺脉方，方由西洋参、丹参、三七参、沙参、苦参、赤芍、山楂等组成。该方具有益气养阴、活血化瘀、理气止痛、利湿化痰、安神定悸、调整阴阳等功效。现代研究认为，该方具有强心、扩管、抗血栓、抗凝、降脂、抗心律失常等作用，临床适用范围较广。本方最早来源于孙思邈《千金翼方》，原方名"五参丸"，由人参、沙参、苦参、玄参、丹参组成，治疗心经虚热、不能饮食、食即呕逆、不欲闻人语等。后参照国医大师张镜人经验方"四参汤"及国医大师李济仁、颜德馨、张学文等医案中"五参丸"的使用，结合自己长期临床实践及一些药物的性味归经、功效等最终拟定此方。

毛老在此方"补气养阴、活血化瘀"基本原则指导下，兼化浊、理气、止痛、定悸于一体，针对不同患者的证候加减运用，就不会有大的偏差。临床胸闷甚者加薤白，汗多加地骨皮、五味子，畏寒肢冷加桂枝、附子，便秘加生白术、全瓜蒌，睡眠欠佳加黄连、肉桂，舌质紫暗甚者加桃仁、红花。

三、毛德西教授从"脾胃虚寒夹滞"论治消化性溃疡

河南中医药大学　禄保平

消化性溃疡是一种主要发生于胃和十二指肠并具有反复发作倾向的常见慢性消化系统疾病。历代医家在治疗本病方面积累了大量宝贵经验，尤其是诸多当代名医，结合现代科学研究成果，对本病做了多方面的有益探索，为中医药防治消化性溃疡提供了新的思路。河南省中医院全国名老中医毛德西教授经多年临床实践，从脾胃虚寒夹滞立论辨治消化性溃疡，取得了显著的临床疗效。现将其辨证治疗思路及相关研究总结如下。

1. "虚""滞"是贯穿消化性溃疡的突出病理特点

消化性溃疡可归属于中医学"胃脘痛""嘈杂""痞满"等病证范畴。毛德西教授指出，消化系统功能的正常依赖于脾胃生理功能的相互协调及肝胆疏泄功能的正常运作。脾胃健运，则气血生化有源；肝胆司职，则脾胃升降有序。

若饮食不节，如过食肥甘，恣食生冷，或饥饱失常、劳逸失度，则可损伤中气，致胃无以受纳腐熟，脾无以运化输布。如李东垣《脾胃论》所云，"夫饮食不节则胃病……胃既病则脾无所禀受……脾亦从而病焉；形体劳役则脾病……脾既病则与胃不能行津液，故亦从而病焉"。脾胃气虚既久，进而气损及阳，则形成脾胃虚寒之证。先天禀赋不足，素体阳气亏损，中焦失于温养，日久亦可致脾胃虚寒。脾胃虚寒，则运化不及，气血生化乏源，脏腑失于濡养，胃络失荣则痛；脾胃升降失常，气滞不行，壅阻中焦，胃络不通亦痛。故可出现以胃脘痛为主症的一组证候群，此即消化性溃疡发病的病理基础。在脾胃虚寒病机的形成与发展过程中，如机体遭受不良的情志刺激，则可致肝失疏泄，气机郁滞；土虚木旺，肝气横逆，中焦受损，而成肝胃气滞；脾胃虚寒，运化失司，则水液不行，停聚体内，蕴为痰滞；胃失受纳，脾失运化，则食饮难消，渐成食滞；阳气亏虚，可致血行缓慢，瘀阻脉络，形成血滞。如此种种郁滞，在消化性溃疡发病中均可伴随脾胃虚寒先后发生。

基于以上认识，毛德西教授强调，在消化性溃疡的发病过程中，有两个突出的病理特点：一是"虚"，即脾胃阳气亏虚，因虚而生内寒；一是"滞"，指脾胃气滞，肝郁气滞或肝胃气滞，以及痰滞、湿滞、食滞、热滞、血滞等病理产

物。前者是消化性溃疡的病理本质，后者是消化性溃疡的病理表象。概言之，消化性溃疡的病机可概括为虚寒夹滞，其病位在胃（肠），但与脾、肝（胆）等脏腑密切相关。

2. 温中行滞是治疗消化性溃疡的根本法则

叶天士《临证指南医案》指出："脾宜升则健，胃宜降则和。"二者协同作用，方可完成饮食物的消化、吸收、传化及其精微的输布。《素问·宝命全形论》篇云"土得木而达"，意即脾胃的正常纳化有赖于肝胆的疏泄功能。由于消化性溃疡的病机为脾胃虚寒夹滞，而脾气宜升，胃气宜降，升降的前提则在于气机的通畅，故毛德西教授指出，临证治疗本病时，应着眼于一个"通"字，总以调和脾胃、开其郁滞、复其升降为目的。而通之之法，则灵活多变：健脾益气、温中散寒之为通，疏肝解郁、调理气机之为通，化痰除湿之为通，消食导滞之为通，化瘀通络亦为通。总之，临证治疗的目的即是消除脾胃的虚寒夹滞状态，恢复脾胃正常的受纳、腐熟、运化等功能，俾脾阳回复，虚寒得除，气机通畅，郁滞消散，则诸证不复存焉！《素问·藏气法时论》篇云"脾欲缓，急食甘以缓之，用苦泻之，甘补之""肝苦急，急食甘以缓之""肝欲散，急食辛以散之，用辛补之，酸泻之"。据此，毛德西教授指出，临证时当以温中健脾，理气消滞作为治疗消化性溃疡的根本大法。

在具体应用温中行滞法治疗消化性溃疡时，还需掌握相应的临床指征。参考《中药新药治疗消化性溃疡的临床研究指导原则》，结合临床实际，课题组制定了脾胃虚寒夹滞证的诊断标准。

（1）主症：①胃痛隐隐，喜暖喜按，食少便溏，遇冷或劳累后易发作或加重；②空腹痛甚，得食痛减，食后腹胀；③舌质淡嫩，舌体胖大，边有齿痕，苔薄白；④脉沉细弱或迟。

（2）次症：①遇情志不遂胃痛加重，或伴胸胁胀满，呃逆，嗳气；②胃脘满闷，嗳腐吞酸，恶心呕吐，舌苔厚腻；③胃痛持久，夜间痛甚，或见呕血，黑便，舌质淡暗，或有瘀点、瘀斑。

（3）上述主症①必须具备，再加上主症中的任何一项和次症中任何一项，即可诊断为消化性溃疡脾胃虚寒夹滞证，运用温中行滞法治疗。

3. 安胃清幽方是治疗消化性溃疡的临床效方

毛德西教授在长期临床观察中发现，消化性溃疡的基本病机为脾胃虚寒夹滞。而西医学则认为，消化性溃疡的发生与机体的"攻防机制"失衡有关，其中攻击因子主要是指胃酸、胃蛋白酶及幽门螺杆菌（Hp）等，防御因子主要是指胃黏膜屏障等。尤其是Hp在消化性溃疡的发病中起着十分重要的作用。

根据中西医对本病的认识，经过长期、反复的临床筛选、验证，毛德西教授总结出了治疗消化性溃疡的基本方——安胃清幽方。其药物组成为：生黄芪30克、党参15克、生白术15～30克、生白芍10克、槟榔5～10克、高良姜5～10克、桂枝10克、生甘草10克。方中黄芪性温味甘，入脾肺两经，补气之中且有升发阳气、托毒生肌之功，用为君药。党参甘平，力能"补脾养胃……健脾运而不燥，滋胃阴而不湿"（《本草正义》）；白术甘苦而温，可健脾胃，散寒湿，止吐泻，"服之能健食消谷，为脾脏补气第一要药也"（《本草求真》），与党参共为臣药。白芍酸苦微寒，功效调和脾胃，以防木旺乘土；桂枝辛甘而温，"其用之道有六：曰和营，曰通阳，曰利水，曰下气，曰行瘀，曰补中"（《本经疏证》），与白芍合用可调和营血；高良姜辛热，专祛脾胃之寒邪，有温中散寒，止痛止呕之效；槟榔辛苦而温，"主治诸气，祛瘴气，破滞气，开郁气，下痰气，去积气，解蛊气，消谷气，逐水气，散脚气，杀虫气，通上气，宽中气，泄下气之药也"，"此药宣行通达，使气可散，血可行，食可消，痰可流，水可化，积可解矣"（《本草汇言》）。以上四味，共为佐药。甘草甘平，一则补中益气，助参、芪、术之功；二则与白芍合用，可缓急止痛，治脾胃虚寒之脘腹挛急作痛；三则可调和诸药，是为佐使之剂。全方共奏温中健脾、调和营血、理气消滞、化瘀止痛之功。

临证时，当随症加减：泛酸者，可加乌贼骨10克、浙贝母10克；干呕者，加半夏10克或竹茹15克、生姜10克；时流唾液者，加灶心土10克（化开兑入药液服用）；肝郁甚者，加佛手10克、生麦芽15克。

4. 温中行滞法治疗消化性溃疡的相关研究

毛德西教授在临证治疗消化性溃疡时，以安胃清幽方为基础，随症加减，疗效卓著。1996—1997年，笔者在毛德西教授指导下，对30例消化性溃疡患者进行了认真而系统的观察。结果表明，安胃清幽汤治疗本病的总有效率为93.3%，与铋制剂作用相当（$P > 0.05$），服药后主要症状消失快，且无明显的不良反应，初步证实了运用温中行滞法治疗消化性溃疡的正确性。

2012—2013年，课题组又对安胃清幽方治疗消化性溃疡进行了进一步临床研究，应用安胃清幽方、兰索拉唑片治疗消化性溃疡患者各30例。结果显示，安胃清幽方治疗8周后，胃镜下总有效率为96.7%，优于兰索拉唑对照组的83.3%（$P<0.05$）；临床总有效率为96.7%，优于兰索拉唑对照组的80%（$P<0.05$），且可显著改善胃脘疼痛、倦怠乏力、脘闷腹胀、食欲减退等临床症状体征；Hp清除率为92.9%（26/28），优于兰索拉唑对照组的80.8%（21/26）（$P<0.05$）。

此外，课题组还开展了安胃清幽方对实验大鼠胃溃疡愈合质量影响的研究。结果显示，安胃清幽方能明显提高胃溃疡大鼠血清表皮生长因子（EGF）水平、前列腺素E2（PGE2）水平及一氧化氮（NO）含量，明显缩小胃溃疡大鼠的溃疡面积，升高胃液pH值，增加再生黏膜的厚度，对胃溃疡有较好的治疗作用，其机制与提高溃疡愈合质量、改善溃疡黏膜的修复功能有关。

5. 典型病例

病案：秦某，男，42岁，司机，于1993年8月就诊。

有饮酒与吸烟嗜好，罹患胃脘痛3年余，年初经当地县人民医院钡餐透视检查，提示十二指肠有龛影，大便潜血阳性。刻诊：胃脘隐隐作痛，时及两胁，空腹为甚，时有泛酸，饮食渐减，精神不佳，大便黏腻色黄，小便时黄。舌红苔少黄，脉象弦缓无力。诊为肝胃不和，湿热作祟。治以理气疏肝，健脾和胃，方取安胃清幽汤加减。方药：生黄芪30克，党参15克，生白术、炒白术各10克，生白芍10克，槟榔10克，高良姜10克，桂枝10克，乌贼骨10克，浙贝母10克，佛手10克，生甘草10克。水煎服，14剂。并告其戒烟酒。

二诊：药后胃痛稍减，饮食知味，大便不爽，小便仍黄。治法同前，上方略做改动。处方：生黄芪30克，炒白术10克，炒白芍10克，桂枝10克，浙贝母10克，生百合15克，炒乌药10克，广木香6克，九香虫6克，佛手10克，炙甘草10克，14剂。

三诊：胃脘痛基本消失，饮食增进，大便成形，小便微黄，舌苔薄白。继续用上方，加炒怀山药15克，14剂。

四诊：每日早晨有轻微胃痛，别无他苦。要求服颗粒剂，以备外出服用。方药：生黄芪10克，炒白术10克，桂枝6克，炒白芍6克，广木香6克，浙贝母6克，怀山药10克，佛手6克，炙甘草6克。30剂，每日1剂或两日1剂。

【按语】毛德西教授认为，消化性溃疡多系虚寒夹滞之证，其中脾胃虚寒为本，气血瘀滞为标，但其主次与轻重，需以临床症状为准则。该患者素嗜烟酒，久致肝气不和，形成气郁与血瘀，故以安胃清幽方加减治之，终获良效。毛老同时指出，治疗溃疡病尚需注意两点：其一，戒烟酒是治疗的前提，舍此则药物很难奏效；其二，药量不宜太大。古人云"王道无近功"，意思是说用甘温补益之剂，不宜急于求成，剂量轻一些，起效虽缓，但其效巩固。

四、毛德西应用半夏泻心汤18法

河南省中医院　张海杰

半夏泻心汤由半夏、黄芩、干姜、人参、炙甘草、黄连、大枣组成，是《伤寒论》中最为常用的经方之一。河南省中医院毛德西教授对半夏泻心汤体验颇深，运用娴熟，经对其近年来门诊病例进行统计，在治疗消化系统疾病所用方剂中，半夏泻心汤占1/3以上。

毛德西教授根据《伤寒论》有关条文，并结合诊治实践，总结出半夏泻心汤应用指征十六字：胸脘痞满，纳呆气逆，苔腻舌红，脉象弦滑。具体症状为：上腹部不适，或痞满，隐痛；或呃逆，嗳气，或泛酸，烧心；舌苔腻，或白腻，或黄腻，舌质暗红；脉象弦滑，或有数象。常用于慢性胃炎、食道炎、胆汁反流性胃炎、慢性胆囊炎、慢性消化性溃疡、慢性结肠炎等。并指出半夏泻心汤的作用机制在于，寒热互用以除湿热，辛开苦降以序升降，补泻同施以扶正祛邪。根据毛德西教授的门诊病例，今总结出临床应用18法，供同道参考。

1. 半夏泻心汤加吴茱萸（或肉桂）

本方主治慢性胃炎伴有泛酸、呕恶者。方中黄连与吴茱萸配伍，为左金丸，有抑肝和胃制酸之功效。具体应用时，黄连与吴茱萸的用量比例为2∶1。若将吴茱萸改为肉桂，为交泰丸，有交通心肾，清心安神之效。应用时，黄连与肉桂的用量比例为2∶1为宜。

2. 半夏泻心汤加夏枯草

本方主治慢性胃炎伴有头痛、失眠者。方中半夏与夏枯草为对药，半夏五月而生，夏枯草五月而枯，阴阳交替，引阳入阴，颇宜失眠症；夏枯草还可解肝经郁热之头痛。国医大师朱良春在此基础上加入珍珠母，以入肝安魂，用于多种肝病所致之顽固性失眠。

3. 半夏泻心汤加藿香三味（藿香、佩兰、砂仁）

此三味有醒脾开胃之功，合用之，主治湿浊阻中，阻遏纳运，五谷不馨，口腻而黏，或时有黏沫吐出，舌苔细腻。具体应用时，藿香三味以后下为宜。

4. 半夏泻心汤加四神丸

本方主治慢性胃肠炎，湿热阻中，寒湿下注，上见痞满，下见泄泻，并见腹部隐隐作痛，舌苔白腻而滑。具有清上温下、除寒止泻之功。其中五味子用量宜小，量大易有作酸之虞。

5. 半夏泻心汤加木香、九香虫

本方主治湿热阻中，胃气不降，郁而作痛。木香可以醒脾祛湿，九香虫善于散郁止痛，两味配伍，又有通络开窍之效。有人用此代替麝香，用于脑中风，也是经验一得。

6. 半夏泻心汤加三花（厚朴花、代代花、佛手花）

三花具有辛香开胃、健脾化湿的功效。本方主治慢性胃炎，湿热阻中，气机不利，引起胃脘不舒，时时胀满，尤以午后为甚，或伴有呃逆，舌面有淡淡白腻苔，脉象沉滞者。

7. 半夏泻心汤加防风、荜茇

本方主治慢性胃肠炎，伴有腹部气机不舒，时有肠鸣，口气秽浊，或矢气多，大便不畅。防风、荜茇具有整肠、理气、除腐、化浊之功效，对于腹部痞满，矢气频频者，乃为对应之举。

8. 半夏泻心汤加鸡矢藤、鸡内金

本方主治慢性胃炎之纳呆食积者。鸡矢藤药性和缓，有明显的健脾和胃功效，特别宜于小儿和老人消化不良者；而鸡内金消食化积力强。二味合用，既可增进食欲，又可健脾消积，配入半夏泻心汤中，能明显提高消食运化功效。

9. 半夏泻心汤加三芽（生麦芽、谷芽、稻芽）

三芽具有疏肝健脾、开胃进食之功效。此方对于肝郁克脾（胃），肝脾俱郁之证候，如见胃脘及两胁胀满，进食后呃逆频频，精神疲惫者，多有疗效。

10. 半夏泻心汤加乌贝散

乌贝散即乌贼骨、贝母，具有燥湿制酸之作用，是医家常用的健胃制酸剂。两方合用，对于消化性溃疡之烧心、吞酸、胃脘隐痛，或口中泛泛流涎者，常能收到"覆杯"之效。

11. 半夏泻心汤加百部、黄芩

本方主治胃食管反流引起的咳嗽。咳嗽是本病最常见的食管外症状之一，常被人忽视，而主症为胃灼热、泛酸及胸痛、恶心等，咳嗽多为刺激性干咳。百部、黄芩为清热止咳对药，具有清而不寒，止而不塞的功效。

12. 半夏泻心汤加丹参、赤芍、降香

后三味为"小冠心二号"方，具有活血化瘀、理气止痛的作用。常用于"心胃同病"，即患慢性胃炎伴有心肌缺血者，患者常伴有胸闷、胃痞、舌质黯淡、时时呃逆等症。

13. 半夏泻心汤加封髓丹

封髓丹即砂仁、黄柏、甘草，主治脾胃不和常犯口腔溃疡者，但其舌苔必黄腻或白腻。两方合用，具有清热化湿、培土伏火之效。多发者可加川牛膝、淡干姜（或肉桂），以冀引火归原，阴阳平衡。

14. 半夏泻心汤加牡丹皮、栀子

本方主治脾胃湿热引起的牙龈肿痛，或夜间睡眠时磨牙，咯咯作响。方中牡丹皮清热散瘀；栀子生用以清气分热郁，炒用以清血分热郁，临床可随症选用。其中栀子用量宜小，以免苦寒太过伤及中气。

15. 半夏泻心汤加枳术汤（丸）

枳术汤（丸）由枳实、白术组成，是健胃消食之名方。枳实消积滞，白术补脾元，由张仲景所创，张洁古发挥。二者一缓一急，一补一消，与半夏泻心汤配伍，主治脾胃湿热，虚中夹积，胃脘痞满，食而不化之慢性胃病，效果颇佳。

16. 半夏泻心汤加黄芪、三七粉

本方主治消化性溃疡，症见胃脘隐痛，吞酸，烧心，或有黑便，身体日渐消瘦。所加黄芪补脾健胃，益气摄血，助血运行；三七粉可祛瘀血生新血，冲服为宜。两味合用，可促使溃疡愈合。

17. 半夏泻心汤加生白术、杏仁、火麻仁

本方主治慢性结肠炎所致之便秘。生白术健脾促运化，杏仁降肺气以润肠，火麻仁润肠通便。其取效之妙在于生白术用量，一般成年人须30克或更多，顽固便秘者，可用60或90克。

18. 半夏泻心汤加扁鹊三豆饮

三豆饮由白扁豆、赤小豆、绿豆、金银花组成，有利湿、清热、解毒的作

用。两方合用，对于脾胃湿热引起的胃脘胀满，不思饮食，舌苔偏腻，伴有面部生痘、生疮、生斑者，是首选的复合方剂。

五、毛德西教授调节升降治疗慢性胃炎经验

河南中医药大学第一附属医院　金　杰

毛德西教授系河南省中医院主任医师，教授，研究生导师，全国第三批、第六批老中医药专家学术经验继承工作指导老师，河南中医事业终身成就奖获得者。从事临床工作50余载，中医理论造诣精深，谙熟经典，学验俱丰。毛老对消化系统疾病有深入研究，疗效卓著，笔者有幸跟师侍诊，收益良多，兹将其治疗慢性胃炎的经验总结如下，与同道探讨。

慢性胃炎系多种原因所致胃黏膜慢性炎症性病变。多无特异性，有症状者多表现为上腹部疼痛不适，无明显节律性，进食后较重。目前西医认为幽门螺杆菌感染是其最主要的病因，主要采取根除幽门螺杆菌，抑酸，保护胃黏膜，控制感染等治疗。毛老运用中医药治疗本病取得了满意疗效，现举例如下。

1. 调节升降，选下气泻心

相当比例的慢性胃炎患者，临床主要症状为胃脘痞塞或上腹饱胀不适。《素问·阴阳应象大论》云："清气在下，则生飧泄；浊气在上，则生䐜胀。"《素问·五脏别论》曰："所谓五脏者，藏精气而不泻也，故满而不能实。六腑者，传化物而不藏，故实而不能满也。"所以毛老认为脾主升清阳，胃主降浊阴，脾气以升为健，胃气以降为顺。据此将此类患者病机责之于升降失常，脏腑责之于脾胃，其中又以偏脾偏胃之不同分为脾气虚弱型和胃失和降型。前者因脾气虚弱，升提无力，气滞中脘而致，临床症状除脘痞、腹胀外，尚有神疲乏力、食少、纳呆、舌苔白腻等症，治疗当健脾胃、利湿邪，复升降。毛老常以《四圣心源·卷四》所载的下气汤化裁，药由半夏、陈皮、杏仁、芍药、贝母等组成，神疲乏力等气虚症状明显者可酌加黄芪、党参以健脾益气；食少、腹胀、舌苔水滑等脾虚湿盛者可加炒白术、炒薏苡仁以健脾燥湿。后者因胃失和降，湿热痰浊留滞中焦所致，临床表现除胃脘痞塞，腹胀纳差外，尚有恶心欲吐，舌苔黄腻等湿热内停，升降失常症状。治疗上毛老常选《伤寒论》中半夏泻心汤化裁，该方主

要由党参、半夏、干姜、黄芩、黄连、甘草等药组成，寒热并用而为辛开苦降之剂，辛以宣通行痞，苦以通降祛湿，故非常切合本型病机。另外尚可据气滞、湿热症状的轻重，酌加理气化滞、芳香化湿药物。

2. 阳明不效，求之于厥阴

清代李冠仙《知医必辨·肝气》云："人之五脏，唯肝易动而难静。其他脏有病，不过自病，抑或延及别脏，乃病久而生克失常所致。唯肝一病，即延及他脏。"肝和中焦脾胃有密切关系，生理上脾的运化、胃的和降均需肝的疏泄功能的帮助才能正常地发挥作用；病理上肝的疏泄功能出现异常，很容易影响脾的运化及胃的和降功能，而出现肝脾不和与肝胃不和证，故中医有"阳明不效，求厥阴"之说，即治疗脾胃疾病，除治脾胃本脏外，还常常通过调和肝脾、肝胃的关系达到治疗脾胃疾病的目的。前者系肝气太过，克伐脾土，脾失健运所致，临床常见胁腹胀痛，食入不化，善太息，脉弦等症，治当疏肝健脾。毛老常运用《局方》逍遥散化裁，药选当归、白芍、柴胡、茯苓、薄荷、白术、炙甘草等，兼见腹痛肠鸣、腹泻者，可合用痛泻要方以抑肝扶脾。后者系肝气太过，致胃气失和，气机升而不降所致，临床常见胃脘胀或痛，连及两胁，泛恶欲呕等。治当疏肝和胃，毛老常以《伤寒论》四逆散加减化裁，药选柴胡、白芍、枳实、炙甘草等，兼见嗳气吞酸者，可合左金丸清肝泻火。

3. 针对病情，选经验方药

经过多年的临床实践，毛老总结出大量的非常具有针对性的治疗脾胃病的验方，这些验方组成非常简单，常由两三味药组成，临床上酌情选用非常方便。这些验方有的本身就为固定方剂，如左金丸之黄连、吴茱萸，金铃子散之川楝子、延胡索，失笑散之五灵脂、蒲黄，丹参饮之丹参、檀香、砂仁。有些为常用方剂的主药，选取几味药就基本可以概括该方之主要功能，如辛开苦降散，由半夏、黄连、黄芩组成，为半夏泻心汤的君臣药。有些为毛老经多年临床实践总结的固定方，如芳香三味饮，由藿香、佩兰、砂仁组成，对中焦湿浊不化之脘痞纳差、舌苔厚腻者有良效。芳香三花汤，由代代花、厚朴花、佛手花组成，对肝胃气郁之脘痞腹胀，食后难消者效佳。三仁化湿散，方由薏苡仁、白蔻仁、砂仁组成，功效化湿醒脾，对湿困中焦之神疲肢倦、食少纳呆，舌苔厚腻者有良效。以上这些验方对于病情轻、病程短者单独使用即可获效；对于病情复杂者，毛老常在基础方之上，辨证加用上述验方，临床证明可显著提高疗效。

4. 典型病例

李某，男，36岁，2013年6月19日首诊。主诉：胃脘痞塞3年余。胃脘痞塞，食后加重，纳谷不香，食少乏力，进食生冷、辛辣食物尤甚，并感腹胀，大便不成形，舌质红，苔黄厚腻，脉细滑。患者曾多次检查胃镜，结果提示：慢性浅表性胃炎。服奥美拉唑、多潘立酮等西药，疗效欠佳，病仍时发。西医诊断：慢性浅表性胃炎。中医诊断：胃痞（胃失和降证）。治以和胃降气，化湿消食，方选半夏泻心汤加减。处方：清半夏12克，黄芩6克，黄连6克，干姜8克，党参10克，甘草10克，藿香10克，佩兰10克，砂仁（后下）8克，鸡矢藤10克，鸡内金15克，谷芽15克。7剂，水煎服，每日1剂。二诊病情较前明显减轻。后以本方据症增减药物，前后共服药1个月左右，病情完全缓解。随访半年病情未反复。

【按语】本患者中西医诊断均较明确，病程较长，从临床表现见胃脘痞塞、食少、纳谷不香、乏力、腹胀便溏诸症，非常符合《伤寒论》半夏泻心汤之胃气素虚，肠胃不和，升降失序的病机。故方选半夏泻心汤以补虚降逆，祛寒泻热，开结除痞。因患者舌质红，苔黄厚腻，胃肠湿热之象明显，故加藿香、佩兰、砂仁（芳香三味饮）以芳香化湿。另患者纳谷不香，食后难消，舌苔黄厚腻，脾胃食积之象较重，故加鸡内金、鸡矢藤、谷芽（二鸡消食散）以健脾消积和胃。方药对症，故收效迅速。另本患者病程较长，且又属湿热为患，病程缠绵，故需坚持用药，因方药对症，终获痊愈。

六、半夏泻心汤治疗慢性萎缩性胃炎癌前病变临床研究

河南省周口市第六人民医院　理　萍

慢性萎缩性胃炎（CAG）伴肠上皮化生（IM）与异型增生（ATP），属胃癌前疾病及癌前病变，为消化系统疑难病之一。毛德西教授为了探求对本病确切有效的治疗方法，在积累多年临床经验的基础上，运用半夏泻心汤合胃复春片对本病进行了治疗观察，并对治疗机制进行了探讨，现报道如下。

1. 资料与方法

（1）诊断标准。

1）西医诊断标准：参照2000年在井冈山召开的慢性胃炎研讨会制定的标准：

①内镜下慢性萎缩性胃炎诊断依据：黏膜呈颗粒，黏膜血管显露，色泽灰暗，皱褶细小。②萎缩性胃炎的病理诊断标准：萎缩指胃的固有腺体减少，幽门腺萎缩是幽门腺减少或由肠化腺体替代；胃底、胃体腺萎缩是指胃底、胃体腺假幽门腺化生，肠上皮化生或腺体本身减少。③肠腺化生，肠化部分占腺体和表面上皮总面积1/3以下的为轻度，1/3～2/3的为中度，2/3以上为重度。

2）胃黏膜慢性炎症分级标准：根据慢性炎症细胞密集程度和浸润深度分级。正常：单个核细胞每高倍视野不超过5个，如数量略超过正常而内镜无明显异常时，病理可诊断为无明显异常；轻度：慢性炎症细胞较少并局限于黏膜浅层，不超过黏膜层的1/3；中度：慢性炎症细胞较密集，超过黏膜层的1/3，达到2/3；重度：慢性炎症细胞密集，占据黏膜全层。

3）中医辨证标准：根据《中药新药临床研究指导原则》中关于胃痞寒热错杂型标准辨证：胃脘胀满疼痛，心下痞硬，恶心呕吐，嗳气。兼热证者口干口苦，大便干结，小便短赤，泛酸，喜冷饮，舌红苔黄，脉弦；兼寒症者口淡不渴，纳呆，大便溏薄，四肢不温，喜热饮，舌淡苔白，脉沉迟。主证中至少具备2项，兼证中至少具备1项，即可诊断本型。

（2）纳入与排除标准。

1）纳入标准：年龄大于18岁，符合慢性萎缩性胃炎中、西医诊断标准，经胃镜及病理检查确诊具有胃黏膜上皮异型增生或不完全型肠上皮化生，签署临床研究知情同意书者。

2）排除标准：合并有胃、十二指肠溃疡，胃黏膜有重度异型增生或病理诊断疑有恶性变者；合并脑血管、心血管、肝、肾及造血系统等严重原发性疾病，精神病患者；未按规定用药，无法判断疗效，或资料不全等影响疗效或安全性判断者。

（3）一般资料。研究对象来自河南省中医院毛德西名医工作室，自2011年8月～2012年10月名医堂门诊和住院的患者168例。根据患者症状及胃镜与病理检查，分为轻、中、重三度。其中男98例，女70例；年龄30～80岁，平均（55.42±2.5）岁；病程2～40年，平均21.3年。

（4）治疗方法。

1）药物组成：半夏12克，黄芩8克，黄连8克，干姜10克，党参15克，生甘草10克，大枣5枚。

2）辨证加减：兼热证者，黄连用量大于干姜；兼寒证者，干姜用量大于黄连；兼肝胃不和者，合左金丸（黄连8克，吴茱萸4克）；兼胃脘及胁肋窜痛者，合金铃子散（金铃子10克，延胡索10克）；如气滞血瘀重，合丹参饮（丹参15克，檀香10克，砂仁8克）；如胃湿重，加藿香三味（藿香10克，佩兰10克，砂仁8克）；如纳呆重，加消食散（鸡矢藤10克，鸡内金10克，生麦芽30克）。

3）用法：将上述药物加水400毫升，浸泡1~2小时，煎煮30分钟，取汁200毫升，再加水300毫升，煎煮25分钟，取汁200毫升，两汁混匀，分3次于餐前1小时温服。另加服胃复春片（红参、香茶菜、枳壳等组成），每次4片，每日3次。3个月为1个疗程，治疗2个疗程。治疗期间患者保持精神舒畅，劳逸结合，忌食生冷、辛辣油腻食物，忌烟酒。观察治疗前后患者的临床症状，电子胃镜，Hp病理组织学检查等变化情况。

2. 疗效观察

（1）疗效评定标准。参照《中药新药临床研究指导原则》，临床疗效标准如下：

1）临床治愈：临床症状、体征消失，胃镜检查胃黏膜慢性炎症明显好转，病理组织学检查腺体萎缩、肠上皮化生和异型增生正常或消失。

2）显效：临床主要症状、体征消失，胃镜检查胃黏膜慢性炎症好转，病理组织学检查腺体萎缩、肠上皮化生和异型增生恢复正常或减轻2度。

3）有效：主要症状、体征明显减轻，胃镜复查黏膜病变缩小1/2以上，炎症有所减轻，病理组织学检查慢性炎症减轻1度，腺体萎缩、肠上皮化生和异型增生减轻。

4）无效：达不到上述标准或恶化者。

（2）治疗结果。168例患者，治愈86例，显效62例，有效14例，无效6例。治愈率51.19%，有效率96.43%。

3. 讨论

国内外大量研究表明，胃癌的发生涉及多基因改变的多步骤过程，发生癌变之前，常经历持续多年的癌前病变。目前大家认可的癌前病变转化模式为：慢性萎缩性胃炎—胃黏膜小肠型肠上皮化生—大肠型肠上皮化生—不典型增生—胃癌。目前对慢性萎缩性胃炎及胃癌前病变的研究一直未取得突破性进展，西医多以对症治疗为主，尚无较好的治疗方案。中医的整体观念与个体用药相结合，不但能使症状明显改善，而且对部分患者的肠上皮化生及不典型增生有一定的逆转作用。

慢性萎缩性胃炎在中医古籍中无记载，根据其主症"痞、胀、满、痛"可归为"痞满""胃痛"等范畴。病因多为饮食不节，寒温不适，恣食生冷或肥甘厚味，引起脾胃功能虚弱，升降失调，气机不利，而致寒湿痰浊阻滞中焦，郁久化生热毒。寒热错杂，阻结中焦，逐渐形成癥瘕积聚而发为本病。脾胃虚弱，寒热错杂，中焦气机升降失调是本病的病机要点，故治疗上以辛开苦降、调理脾胃气机、行气除满消痞为基本法则。根据其虚实分治，实则泻之，虚则补之，虚实夹杂者补消并用。而《伤寒论》中半夏泻心汤是治疗心下痞满的主方，方中半夏、干姜辛散开结，与人参、甘草、大枣配伍升补清阳，黄连、黄芩苦降以泻其浊阴，辛开苦降，补泻兼施，随症加减，使脾胃气机升降复位，中气调和，则痞满可除。本方恰中慢性萎缩性胃炎病机，故疗效显著。

参考文献

［1］徐升，刘敏琪. 加减半夏泻心汤治疗慢性萎缩性胃炎癌前病变临床观察［J］. 中医药临床杂志，2010，22（6）：495-496.

［2］中华医学会消化分会. 全国慢性胃炎研讨会共识意见［J］. 中华消化杂志，2000，20（3）：199-201.

［3］代二庆，赵占考，袁红霞，等. 善胃Ⅰ~Ⅲ号方治疗慢性萎缩性胃炎胃癌前病变的临床研究［J］. 中医药学刊，2004，22（4）：606-607.

［4］邵荣世，季雁洁，故庆华，等. 胃宁茶袋泡剂治疗慢性萎缩性胃炎机理的实验研究［J］. 江苏中医药，2005，26（12）：56-58.

七、毛德西教授从温化、分消辨治痰湿证经验

河南省中医院　索红亮

毛德西教授为第三批、第六批全国老中医药专家学术经验继承工作指导老师，从事中医内科临床、教学、科研工作50余年，擅长治疗冠心病、高血压、高脂血症、胃肠病等，尤善运用中医思维治疗疑难杂病。现将毛老从温化、分消辨治痰湿证经验介绍如下。

1. 痰湿的成因及其时代特点

痰湿成因，或因先天禀赋，或因外感非时之气，或因后天饮食不洁。先天禀赋者即所谓"痰湿体质"，其人多呈家族性肥胖，甚则节食减肥难见成效，多属

气虚，脾运不及，若受外因，多从湿化。外感非时之气者，乃指雾露雨气、潮湿地气，若着于体表、肌肉，则发为寒热、身痛等；入里，可致痰湿咳嗽、湿热泄泻等；流于关节，则生湿热痹症，甚至侵袭心脉，发为心痹。从内而生者，多因后天饮食不节，如嗜食肥甘油腻及生冷瓜果，吸烟、饮酒，伤及胃肠，则发为痞满、呕吐、泻痢等。

毛老谈及痰湿成因，往往提及地域特点与时代背景对中医辨证的影响。中医的辨证用药甚至流派产生，均与地域特点或时代特征密切相关。唐·孙思邈《备急千金要方》曰："凡用药皆随土地之所宜。江南岭表，其地暑湿，其人肌肤薄脆，腠理开疏，用药轻省。关中河北，土地刚燥，其人皮肤坚硬，腠理闭塞，用药重复。"指出地域对临床用药的影响。金元战乱，流离失所，人多饥寒，故补土派盛行，此时粳米、大枣为治病良药，反映了时代背景对医学流派的影响。当今人们的饮食结构发生变化，多鱼多肉，多盐多糖，则易生痰湿。由此可见，时代发展、饮食结构变化是导致当今人们容易内生痰湿的重要因素。目前临床上不论南、北均多见痰湿证，表现为舌质淡胖，苔厚腻，或偏润，或偏燥，色黄白不一。

2. 痰湿证的病机特点

痰湿证有多种不同的表述，有重于痰，有重于湿，有偏于寒，有偏于热，病位有上、中、下三焦之别，有湿阻不同脏腑之分。痰湿之邪发病多端，由此可派生出许多疑难怪病，如麻木、失语、震颤、谵妄、癫痫、偏瘫、积聚等。清代林佩琴在《类证治裁》中论痰饮言："随气升降，遍身皆到……变幻百端，昔人所谓怪病多属痰。"即所谓"百病多因痰作祟"。

毛老认为：痰湿证总的病机特点乃湿为阴邪，其性黏腻，发于脾胃，涉及三焦；疾病多缠绵难愈，病程相对较长。临证时应预测病变进程，与患者及时沟通，提高患者依从性，进而提高疗效。

湿分外湿、内湿。外感寒湿，则见寒湿头痛、寒湿感冒、寒湿痹痛等，治法当宗《金匮要略》治湿之法，方用麻杏薏甘汤、麻黄加术汤、白术附子汤之类。外感湿热，见于湿热温病，湿热弥漫，气机失和，湿乃重浊之邪，热乃熏蒸之气，一经感受，"漫无出路，充斥三焦，气机为其阻塞而不流行"。上焦之气，肺主之，湿热上犯，肺失清肃，则发为咳嗽、寒热、痰饮、噎气等；横逆心包，则为神昏；上扰清阳，则发眩晕、耳聋等。中焦之气，脾胃主之，湿热困脾，则会出现不饥不食、痞满、肿胀；若熏蒸肝胆，则发为黄疸、结石等。下焦之气，肾主之，湿热下注，肾失气化，则乱二便，出现淋证、癃闭、泄泻、痢疾等。治宜循三焦辨证，行分消走泄之法，方用三仁汤之类。

毛老指出：临床最常见的痰湿证仍属内湿为主，内湿可由外湿传化所致，亦可由内伤饮食或脾胃素亏、痰浊内生所致，痰湿多与肺、脾、肾三脏相关。肺"为水之上源"，主输布津液，失其司，则津液停滞，化为水饮、痰湿；脾主运化水湿，脾胃运化水湿功能失司是痰湿内生之由，而治疗痰湿证多责之于脾胃，脾喜燥恶湿，用药宜香燥之品；肾为水脏，司气化，主二便，肾气失司，则开合不节，发为水肿、癃闭、鼓胀。

3. 痰湿证治法刍议

毛老认为：痰湿证治法总要一则为温法，另一则为分消走泄法。温法言其治法之常，分消走泄法言其治法之用。

（1）温法为纲，兼顾津液。温法出自《金匮要略》，曰："病痰饮者，当以温药和之。"温法屡经后世医家发挥，成为痰湿治法总纲。临床凡见舌苔厚腻，证属痰湿证者，多于辨证基础上佐以温化之品，如苍术、白术、陈皮、半夏、藿香、佩兰之类，效必如期。

痰湿证首重望舌，望舌除舌质、舌体外，毛老还注重观察津液多寡，常于舌苔厚薄、黄白等表述后，又言其偏润、偏燥或腐腻、水滑等。偏润、水滑者，寒湿为多，治宜苦温燥湿，属温化，多选苍术、白术、陈皮、半夏、厚朴等；偏燥者，多为湿热，治宜温化基础上酌加苦寒之品，属清化，多选黄连、黄芩、荷叶等；腐腻苔者，多用芳香化湿之味，如藿香、佩兰、砂仁、白豆蔻仁等。毛老指出：痰湿证用药多偏温、偏燥，临证时需注意顾护津液，防药燥伤阴，可适当少佐荷叶、芦根、石斛等甘寒清润之品。

病案1：患者，男，43岁，2011年10月31日初诊。

主诉：口中流涎不止半个月余。患者既往患慢性胃炎3年余。现症：每于夜间醒后口吐清涎，口气臭秽，乏力、四肢末端稍凉，睡眠差，大便不调，或溏或秘，舌质淡暗，苔薄白腻而润，舌中部稍厚，六脉细滑。西医诊断：慢性胃炎。中医诊断：多涎症，辨证为脾虚湿盛证。给予四君子合藿香三味饮加减。

处方：党参10克，生黄芪15克，炒白术10克，藿香10克，佩兰10克，陈皮10克，砂仁10克，益智仁15克，诃子10克，莲子10克，生姜5片，大枣3枚。7剂，水煎服，每日1剂。

2011年11月6日二诊：患者夜间吐清涎、乏力明显减轻，口气臭秽症状消失，睡眠仍较差，偶有烦躁，舌质淡红，苔薄白稍腻，中部偏厚，六脉弦细。守上方，去益智仁、诃子，加生薏苡仁30克，合欢皮10克。继服14剂，病愈。

【按语】本例患者虚实夹杂，实则中焦湿浊，影响脾之升清、降浊，故见涎下、口气臭秽、舌苔白腻。治疗以温法为先，芳香化湿祛浊，但一味化湿非其治也。清代沈金鳌在《幼科释谜》中言："多涎，亦由脾气不足，不能四布津液而成。若不治其本，补益中气，而徒去其痰涎，痰涎虽病液，亦元气所附，去之不已，遂成虚脱。"毛老认为：本病案属本虚标实，本为脾虚失于统摄，脾为胃行其津液，脾虚则津液失其常道，故见流涎。治疗采用补脾经气之药，如人参、黄芪、白术、甘草，取李东垣"补中益气"之意；因"脾喜燥恶湿"，故伍以藿香、佩兰、陈皮、砂仁，去其湿气，同时芳香之品可去口气之臭秽；益智仁、诃子乃收敛之品，助参芪统摄之效；莲子功用健脾镇心降逆。诸药合用，共奏补脾祛湿收敛之效。

（2）轻可去实，分消走泄。"分消走泄"法出自叶天士，后经薛生白、吴鞠通、王孟英等医家发挥，形成温病一大治法，是治湿温、湿热的主要治法之一，后世医家逐渐将其运用于痰湿证的治疗。所谓分消，"明明为分解之义"；所谓走泄，"开沟渠以泄之耳"。合而言之，即将湿热之邪分解消散，使湿去热孤，病自趋愈的治法。凡湿浊、湿热为病，均可选而用之，如辛凉清上、辛开苦降、苦辛通络、辛淡肃降、芳香化浊、淡渗清利、辛寒通利、辛温通阳等法，是三焦辨证在痰湿证上的一大发挥。

毛老认为：分消走泄法来源于"轻可去实"，多取轻清灵巧之品，如植物之叶、花、皮、果、茎、芽等，看似平淡，却为流动之品，极易展布气分、通利三焦。毛老遍览历代医家关于分消走泄法的著述，根据多年临床经验，总结出如下用药规律。

1）治上焦如羽，轻宣肺气：上焦湿热，重在开肺气，选轻清辛味之品，如杏仁、枇杷叶、瓜蒌皮、桔梗、桑叶、旋覆花、苇茎、紫菀、薄荷、苏叶、竹叶等；方用杏苏饮、桑杏汤、小陷胸汤、三仁汤等。

病案2：患者，女，60岁，2012年3月13日初诊。

主诉：咳嗽、咯痰迁延不愈1个月余。患者既往有慢性气管炎病史多年，曾于某医院查胸部正位片提示右肺感染，经抗感染、平喘、止咳等治疗后，遗留咳嗽不愈。现症：咳嗽，痰黏难咯，动则汗出，口干口苦，纳眠可，二便调，舌质淡红，苔薄白稍腻，六脉弦细。西医诊断：慢性阻塞性肺疾病。中医诊断：咳嗽，辨证为木火刑金兼有上焦痰热。给予小柴胡汤合藿香三味饮。

处方：银柴胡10克，黄芩15克，炒杏仁10克，防风10克，射干10克，藿香10克，佩兰10克，砂仁8克，霜桑叶15克，浮小麦30克，北沙参20克，甘草6克。7剂，水煎服，每日1剂。

2012年3月20日二诊：诸症明显减退。

【按语】本例患者咳嗽，兼有口干、口苦，六脉弦细，为肝火犯肺少阳证（小柴胡汤证）。方中银柴胡、黄芩取小柴胡之意，和解少阳，清上焦热；炒杏仁、防风、射干取"轻可去实"之意，疏散风热，宣肃肺气，止咳；藿香、佩兰、砂仁去湿浊，化痰涎；桑叶、浮小麦敛汗；北沙参养肺阴止咳，防热盛伤津。因本例患者口干，有津伤之象，而柴胡劫肝阴，故毛老习用银柴胡替代柴胡，防柴胡辛燥之性。方中多选轻清之品，使湿热之邪，自表而散。

2）治中焦如衡，重健脾运脾：中焦湿浊，为枢机不利，重在运脾气，治宜调畅气机、通达上下，可选辛苦温或芳香之品，如苍术、薏苡仁、半夏、厚朴花、代代花、佛手、藿香、佩兰、稻谷芽、砂仁、石菖蒲、大麦芽；方用藿朴夏苓汤、藿香正气散、黄连温胆汤或半夏泻心汤等。

病案3：患者，男，40岁，2011年10月31日初诊。

主诉：肢体不利1年，加重1周。现症：行走蹒跚，动作不协调，乏力，偶有震颤，舌质暗红、体胖大，苔厚腻、稍黄而干，六脉弦滑。西医诊断：脑梗塞后遗症。中医诊断：颤证，辨证为湿热生风。给予加味四妙丸。

处方：炒苍术10克，黄柏8克，怀牛膝30克，生薏苡仁30克，当归10克，防己10克，川草薢15克，龟板（先煎）15克，秦艽10克，木瓜30克，生黄芪30克，生甘草10克。10剂，水煎服，每日1剂。

其后数次就诊，症状较前稍有缓解。

【按语】本例患者多于潮湿环境工作，平素体虚，外感湿邪，郁而化热，湿热熏蒸，筋肉失于润养，故见震颤。《素问·至真要大论》曰："诸风掉眩，皆属于肝。"其中的"掉"即含震颤之意。毛老认为：湿热浸淫经络、经筋，病见口噤、四肢拘急，甚则角弓反张，此乃湿热生风所致，可用风药宣通经络，宜选秦艽、防己、鲜地龙、威灵仙、滑石、丝瓜络等药。方中苍术燥湿健脾；黄柏清热燥湿；牛膝补肝肾，强筋骨；薏苡仁利湿热；当归、防己、秦艽祛风湿，活血通络；川萆薢分利湿浊，取其分消之意；龟板养阴柔筋，平肝息风；黄芪健脾益气扶正；木瓜有舒筋活络的作用，且能化湿，为治风湿痹痛所常用，筋脉拘挛者尤为要药，且其酸甘化阴，可防温燥伤阴。用药后上症稍有缓解。其后多次就诊，用药多于四妙散基础上加减，其用药不离温化、分消走泄之意。

3）治下焦如权，重少阴为枢：治下焦如权，需重肾与膀胱，少阴是三阴之中出入之枢纽，故选药多入肾经或膀胱经。下焦湿热，重通利膀胱，可选淡渗通络之品，如茯苓、猪苓、泽泻、滑石、瞿麦、寒水石、晚蚕沙、白茅根、冬瓜皮、通草、萆薢等，或可加入温化肾气之味，如肉桂、附子；方用五苓散、宣通导浊汤等。

病案4：患者，男，37岁，2011年12月7日初诊。

主诉：关节疼痛1个月余。患者既往尿酸偏高多年，近1个月关节疼痛再发加重。现症：双手指关节疼痛，肩背疼痛，舌质淡暗，苔厚腻、稍黄而干，六脉细数。西医诊断：痛风。中医诊断：痹证、尿浊，辨证为湿热证。给予三妙丸合萆薢分清饮。

处方：车前草30克，炒苍术10克，黄柏8克，川萆薢10克，生薏苡仁30克，桑枝15克，松节10克，苏木10克，秦艽15克，威灵仙15克，白僵蚕10克，夏枯草30克，生甘草10克。10剂。每日1剂，水煎服。

2011年12月20日二诊：痹痛明显减轻。守方续服。

【按语】高尿酸血症中医学似可诊断为尿浊，总属下焦湿浊。本病案选用淡渗通利之品，如车前草、薏苡仁、川萆薢等为主药，以通利膀胱，清泄湿热；炒苍术、黄柏清化下焦湿热；桑枝、松节、苏木、秦艽、威灵仙、白僵蚕均为祛风湿、止痹痛而设；夏枯草苦、辛、寒，走肝经，《本经》谓其"主寒热……脚肿湿痹"；《滇南本草》谓其"行经络……止筋骨疼痛、目珠痛"，并有利尿作用，用于尿浊所致湿热痹症，疗效显著。

4. 小结

毛老强调，治痰湿需谨记温法及分消走泄法。温法为治湿大纲，单纯苦寒多使湿邪冰伏难解；分消走泄法重在使邪有出路。临证时依疾病性质与病位选用合适治法，有利于湿浊之邪消而散之，或遣药辛散使邪从表解，或选用芳香化浊从中焦分化，或以淡渗利湿使湿从小肠、膀胱走泄。湿性黏腻，湿邪一去，寒热易消，则疾病向愈。

八、毛德西教授运用疏颈活络汤治疗颈椎病经验

河南省中医院　张文宗

毛德西教授早年在北京学习时得到了一首验方，据说是一位名老中医的经验方，原方仅有葛根、芍药、鸡血藤、木瓜、生甘草5味药物。毛老还教我们背诵这首方：葛根木瓜鸡血藤，芍药甘草颈椎病，若要痛苦日日离，莫忘补益肝肾经。在此基础上，结合长期临床经验，毛老拟定了治疗颈椎病的经验方——疏颈活络汤。

组成：葛根30克，川羌活10克，桂枝10克，细辛6克，赤芍30克，鸡血藤15克，木瓜30克，桑枝15克，薏苡仁15克，生甘草10克。

加减：头晕者，加蔓荆子、怀菊花；肩周痛者，加秦艽、威灵仙；上肢抬举困难者，加伸筋草；恶寒甚者，加炮附子、炮干姜。

功效：疏通经脉，散寒活络。

主治：颈椎病。

用法：每日1剂，水煎2次，分2～3次服用。

方解：颈椎病是常见病，凡从事久坐、久站、久视之人，均易罹患本病。颈椎位于督脉与足太阳经循行路线，经脉应当是左右逢源，活动自如。如果坐姿不正确，或者经常受到风寒湿邪的侵袭，均可引起颈椎病。其治疗法则是祛其病因，疏通经络。《伤寒论》第14条谓："太阳病，项背强几几，反汗出恶风者，桂枝葛根汤主之。"后人认为"颈项强几几"是颈椎病的主要症状。故治疗此类疾病，应当以此条方药为准则。毛老依此制定了具有疏通经络、散寒活络的疏颈活络汤。方以葛根、羌活疏通经脉，为主药；桂枝、细辛辛温通络，为辅药；赤芍、鸡血藤、木瓜、桑枝、薏苡仁活血化瘀，祛风利湿，为佐药；生甘草调和诸药，缓急止痛，为使药。确有寒湿停滞经脉，疼痛难忍者，可加制川乌、制草乌各5～10克，但必须先煎30分钟或更长时间，且不宜久用。

典型病例：赵某，女，43岁，司机，2008年10月就诊。

罹患颈椎病已3年余。颈部有不舒感，头颈部转动不灵活，并时有头晕、脑胀、耳鸣等症。颈椎片提示：颈5～7后缘骨质增生。舌质暗红，舌苔白腻，脉象弦细。诊为颈椎病，督脉与足太阳经经气失于舒展，寒凝经络。法当疏通经络，散寒活瘀，取疏颈活络汤加味治之。

处方：葛根30克，羌活10克，桂枝10克，细辛5克，赤芍30克，鸡血藤15克，木瓜30克，桑枝15克，薏苡仁15克，生甘草10克。15剂。水煎服，每日1剂，分两次服用。

二诊：症状缓解，颈部不舒感明显减轻，唯时有头晕，上方加石菖蒲10克，怀菊花15克，以补肾健脑聪耳，10剂。

三诊：头晕已明显减轻，自诉已好转三分有二。改用颗粒免煎剂巩固之。方药为：葛根10克，赤芍10克，木瓜10克，细辛3克，桂枝10克，桑枝10克，生甘草3克，温开水冲服。

【按语】关于颈椎病的治疗，中医同仁积累有不少经验方药，包括针灸、按摩、外洗、外敷膏药等。毛老认为，这些方法都会有效，但只是改善症状，不可能使所形成的增生、变形等得到彻底痊愈。他的体会是：以药物治疗为主，以局部的适当活动为辅，加之以热敷，自然会有好转。

九、毛德西教授治学特点及脾胃病学术思想述略

河南医学高等专科学校　孙巧玲

毛德西教授系首届全国名中医，第三批、第六批全国老中医药专家学术经验继承工作指导老师，从事中医临床工作50余年，对内科疑难杂病尤其是脾胃病的诊疗有独到的经验。笔者跟师随诊，实时采集、整理病历，拜访请教老师，接受言传身授，并大量查阅古代医著和当代中医内科脾胃病名家著作，反复学习毛老著作文稿及历届研究生论文。现对其治学特点及脾胃病学术思想浅述如下。

1. 治学特点

（1）尊重经典，博极医源。毛老尊重经典理论，善取各家之长，勤于临床思考，提倡中和之道，富于独立创新的学术理念。其学术思想上自仲景，下至当代名家，既有继承，又有发挥。

毛老认为，中医学浩如烟海，学习务必从源到流，如果不首先学好经典理论，治学就如同无源之水，无本之木。学好经典，对于临床辨证施治及深一步研读后世医书能够奠定坚实的基础。毛老在河南省卫生厅中医本科学徒班学习期间，就已熟背"四小经典"。笔者跟随毛老侍诊期间，毛老时常能快速而熟练地

背诵出患者症状所属的条文及要用的方歌，且不时用毛笔默书《内经》条文。毛老常说：阅读中医经典著作，总是有"觉今是而昨非"之感，每次读后都有新的意境和体会。

（2）博览各家，取长补短。毛老重视经典著作学习的同时，也提倡博览后世医书。取各家之所长，取长补短，以广见识。他说，经典是根、是本，但也不可忽视后世医家的学术思想，否则如水有源却流浅不长，木有本而枝叶不茂。他反复熟读各种学术读本、本草读本、类书读本，各种近现代读本、医案医话，对书中所载的有效方剂反复揣摩，并应用验证于临床实践中。即使是医史笔记、野史单方，毛老亦有收录，进而扩大其用药思路。毛老收藏很多医书，他认为，有些民间的单方验方也有奇效，它是人民大众智慧的结晶，有效就是好方。由于博览医书，他积累了丰富的理论知识，为日常的临床实践打下了深厚的理论基础。

（3）大医精诚，仁心仁术。毛老十分勤奋，工作以来，坚持每天7时半到医院，退休后依然如是，且每天的门诊极少请假。他说：患者已记得是这个时间就诊，而且从那么远的地方来看病，如果来了看不成，那不是白跑冤枉路了！他还常说：作为一名医生，一定要坚持给患者看病，只有每天看病，勤于临床，并加以思考和总结，才能有收获和提高。

毛老的方，力猛量大的药物几乎见不到，多是几克到十几克。药性平和之药多见，即使需要大辛大热之附子，也是由3克或5克开始，根据患者情况逐渐加量。不轻易应用大黄、牵牛子、番泻叶之类峻药。一张处方，药味一般在6～12味之间者多见。他要求人的行为符合忠恕之道，己欲立而立人，己所不欲，勿施于人，做到互爱互信，互尊互谅，人得其所，事得其宜，则天下太平。毛老常引用《素问·至真要大论》中的一段话，"谨察阴阳所在而调之，以平为期"。他认为，这是中医治疗学的总则。

（4）善于思考，推陈致新。在临床跟师学习中，常感毛老之方难学，路难循，但患者常诉奇效。跟师三年，才稍有所悟。毛老精勤博览，辨证十分灵活。他认为，无论经方时方，都不宜照搬照用，要善于加减化裁，使之与病情环环相扣。前人已效之方，不一定合今人之病，要善于结合刻诊病症，根据自己的经验拟方治疗。即使是自拟方药，只要能治愈疾病，亦是创新。50年来，毛老身体力行，融汇各家之长，师古而不泥古，处方用药，形成了一套自己独特的思路，在临床治疗中不断推陈出新，效果令人满意，求诊者盈门。

2. 脾胃病学术思想

（1）脾胃理论，源出三家。毛老临证50余年，在脾胃病诊疗方面有丰富而独特的经验。他认为，历代医家对脾胃病理论形成做出主要贡献的主要有三家：一是张仲景，着重阐述脾胃疾病的实热证；二是李东垣，着重阐述脾胃疾病的气虚证；三是叶天士，着重阐述脾胃疾病的阴虚证。要学习古人，但师古不能泥古。纵观古代各医家对于脾胃病的相关阐述，我们必须综合诸家论述，全面、辩证地思考，不仅使各医家的理论有所侧重和发挥，而且要依此指导临床实践，提高治疗水平。

（2）脾胃病证，不限"脾""胃"。毛老认为，脾胃不仅是"脾""胃"。脾胃病，不应当仅局限于"脾""胃"这一脏一腑，任何脾胃损伤导致的疾病或其他脏腑影响脾胃功能而表现为脾胃部位症状的疾病都可称为脾胃病，如胃痛、吐酸、嘈杂、痞满、呕吐、噎膈、反胃、呃逆、腹痛、泄泻、痢疾、便秘等。这些病证虽归属脾胃病，但与其他脏腑亦密切相关，所以临证中须注意脏腑之间的关系，随症诊治。一言以蔽之，凡通过调理脾胃而愈之疾病均可归于脾胃病范畴。

（3）脾胃辨证，虚实寒热。毛老对脾胃病的症状分析有独特的见解。脾的生理特点为主运化、主升清、统血，喜燥恶湿。相应之病理变化，脾之病变表现为纳少、腹胀（痛）、便溏、内脏下垂、出血等。胃的生理特点是主受纳、腐熟，主降，喜润恶燥。胃之病变表现为脘胀（痛）、呕恶、呃逆、嗳气等。

关于脾胃病的辨证，毛老认为，脾胃病为脏腑内伤性疾病，可按虚实寒热为纲进行分类。

（4）治疗脾胃，以和为贵。胃痞、呕吐、呃逆、腹痛、泄泻、便秘为临床常见病，多发病。毛老认为，治疗脾胃病，当以和为贵。脾胃病，有虚实寒热及气血之辨，但在临床中常出现相兼证候，如寒热错杂、虚实俱现、升降失序、气滞血瘀等。脾胃病的治疗，不可偏执一法，应当寒热平调、补消兼施、升降有序、气血并举等，达到阴阳平衡、病去正复之效。

（5）善用经方，用药精当。毛老治疗脾胃病有自己独特的方药应用特点。首先，他善用经方加减治疗脾胃病。常用的经方有半夏泻心汤、四逆散、厚朴生姜半夏甘草人参汤、橘皮竹茹汤、苓桂术甘汤、小陷胸汤等。尤其善于应用半夏泻心汤治疗脾胃病。其次，毛老在组方用药时常要求用药少而精，恰到好处。强调只有临证深入探求，辨证准确，制方严谨，遣药得当，主次分明，才能取得良好疗效。每味药的用量也不大，一般常用药在10克或15克左右。毛老认为药量多少取决于证候虚实、寒热、升降之孰重孰轻。

另外，毛老多选用常见价廉之品，以期减轻患者的经济负担。但组方选药之时，毛老却非常严格讲究配伍用药。往往可见一方之中有多个药对，或方中某味药可以灵活地与其他药组成多个药对，共同达到使脾胃升降纳化恢复正常的目的。

附录二　医事印迹

余闻上古之人春秋皆度百岁而动
作不衰今时之人年半百而动作皆
衰者时世异耶人将失之耶岐伯对
曰上古之人其知道者法于阴阳和
于术数食饮有节起居有常不妄作
劳故能形与神俱而尽终其天年度
百岁乃去　素问上古天真论

毛德西丁酉夏月书

东方的思维模式是综合的，西方的思维模式是分析的，勉强打一个比方，我们可以说西方是一分为二，东方则是合二而一，再打一个更通俗的说法来表达一下，西方是头痛医头，脚痛医脚，只见树木，不见森林，而东方则是头痛医脚，脚痛医头，既见树木又见森林，说得更抽象一点，东方思维模式的特点是整体观念普遍联系，而西方分析思维模式则相反

季羡林语 德西书

趙家小兒

發热の天得汗不解小便短赤口渴而飲且唇內有

潰瘍時痛而涎苔黃脈濡数治当清解

金銀花10克　冬桑葉10克　净連翹10克　淡竹葉5張

白通草6克　鮮荷葉10克　香苕蒲10克　香青蒿6克

生甘草5克　水煎服　兩煎合一分め次温服

毛德西　診治

宁静致远

毛德西书

观书到老眼如月
得句惊人胸有珠

德西拈笔

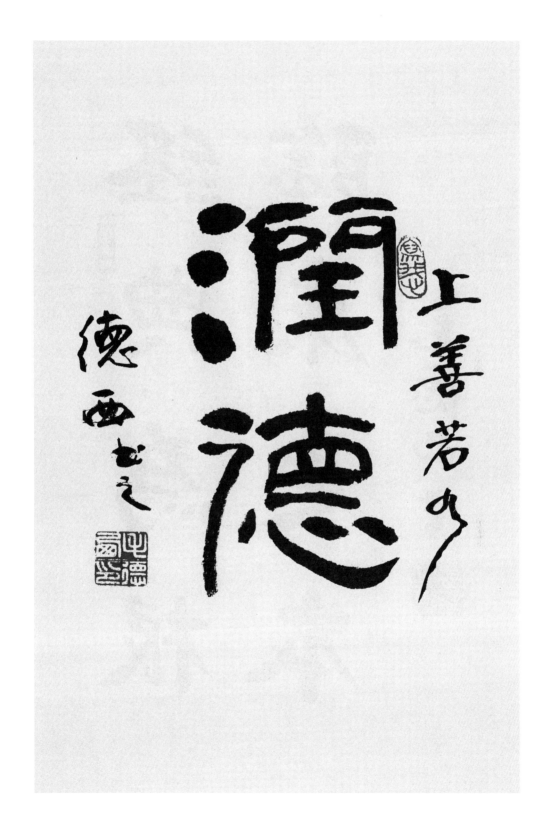

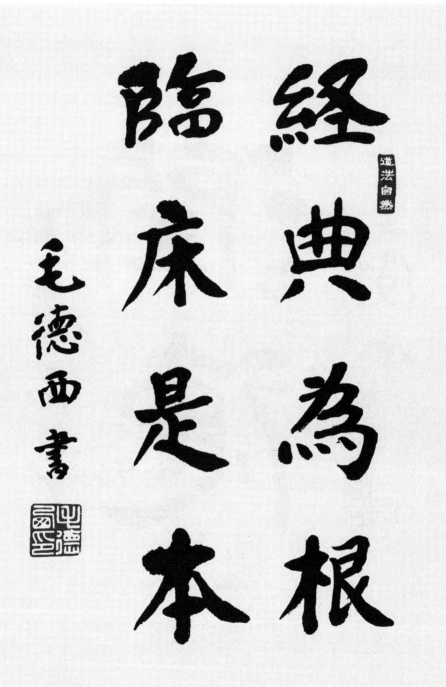

经典为根
临床是本

毛德西书

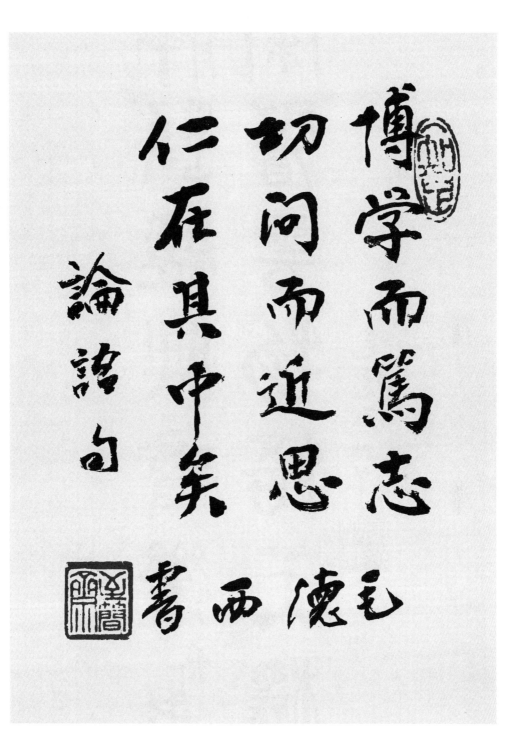

博学而笃志
切问而近思
仁在其中矣

论语句

毛泽东书

静研经典读乐趣

闲看云物悟天机

毛德西拙笔

毕竟西湖六月中，风光不与四时同。接天莲叶无穷碧，映日荷花别样红。

杨万里诗

毛德西拄笔

附录三　名家年谱

1940年

10月29日，出生于陕西省西安市。

1943年

初春，随父母回到原籍河南省巩县（今巩义市）白沙村。

1947年

9月，入巩义市孝义完全小学读书，1953年7月毕业。

1953年

9月，入郑州市第二中学读书（初中），1956年7月毕业。

1956年

3月，加入中国共产主义青年团。

9月，入郑州市第九中学读书（高中），1959年7月毕业。

1959年

10月，被河南省卫生厅录取为中医本科学徒生；在开封医学高等专科学校中医教研室跟随武明钦、张文甫等学习中医（至1964年10月）。

1960年

7月，随老师赴河南省虞城县参加救灾医疗队，工作半年。

1964年

10月，经河南省卫生厅统一理论与临床考试，成绩优秀，合格出师，并由河南省卫生厅颁发出师证书；分配至开封地区卫生处中医进修班任课，主讲《经络学说》等课程。

1965年

3~6月，被指派到河南省登封县（今登封市）卢店乡卫生院跟随耿彝斋老中医学习。

1966年

1月，调至河南省开封地区人民医院（现河南大学淮河医院）中医科工作。

1968年

6月，带"6.26"医疗队到河南省尉氏县大营乡卫生院工作半年。

1971—1973年

带医疗队到河南省杞县葛岗乡卫生院进行防治慢性支气管炎工作。

1972年

6月，赴北京参加全国防治慢性支气管炎经验总结大会，并代表"棉花根"防治组（四省两军区）在大会发言。

1975年

9月，到遭受水灾的河南省项城县李寨乡卫生院工作（至1976年2月）。

1978年

8月，晋升为中医主治医师。

12月，《对〈伤寒论〉中相反相成配伍的认识》在《新医药学杂志》（现《中医杂志》）1978年第12期发表。

1980年

6月，赴中国中医研究院（现中国中医科学院）西苑医院进修学习，曾侍诊于方药中、岳美中、时振声、王占玺等著名中医学家（至1981年6月）。

1981年

6月，任河南省开封地区人民医院（现河南大学淮河医院）中医科主任。

10月，赴江苏省无锡市参加《中医症状鉴别诊断学》统稿会。

1982年

4月，《对〈伤寒论〉腹证诊治的认识》在《河南中医》1982年第2期发表。

4月，赴上海参加《中医症状鉴别诊断学》审稿会。

6月，论文《类风湿性关节炎的辨证论治》与《疼痛的辨证用药》被日本神户中医学研究会编译，收载于该会出版的《中医临床讲座》一书中。

6月，赴黑龙江省哈尔滨市参加《中医症状鉴别诊断学》统定稿会。

1983年

3月，赴浙江省杭州市参加《中医证候鉴别诊断学》审稿会。

12月，《运用经方治疗咳痰喘的体会》在《中原医刊》（现《中国实用医刊》）1983年第6期发表。

1984年

1月，《张锡纯治疗外感发热经验初探》在《中医杂志》1984年第1期发表。

3月，《中医症状鉴别诊断学》由人民卫生出版社出版，任编委，参与编写书稿19篇。

4月，赴北京参加卫生部组织召开的中医证候研讨会。

9月，参与整理的《湖岳村叟医案》由河南科学技术出版社出版。

10月，《胸痹辨证论治的体会》在《中原医刊》（现《中国实用医刊》）1984年第5期发表。

11月，参与编写的《张仲景药法研究》由科学技术文献出版社出版，任编委。

1985年

6月，参与民间手抄本《医门八法》的审定工作，该书于1986年2月由中医古籍出版社出版。

7月，加入中国共产党。

10月，《胃脘痛的鉴别诊断》在《中原医刊》（现《中国实用医刊》）1985年第5期发表。

10月8日～11月8日，赴北京参加《中医证候鉴别诊断学》统稿会议。

1986年

3月，《浅谈证候的表达形式》在《辽宁中医杂志》1986年第3期发表。

7月，《刘鸿恩及其〈医门八法〉》在《河南中医》1986年第4期发表。

7月，晋升为副主任中医师、副教授，并担任开封医学高等专科学校中医基础学、中医学等课程授课教师。

12月，赴北京参加《中国基本中成药》审定稿会。

1987年

6月，《从考城沿革谈张子和故里》在《中医药信息》1987年第3期发表。

8月，《中医证候鉴别诊断学》由人民卫生出版社出版，任编委，参与编写书稿30余篇。

1988年

7月，赴江西庐山参加《感冒论治学》统定稿会。

10月，《消渴病中医防治》由中医古籍出版社出版，任主编（独著）。

1989年

7月，《中国医学诊法大全》由山东科学技术出版社出版，任副主编。

1990年

7月，《疑难病证名验方辑要》由华龄出版社出版，任副主编。

8月，《中国医学疗法大全》由山东科学技术出版社出版，任副主编。

9月，《中医疾病诊疗纂要》由云南科学技术出版社出版，任编委。

10月，《消渴病中医防治》获河南省教育委员会科技著作三等奖。

1991年

7月，调至河南省中医院（河南中医药大学第二附属医院）工作，同年晋升为主任中医师、教授；并任内一科（心血管病区）主任。

9月，《中国医学预防法大全》由山东科学技术出版社出版，任副主编。

12月，在河南省郑州市参加《优选中成药》审稿会。

1992年

7月，与曹洪欣、麻仲学共同编著的《中医房事养生与性功能障碍调治》由山东科学技术出版社出版。

8月，《国际针灸交流手册》由山东科学技术出版社出版，任副主编。

1993年

3月，调至河南省中医院（河南中医药大学第二附属医院）内科门诊工作，任内科门诊主任。

1994年

3月，《常见病中西医诊断与治疗》由中国中医药出版社出版，任主编。

6月，任河南中医学院（现河南中医药大学）中医内科学专业硕士研究生导师。

9月，硕士研究生禄保平（现为医学博士，河南中医药大学教授、硕士研究生导师、肝病研究所所长，河南省学术技术带头人，河南省高等学校青年骨干教师）入学。

10月，《河南当代名医内科学术精华》由河南科学技术出版社出版，任主编。

1995年

4月，《余听鸿诊治瘰证的启发》在《中医研究》1995年第2期发表。

9月，硕士研究生刘小林（现为江苏省连云港市中医院主任中医师、肝病科主任，连云港市名中医）入学。

10月，《真武汤证探骊与实践》在《河南中医》1995年第5期发表。

1996年

2月，《略述治咳八法》在《河南中医》1996年第1期发表。

4月，《男科病中成药选用指南》由山东科学技术出版社出版，任主编。

9月，《常见病中医综合新疗法》由中国中医药出版社出版，任主编。

1997年

1月，《名老中医谈养生之道》由华夏出版社出版，任副主编（主笔）。

2月，《从"阳微阴弦"谈冠心病的证治轨范》在《河南中医》1997年第1期发表。

1998年

9月，硕士研究生康晓红入学。

1999年

4月，《论中国传统医学基础理论的特点》在《中国中医基础医学杂志》1999年第4期发表。

10月，与刘忠义联合主编的《心脑血管疾病良方精选》由河南科学技术出版社出版。

2000年

10月，正式退休，同时被聘至河南省中医院名医堂内科工作。

10月，被聘任为河南省卫生技术中医专业高级职称评审委员会委员，并任中医评卷领导小组组长。

2001年

2月，《河南医史撮要》在《河南中医》2001年第1期发表。

2月12日，《中医预防学的体系与特色》在《中国中医药报》发表。

5月21日，《中医预防学史撮要》在《中国中医药报》发表。

2002年

2月，《乙型肝炎的辨证用药思路》在《中医杂志》2002年第2期发表。

5月13日，《病毒性心肌炎用药经验》在《中国中医药报》发表。

7月15日，《冠心病证治体验》在《中国中医药报》发表。

12月，任第三批全国老中医药专家学术经验继承工作指导老师，带教学术继承人毛开颜、袁晓宇。

2003年

6月23日，《近代名医治温病》在《中国中医药报》发表。

7月，《回溯温疫特点，认清SARS脉络》在《河南中医》2003年第7期发表。

8月，赴北京参加全国中医药防治SARS（严重急性呼吸综合征）经验总结大会。

12月29日，《异于伤风感冒的冬温证治》在《中国中医药报》发表。

2004年

2月，《朱丹溪"阳有余阴不足"的形成及其启示》在《河南中医学院学报》（现《中医学报》）2004年第1期发表。

3月，《龙子章脉学的特点及其感悟》在《河南中医》2004年第3期发表。

3月8日，《附子的临床应用与中毒解救》在《中国中医药报》发表。

4月，《李东垣脾胃学说的特点与用药规律探讨》在《河南中医学院学报》（现《中医学报》）2004年第2期发表。

10月，《刘完素对〈素问〉病机十九条的发挥》在《河南中医》2004年第10期发表。

10月25日，《疑似证治验辨析》在《中国中医药报》发表。

2004—2009年

六次参加河南省政协组织的省医疗队，分别赴信阳、济源、南阳、周口、焦作等地县乡，为百姓开展医疗服务。

2005年

1月，《医学革新家张子和的学术思想研究》在《河南中医学院学报》（现《中医学报》）2005年第1期发表。

3月24日，《赵锡武真武汤治水三法临证应用》在《中国中医药报》发表。

5月19日，《章次公治疗热病心衰三法》在《中国中医药报》发表。

7月，赴浙江省义乌市参加"国际朱丹溪学术经验研讨会"，所撰写的学术论文《朱丹溪"阳有余阴不足"的形成与启示》获金奖。

8月8日，《湿温特点及其证治》在《中国中医药报》发表。

2006年

6月14日，《张锡纯治疗时病发热经验》在《中国中医药报》发表。

7月，《〈伤寒论〉证候辨析》在《河南中医》2006年第7期发表。

9月，任河南省中医高层论坛专家委员会委员，并先后两次作学术讲座。

10月，被中华中医药学会授予"全国首届百名中医科普专家"称号。

10月11日，《分消走泄法刍议》在《中国中医药报》发表。

2007年

1月，《名老中医谈养生》由华夏出版社出版，任副主编。

5月，《谈肝气证治》在《河南中医》2007年第5期发表。

8月24日，《〈吕氏春秋〉的养生观》在《中国中医药报》发表。

2008年

3月20日，《治未病应认清三个理念》在《中国中医药报》发表。

6月，被河南省中医管理局授予"河南中医事业终身成就奖"。

7月，《老中医话说灵丹妙药》由华夏出版社出版，任主编（独著）。

2009年

9月，《毛德西临证经验集粹》由上海中医药大学出版社出版，任主编。

10月，《感冒论治学》由人民军医出版社出版，任副主编。

11月，《火疫证治》在《河南中医》2009年第11期发表。

12月25日，"谈麦芽舒肝"在《中国中医药报》发表。

2010年

1月，《国医大师谈养生》由学苑出版社出版，任副主编。

4月，《老中医话说中药养生》由华夏出版社出版，任主编（独著）。

5～10月，应邀参加由河南中医学院（现河南中医药大学）与河南宛西制药集团联合举办的养生保健讲座，共在河南人民会堂讲座3次，每次听众达2000～3000人。

11月，《冠心病的整体辨证思维》在《中医学报》2010年第6期发表。

11月，赴浙江省武义市参加全国中医药科学普及学术研讨会，并获中华中医药学会"全国中医药科学普及金话筒奖"。

2011年

2月，《国医大师》由人民卫生出版社出版，任编委（主笔）。

8月，河南省中医院成立名医研究室，任名医研究室指导老师。

9月，《中国基本中成药（修订版）》由人民军医出版社出版，任副主编。

9月，《毛德西临证经验集粹》获河南省首届自然科学学术奖——河南省自然科学优秀学术著作二等奖。

12月，《中医证候辨治轨范》（修订版）由人民军医出版社出版，任编委。

2012年

8月，经国家中医药管理局批准，毛德西"全国名老中医药专家传承工作室"成立。

11月，《近代名医著作丛书·河南卷》（共10册）整理工作正式启动，任该丛书总主编。

2013年

4月，"十一五国家重点图书"——《中国现代百名中医临床家丛书·毛德西》，由中国中医药出版社出版，任主审（审定）。

4月26日，带领名医传承工作室成员赴广州拜访首届国医大师、广州中医药大学终身教授邓铁涛先生。邓老书赠毛老：做一名铁杆中医，以振兴中医。

11月2日，带领名医传承工作室成员在河南郑州拜访首届国医大师、河南中医药大学终身教授李振华先生。

11月11日，《整理名老中医经验的六个关键点》在《中国中医药报》发表。

2014年

1月，与冷方南等联合主编的《中国中成药优选》由人民军医出版社出版。

4月，近代名医著作整理丛书·河南卷——《湖岳村叟医案》由中原农民出版社出版，任主编。

4月3日，《中国中医药报》设立"毛德西方药心悟"专栏。先后发表毛老方药应用经验学术传承文章20余篇。

5月，《邓铁涛谈中医传承与创新》在《中医学报》2014年第5期发表。

5月23日，带领名医传承工作室成员赴南京拜访首届国医大师、南京中医药大学教授周仲瑛先生。

8月9日，喜收两位"洋弟子"——意大利医生毕路朝（意大利"针灸与中医学院"科学委员会主席）、雷纳托（意大利波洛尼亚"针灸与中医学院"主席），拜师仪式在河南郑州举行。

8月23日，在河南省商丘市举办"毛德西教授学术经验讲习班"（第1期）。

9月20日，在河南省周口市举办"毛德西教授学术经验讲习班"（第2期）。

10月31日，带领名医传承工作室成员赴陕西咸阳拜访首届国医大师、陕西中医药大学教授张学文先生。

2015年

3月5日，《读〈医医小草〉谈用药的辩证法》在《中国中医药报》发表。

4月26日，在河南省兰考县举办"毛德西教授学术经验讲习班"（第3期）。

5月31日，在河南省新乡市举办"毛德西教授学术经验讲习班"（第4期）。

8月15日，带领名医传承工作室成员赴贵阳拜访第二届国医大师、贵阳中医学院教授刘尚义先生。

6月，《365天养生趣谈》由中国中医药出版社出版，任主编（独著）。

6月26日，《漫谈五郁证治》在《中国中医药报》发表。

8月，《中国现代百名中医临床家丛书·毛德西》获河南省中医药科学技术成果一等奖。

9月，《毛德西方药心悟》由人民卫生出版社出版，任主编。

9月，《中医诊断与常见病治疗》（中意文对照版）由意大利Casa Editrice Ambrosiana出版社出版，任主编（独著）。

12月26日，在河南省郑州市举办"毛德西教授学术经验讲习班"（第5期）。

2016年

1月，《毛德西用药十讲》由人民军医出版社出版，任主审（讲述）。

1月，《老中医话说中药养生》（第2版）由华夏出版社出版，任主编（独著）。

4月，近代名医著作整理丛书·河南卷——《瘟疫安怀集》《揣摩有得集》由中原农民出版社出版，任主编。

4月20日，中华中医药学会医古文分会原主任委员、河南中医药大学许敬生教授为《365天养生趣谈》所撰写书评《一本颇具特色的养生百科全书》在《中国中医药报》发表。

5月28日，在河南省新乡市举办"毛德西教授学术经验讲习班"（第6期）。

6月23日，国医大师刘尚义教授为《毛德西方药心悟》所撰写书评《临证之纪实，治学之写真》在《中国中医药报》发表。

6月24日，《炙甘草汤应用六要》在《中国中医药报》发表。

7月10日，在河南省焦作市举办"毛德西教授学术经验讲习班"（第7期）。

8月26日，《从病例谈辨证论治思路》在《中国中医药报》发表。

9月，毛德西"全国名老中医药专家传承工作室"顺利通过建设期满评估验收。

9月29日，全国名老中医、上海市名中医、上海中医药大学王庆其教授为《365天养生趣谈》所撰写书评《养得一生浩然气，春光布体日星悬》在《中国中医药报》发表。

10月，《365天养生趣谈》获第九届河南省社会科学普及优秀作品特等奖。

12月3日，《中原历代中医药名家文库·现当代卷》丛书编写会议在河南郑州召开，任该丛书主审。

2017年

1月15日，带领名医传承工作室成员并代表《中原历代中医药名家文库·现当代卷》丛书总编委员会在郑州拜望首届国医大师李振华先生，李老于2016年10月为本丛书题词：中原大医，惠泽百姓。

2月，《经方的特点与应用思路》在《河南中医》2017年第2期发表。

3月，经河南省国医大师、全国名中医评选表彰工作领导小组办公室审核，被推荐为第三届国医大师候选人。

5月21日，河南省儒医文化研究会在河南中医药大学成立，当选为名誉会长。

6月29日，被国家人力资源和社会保障部、国家卫生计生委和国家中医药管理局联合授予首届"全国名中医"称号，并赴京接受表彰。

7月6日，《半夏泻心汤及其类方析义》在《中国中医药报》发表。

8月26～27日，与《中原历代中医药名家文库·现当代卷》丛书总编委员会郑玉玲教授等赴广州拜访国医大师邓铁涛先生。邓老于2016年10月为本丛书作序。

8月29日，作为特邀代表出席中国共产党河南中医药大学第一次代表大会。

9月23日，应邀赴河南南阳仲景书院讲学。

10月11～12日，带领名医传承工作室成员赴云南昆明拜访第三届国医大师、云南省中医中药研究院资深研究员张震先生。

10月12～13日，应邀赴云南昆明参加"云南省中医药学会名医分会疏调气机研究会2017年会暨国医大师张震研究员疏调气机学术思想及临床经验研修班"，并作《国医大师张震老师学术思想感悟》学术报告。

10月14～15日，应邀赴云南曲靖参加"第四届兰茂论坛暨2017年云南省中医药界学术年会"，并作《经方的应用思路》学术报告。14日下午，在曲靖接受"云南中医"媒体记者专访，畅谈了对兰茂中医药文化建设和宣传的看法与建议。

10月20～21日，应邀参加在河南郑州举办的中华中医药学会名医学术思想研究分会2017年学术年会及换届选举大会，并当选分会学术顾问。21日下午，作《重识中医整体观》学术报告。